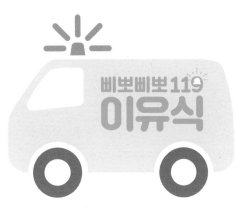

아이를 쉽고 재미있고 똑똑하게 키우고 싶다면 옆의 QR코드를 통해 들어가보세요. 유튜브의 '하정훈의 삐뽀삐뽀 119 소아과'에서 최신 육아 정보를 만날 수 있습니다.

이 책은 이렇게 보세요

- 이유식은 최근에 내용이 많이 바뀌었습니다. 그래서 119 이유식 책은 새로 사서 보시는 것을 권장합니다. 이유식 시작 시기, 재료별 시작 시기, 질감, 이유식 형태 등등 많은 것이 업데이트 되었습니다.

- 나이는 항상 '만'으로 적용합니다. 이유식이나 육아 책에서 1개월은 태어난 지 한 달 된 때를 말합니다. 1월 1일생이 2월 1일이 한 달이고 7월 1일이 만 6개월입니다.

- 이 책의 이유식 질감은 최소질감입니다. 잘 먹으면 더 빨리 질감을 늘여도 됩니다. 다시 말하면 초기에도 아기가 잘 먹으면 중기 이유식을 먹여도 된다는 말입니다.

- 이 책의 내용이 최고라는 이야기는 하지 않습니다. 하지만 일반적으로 따라 하면 되는 방식이라 초보 엄마들도 쉽게 이유식을 만들 수 있습니다.

- 이유식 초보자들을 위해서는 따라 하기 쉽도록 조리 과정을 상세한 사진으로 보여 드립니다. 그리고 어느 정도 요리에 익숙한 엄마들을 위해서는 다양한 추가 레시피도 알려 드립니다.

- QR코드로 영상을 확인해 보세요. 스마트폰에 QR코드 스캐너를 다운받고, 레시피 옆에 있는 QR코드를 찍으면 영상을 확인할 수 있습니다.

- 레시피의 분량은 한 번 먹는 양이 아닙니다. 이 책의 레시피는 이유식 만들기의 예를 보여 주는 것이지, 만들어서 한 번에 다 먹여야 할 양이 아닙니다. 아가의 이유식 진행에 따라, 그리고 아가가 먹는 양에 따라 조절하시면 됩니다.

- 각 요리에 적혀 있는 중요한 팁은 꼭 확인하시기 바랍니다.

- 모든 아가가 다 똑같은 건 아닙니다. 아가마다 기호가 다르기 때문에 이런저런 음식에 대한 선호 역시 다릅니다. 하지만 가정에서 반복해서 주는 음식에 대부분 적응하고 잘 먹게 되므로 바른 식습관을 만들어 주는 것은 부모가 하기 나름입니다. 이런 것이 문화입니다.

- 몸무게는 이유식이나 육아 상담에서 가장 기본입니다. 항상 세계보건기구 성장표를 기준으로 삼는다는 것을 잊지 마십시오(책 뒷부분 부록 참조).

소아청소년과 전문의 하정훈이 전하는 건강한 아가 밥상

삐뽀삐뽀119
이유식

하정훈, 정유미 지음

유니책방

아기의 평생 건강,
과학적 이유식으로 기초를 다지세요

아가를 잘 키우고 싶은 부모의 마음은 모두 같을 것입니다. 하지만 부모의 바람과 정성만 있다고 아가를 잘 키울 수 있는 것은 아닙니다. 정성만큼 중요한 것이 '제대로 알고' 아가를 키우는 것입니다. 예전에는 특별히 이유식이라는 것을 생각할 필요도 없이, 있으면 있는 대로 없으면 없는 대로 먹여 키웠습니다. 하지만 요즘은 엄마 노릇 하기도 쉽지 않습니다. 우리 귀여운 아가에게 무엇을 먹일까? 주의하라는 것도 많고 가려서 먹이라는 것도 많아 고민입니다. 그럼 눈 딱 감고 예전처럼 막 먹여 키워도 될까요? 그건 아닙니다.

어릴 때 먹는다는 것은 성장과 두뇌발달뿐 아니라 바른 식습관과 예절을 익히는 데도 매우 중요합니다. 그리고 최근 어릴 때의 이유식이 평생의 건강과도 밀접한 연관이 있다는 것이 밝혀지면서 몇 년 사이 이유식 지침들이 엄청나게 개정되고 있습니다. 이제는 모유를 먹든 분유를 먹든 만 6개월부터 이유식을 시작하는 것이 더 권장됩니다. 물론 우리나라는 아직까지는 분유 먹는 아가가 여전히 4~6개월에 이유식을 시작하는 것도 같이 권유되고 있습니다. 이유식은 일찍 시작해도, 늦게 시작해도 알레르기가 증가될 수 있으므로 이제는 먹어서 이상반응이 생기는 음식을 제외하고는 특별히 제한하지 않습니다. 도리어 밀가루나 생선, 계란 흰자, 땅콩 같은 음식은 너무 늦게 먹이면 알레르기가 증가될 수 있으므로 너무 늦지 않게 첨가하는 것이 권유되어 있습니다. 예전에는 아토피피부염이 있으면 돌 전에 먹이지 말라는 음식도 많았지만 이제는 그런 제한이 없어졌습니다.

최근 웰빙 바람에 아가가 고기 먹을 권리는 날아가 버렸습니다. 어른과 아이는 다릅니다. 어른에게는 별로 중요하지 않은 고기가 성장기의 아가들에게는 성장뿐 아니라 두뇌발달에도 매우 중요합니다. 어릴 때 먹이는 고기가 평생의 건강을 좌우하므로 6개월부터는 고기를 먹이는 것이 중요합니다.

짜게 먹이지 마십시오. 두 돌까지는 가능하면 간을 하지 말고, 간을 따로 하지 않아도 원래 짠 음식을 주어서는 안 됩니다. 아가의 미숙한 신체에 부담을 줄 뿐 아니라 어릴 때부터 짜게 먹으면 평생 짜게 먹는 무서운 습관이 들 수 있습니다. 짜게 먹으면 고혈압, 심장병, 뇌졸중 등 성인병으로 고생할 뿐 아니라 위암까지 증가할 수 있습니다. 짜게 먹이지 말라고 하면 그래도 고개를 끄덕이는 부모들이 두 돌까지는 김치와 된장을 가능하면 먹이지 말라고 하면 갑자기 눈빛이 바뀝니다. 김치와 된장은 우리의 맛있는 전통음식입니다. 하지만 그 속에 들어 있는 많은 소금은 평생의 건강에 엄청난 위험을 초래할 수 있다는 것은 명백하게 밝혀진 과학적인 사실입니다.

우리나라에서는 이유식을 시작할 때 누구나 맨 처음에 먹이는 채소가 시금치와 당근입니다. 하지만 6개월 이전에는 먹이는 것을 권장하지 않습니다. 아가들에게 빈혈을 일으킬 수 있기 때문입니다. 최근 조사에 의하면 배추 역시 문제가 되기에 6개월 이전에는 권장하지 않습니다. 꿀을 돌 전에 먹이면 위험할 수도 있습니다. 가열해서 먹이는 것도 안전하지 않습니다. 당장은 먹여도 상관이 없는 것 같아 보이지만 분명히 문제가 될 수 있습니다.

두 돌까지 아가의 경험은 평생을 좌우할 인생의 잠재의식에 자리잡습니다. 손으로 맛있는 음식을 집어 먹으면서 먹는 것이 즐거운 것임을 알게 되고 숟가락과 컵으로 힘들게 먹다가 스스로 노력해서 제대로 먹게 될 때 아가가 느끼는 성취감은, 나중에 커서 어려운 일이 닥쳤을 때 스스로 노력해서 극복할 능력을 키우는 밑거름이 됩니다. 이유식을 먹을 때 돌아다니며 먹는 아가는 나중에 외식을 할 때도 온 식당을 돌아다니면서 민폐를 끼칩니다.

육아는 과학입니다. 현대의학은 여러분이 생각하는 것보다 이미 훨씬 더 진보해 있습니다. 소아청소년과 의사가 권장하는 육아법에는 엄청난 과학적인 내용이 포함되어 있습니다. 하지만 소아청소년과 의사로서 육아상담을 하다 보면 이유식을 제대로 하지 않는 부모들이 많아서 안타깝습니다. 아가를 잘 기르고 싶다는 생각은 누구나 있지만 아가를 잘 기르기 위해서는 공부도 해야 합니다. 특히 이유식은 평생을 좌우하는 중요한 것이기 때문에 귀동냥으로 키워서는 안 됩니다. 책마다 서로 다른 이유식 정보를 담고 있고 인터넷 정보 역시 잘못된 내용이 많기 때문에 신뢰할 수 있는 정보를 선택하는 안목도 키워야 합니다.

이 책이 최고의 진리를 담고 있다고 주장하지는 않습니다. 하지만 일반 요리책과는 달리 이 책은 육아전문가와 소아청소년과 의사와 영양학자 등이 권고하는 최신의 의학적인 지침을 기반으로 아가의 건강을 최우선으로 고려하고 있고 최신 지침이 나올 때마다 더 나은 이유식을 위해서 지속적으로 업데이트 되고 있습니다. 이제는 글로벌시대입니다. 다른 나라 아이들과 경쟁할 우리나라 미래의 주역들을 이유식 때부터 제대로 먹이는 것이 국가 경쟁력을 높이는 지름길이기도 합니다.

2017년 11월
소아청소년과 전문의 하정훈

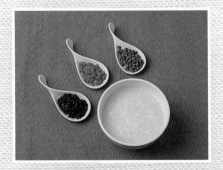

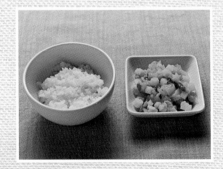

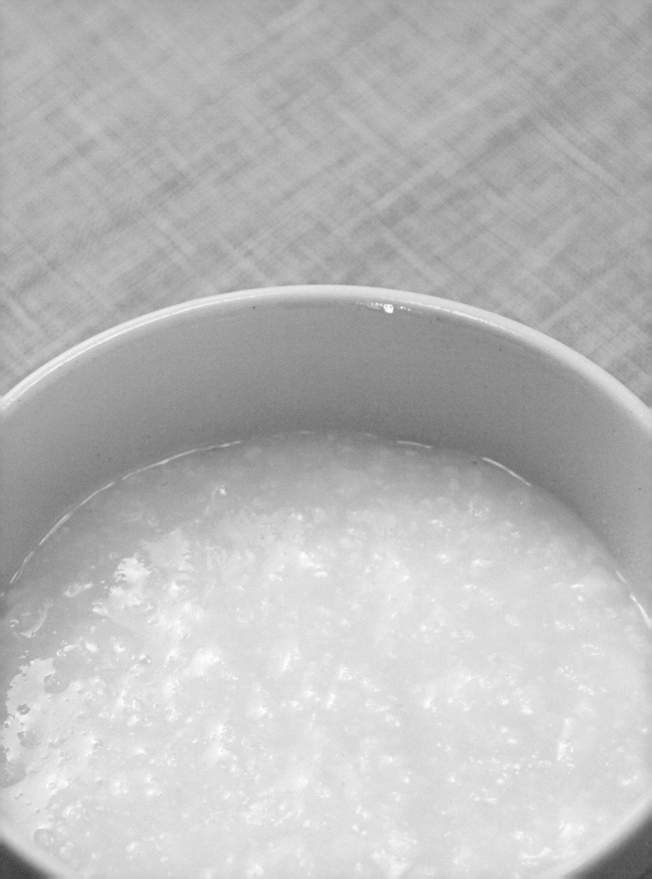

PART 1

생초보 엄마들을 위한 이유식 개념 잡기

이유식의 기본 원칙에서 진행 방법까지
이유식 개념을 잡을 수 있는 필수 항목을 정리했습니다.
생초보 엄마 아빠들도
아가에게 이유식을 시작하기 전에 읽어 두면
두려움 다운! 자신감 업!

이유식이란 무엇인가?

이유식이란?

세상에 태어난 아기들은 모유나 분유를 먹고 자랍니다. 하지만 평생 엄마 젖만 먹고 살 수는 없습니다. 아기들은 돌에서 두 돌 사이에 어른이 먹는 음식을 먹게 되는데 수유만 하던 아기가 바로 밥을 먹을 수는 없기 때문에 죽부터 시작해 서서히 밥으로 넘어갑니다. 이유식이란 그 중간 과정에 먹는 음식을 말합니다.

이유식은 왜 필요한가?

오랫동안 젖만 먹여도 될 것 같지만 아기들은 때가 되면 반드시 이유식을 시작해야 합니다. 이유식을 먹여야 하는 이유는 여러 가지입니다.

첫째, 가장 중요한 이유인 제대로 된 영양을 공급하기 위해서입니다. 신생아는 엄마 젖이나 분유만으로 성장과 발달에 필요한 모든 영양을 섭취할 수 있습니다. 하지만 6개월이 되면 수유만으로는 아기에게 필요한 영양을 제대로 공급할 수 없으므로 이유식이라는 새로운 음식을 통해 단백질, 칼슘, 무기질과 비타민, 탄수화물, 지방 등 5가지 기초 식품군을 먹여야만 합니다. 특히 철분과 아연 등이 풍부하고 단백질이 많은 고기류, 비타민과 무기질이 풍부한 채소와 과일, 그리고 두뇌 활동과 일상의 중요한 에너지원인 탄수화물이 많은 음식 등을 골고루 먹이는 것이 중요합니다.

둘째, 이유식을 먹으면서 고형식 먹는 연습을 하게 됩니다.

이유식 초기에는 묽은 죽을 먹더라도 서서히 덩어리진 음식을 먹는 연습을 해야 돌이 되면 진밥을 먹을 수 있습니다. 아기가 잘 먹지 못한다고 계속 죽을 주면 나이가 들어서도 음식을 제대로 먹지 못할 수 있습니다.

셋째, 이유식을 통해 제대로 된 음식을 먹는 습관을 들입니다. 채소와 과일, 고기 등 우리 몸에 필요한 좋은 음식을 즐기는 바른 식습관은 어릴 때 먹는 음식에 달려 있다고 해도 과언이 아닙니다. 그러기 위해서는 음식물 고유의 맛을 즐길 수 있도록 이유식을 만들어 주어야 합니다.

넷째, 이유식을 통해 스스로 음식을 조절해서 먹는 방법을 배웁니다. 배고프면 먹고 충분히 먹으면 그만 먹는 식습관 역시 이유식을 할 때 배우게 됩니다.

다섯째, 이유식을 먹으면서 평생 갈 수 있는 바른 식습관을 들입니다. 세 살 버릇 여든까지 간다는 말이 있습니다. 이유식은 반드시 앉아서 먹어야 하고, 다 먹을 때까지 한자리에 앉아 있어야 하고, 식사 중에는 돌아다니지 않아야 한다는 것도 이때 가르쳐야 합니다.

여섯째, 이유식은 두뇌 발달에 중요한 역할을 합니다. 두뇌 발달에 꼭 필요한 영양소를 공급하는 것은 물론 음식을 집고 씹어서 먹는 행동이 두뇌를 직접 자극해 두뇌를 발달시킵니다. 그리고 아이 스스로 음식을 선택해서 먹는 것은 정말 고차원적인 두뇌 활동이 필요한 작업이기 때문에 두뇌를 발달시키는 데 큰 영향을 미칩니다.

일곱째, 아이들은 이유식을 먹으면서 가족이 되어 갑니다. 엄마 아빠와 같이 식사를 하면서 가족과의 일상이 즐겁다는 것을 배우고, 가족끼리 어울려 나누는 대화를 들으면서 언어가 발달하고 인간관계를 배워 진정한 가족의 일원이 됩니다.

이유식 주마간산

이유식에 대해서 큰 줄기를 말씀 드리겠습니다. 이유식이라고 하면 아가가 태어나 엄마 젖이나 분유만 먹다가 나이가 들어 이제 어른들 먹는 식사로 가기 전까지의 이행단계의 음식을 말합니다. 정확하게 말하면 고형식이라고 하는데, 만 6개월(180일)이 되거든 이유식을 시작하게 됩니다. **이제는 모유를 먹든 분유를 먹든 아가가 이유식을 할 준비만 되어 있다면 만 6개월에 이유식을 시작하는 것이 일반적입니다.** 이유식을 시작하면서 수유량을 줄여가야 이유식을 잘 할 수 있습니다.

이유식을 시작하는 초기 단계는 쌀죽부터 먹이는 것이 일반적입니다. 처음에는 하루 한 숟가락부터 시작해서 점차 양을 늘려가세요. 빠른 아가들은 7개월 이전에 하루에 100g 분량을 하루 3번을 먹을 수도 있습니다.

그리고 6개월에는 **2~3일마다 한 가지씩 다른 음식을 첨가**하는데 **쌀죽, 고기, 이파리 채소, 노란 채소, 과일 순서로 첨가**하시면 무난합니다. 처음부터 쌀죽과 오트밀을 반반 섞어주면 좋고 채소도 한번에 두 가지씩 첨가해도 되는데 돌까지는 이유식에 잡곡을 50% 정도는 섞어주는 것이 좋습니다. 참고로 현미나 흑미는 잡곡 아니고 쌀입니다. 빼고 섞는 게 아니고 첨가하는 것입니다. 식품군이 충분히 확보된 후 자유롭게 재료를 첨가해도 좋습니다. 알레르기를 걱정해서 일부러 늦게 먹이지 말고 조기에 첨가해야 알레르기를 줄일 수 있습니다. 특히 밀가루와 땅콩은 늦게 먹이면 알레르기가 증가될 수 있으므로 7개월까지는 이유식에 첨가해야 합니다.

이유식 처음부터 미음으로 시작하지 말고 제법 질감 있는 죽으로 시작하고 핑거푸드를 같이 줘도 됩니다. 치아 나는 것과 상관없이 이유식의 질감을 높여 가는 것이 좋은데 아가가 먹을 수 있는 만큼 질감을 빨리 늘리는 것이 좋습니다. 질감을 높이면 초기에 구역질하면서 힘들어하는 아기도 있는데 대부분 문제없기 때문에 그대로 진행하면 됩니다. 다만 덩어리가 목에 걸리거나 질식하는 경우는 하임리히법을 미리 익혀 두었다가 사용하셔야 합니다. 가능하면 아가가 먹을 수 있는 최대한 질감이 있는 이유식을 주세요.

처음에는 하루에 한 번으로 시작해서 아가가 더 먹고 싶어 하고 적응이 되면 7개월 이전이라도 양도 늘리고 2~3회로 이유식 횟수를 늘려도 됩니다. **처음에는 이유식과 수유를 붙여서 먹이다가 7~9개월 어느 시점에서인가 한 번 먹는 양이 충분히 늘게 되면 수유와 이유식을 따로 먹일 수 있습니다.**

수유량은 이유식 양이 늘어 감에 따라 서서히 줄여 가야 하는데 밤중 수유 중단은 물론 이제는 낮에 먹는 수유량도 줄게 됩니다. 그리고 이유식 할 때 절대 자리를 못 뜨게 해야 합니다. 한자리에 앉아서 식사의 처음부터 끝까지 꾸준하게 즐겁게 한꺼번에 먹게 연습을 해야 합니다.

7~8개월에는 이유식 질감이 제법 되어야 하고 손으로 집어 먹는 핑거푸드도 같이 먹여야 합니다. 처음에는 잘 되지 않겠지만 숟가락으로 음식을 먹는 연습도 시작해야 합니다. 처음에는 많이 흘리더라도 스스로 먹게 격려해 주고 매 이유식 때마다 스스로 먹을 음식을 주는 것이 중요합니다.

늦어도 9개월에는 이유식 3회에 간식 2~3회를 먹는 것이 좋습니다. 9개월이 되면 질감이 제법 밥처럼 보이고 덩어리가 있어야 하고, 이유식 양이 늘면서 수유량은 더 줄게 되는데 수유량은 하루에 500~600cc 이상만 된다면 충분합니다. 돌까지는 이유식으로 하루 필요한 에너지의 반 정도까지 먹을 수 있습니다. 모든 것을 다 섞은 죽 형태도 좋지만 수시로 밥과 반찬의 형태로 주어서 아가가 음식을 선택할 수 있게도 해줘야 합니다. 반찬처럼 주거나 토핑처럼 얹어줘도 됩니다.

돌이 되면 이제는 밥과 반찬이 주식이 되어서 하루 필요한 에너지의 70%까지 이유식으로 먹을 수 있습니다. 이유식 3회, 간식 2~3회를 먹고 수유는 하루에 400~500cc 정도만 먹게 됩니다. 백미 1에 잡곡 3-4 정도 섞어주세요. 이렇게 하는 것이 이유식의 가장 기본적인 흐름입니다. 돌이 지났다고 해서 바로 어른들 먹는 음식을 다 먹이는 것은 아니고요. 아직은 어른이 먹는 음식을 대충 먹일 수 있지만 조금 더 익혀 부드럽게 조리하고 조금 잘게 잘라서 주고 자극적이지 않게 가능하면 간을 하지 않고 주는 것이 좋습니다. 돌부터 두 돌 사이에 이유식을 완료하게 되고 어른이 먹는 음식을 먹게 됩니다.

②
이유식
기본 원칙
BEST 10

1

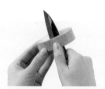

6개월에
시작하는 이유

만 6개월에 이유식을 시작하자

이유식은 만 6개월에 시작하는 것이 좋습니다. 더 빨리 시작하면 알레르기가 증가될 수 있고 더 늦게 시작하면 영양적으로 문제가 될 수 있고 이유식이 잘 진행되지 않을 수도 있습니다. 분유수유아도 최근에는 만 6개월에 이유식을 시작하는 것이 더 권장됩니다.

2

가능하면 만들어 먹이자

이유식은 만들어 먹이는 것이 제일 좋습니다. 돌 즈음에는 진밥과 반찬으로 이유식을 해야 하는데 처음부터 만들어 먹여야 쉽게 적응할 수 있습니다. 조금만 신경 쓰면 만들어 먹이는 것이 영양적으로 훨씬 더 좋은 이유식을 줄 수 있는 지름길입니다. 겁내지 마세요. 요리한다는 생각보다는 재료를 익혀서 준다고 생각하시면 편할 겁니다.

3

음식 첨가 간격

2~3일마다 한 가지씩 음식을 첨가하자

쌀은 알레르기가 적고 아가들이 제일 쉽게 받아들이는 음식이므로 이유식은 미음 대신 질감 있는 쌀죽과 오트밀부터 시작하는 것이 좋습니다. 그리고 한 번에 한 가지 음식을 첨가하면서 이상반응을 보는데 2~3일마다 음식을 첨가하면 됩니다. 채소는 두 가지를 한 번에 첨가해도 됩니다. 빼고 넣지 말고 첨가하면 됩니다.

4

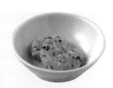

하루 한 끼에서 세 끼까지 횟수를 늘려 가자

처음에는 하루에 1번, 한 숟가락부터 시작하세요. 잘 먹으면 양을 늘려 가는데 다른 이상 없고 하루 수유량 500cc 이상이면 하루 2~3회로 늘려도 됩니다. 7개월 아가가 한 번에 100cc를 하루 3회 먹기도 합니다. 통상 9개월에 이유식 3회, 간식 2~3회가 되게 진행하면 너무 늦은 것은 아닙니다. 질감을 높이는 것이 횟수 늘리는 것보다 더 중요합니다.

5

죽에서 만 1세 때 진밥으로 굳기를 진행하자

처음에는 약간 질감 있게 갈아 주지만 7개월 이전에 가는 것은 졸업하고, 다져 주세요. 늦어도 7~8개월에는 손으로 집어 먹는 핑거푸드를 주고, 질감은 아가가 먹을 수 있는 만큼 빨리 높여 가는 것이 좋습니다. 돌에는 진밥을 먹인다는 목표로 서서히 덩어리를 늘려 가세요. 치아와 상관없이 진행합니다.

6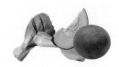

다양한 식품군을 빨리 첨가하자

이유식은 쌀죽부터 시작하세요. 한 번에 한 가지 음식을 첨가하는데 쌀죽, 고기, 이파리 채소, 노란 채소, 과일 순서로 첨가합시다. 이렇게 5가지 식품군을 먹인 후에 다른 것을 더 첨가하는 것이 좋습니다. 잡곡은 돌 전에 50% 정도 첨가해서 먹이되 오트밀은 초기 쌀죽 시작할 때 같이 시작해도 됩니다.

7

가능하면 간을 하지 말자

이유식에는 간을 하지 않는 것이 원칙입니다. 아주 약하게 간을 하거나 소금이 아주 적게 들어간 치즈 정도는 어쩔 수 없어도 김치 같은 소금이 많이 들어간 음식은 주지 않는 것이 좋습니다. 간을 전혀 하지 않아도 아가가 잘 먹는다면 두 돌까지는 간을 하지 않은 음식을 주는 것이 제일 좋습니다.

8

처음에는 수유와 붙여 먹이자

이유식 초기에는 이유식과 수유를 붙여서 먹이세요. 이유식 양이 늘어 한 번에 충분한 양을 먹게 되고 수유의 양이 줄면 이유식과 수유를 따로 먹이는 것이 좋습니다. 빠르면 7~8개월 무렵이 되어 한 번에 이유식을 충분히 먹으면 수유를 따로 먹일 수 있습니다.

9

핑거푸드!
먹여야 하는 이유

이유식은 아가 스스로 먹게 가르치자

초기에는 먹여줘야 합니다. 늦어도 7~8개월이 되면 손으로 먹는 핑거푸드를 먹일 수 있습니다. 빠른 아가는 6개월부터 핑거푸드를 먹일 수 있습니다. 8개월에는 숟가락을 쥐여 줘서 스스로 먹는 연습을 시작해야 합니다. 모든 재료를 다 섞어 죽으로 주기도 하지만 밥과 반찬을 따로 줘서 음식을 아가 스스로 선택해서 먹을 수 있는 기회를 줘야 합니다.

10

우리 아가에게 맞게 이유식을 진행하자

아가들마다 이유식을 먹는 것과 진행이 조금씩 다릅니다. 처음 시작과 진행은 아가에게 맞춰줘야 합니다. 새로운 음식을 잘 먹지 않는 경우 10~15번 정도 만에 잘 먹게 되는 경우도 많기 때문에 느긋하게 이유식을 진행해야 합니다. 특정한 음식에 이상반응을 보이는 경우 그 음식은 피하는 것이 좋습니다.

이유식을 주기 전에 꼭 알아야 할
음식 상식
BEST 10

1

현미와 잡곡
건강하게 먹기

쌀죽부터 시작해서 식품군을 늘려가자

이유식은 쌀죽부터 시작하는 것이 제일 무난합니다. 흔히 백미로 시작하는 경우가 많지만 초기부터 오트밀 같은 잡곡을 섞어 먹이는 것이 중요합니다. 초기부터 돌 전에는 잡곡을 50% 섞어주고(쌀 : 잡곡 = 1 : 1), 돌이 지나면 70~80% 정도 섞어주세요. 현미와 흑미와 찹쌀은 잡곡이 아닙니다.

2

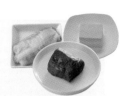

고기는 매일 주자. 생선은 일주일에 두 번만

고기는 우리 몸을 만드는 단백질과 성장발달에 필수적인 철분과 아연이 풍부한 음식입니다. 소고기를 주로 사용하지만 닭고기, 돼지고기 등도 기름기 없는 부분을 먹이면 됩니다. 생선은 일주일에 두 번 넘기지 말구요. 반드시 비싼 한우만을 먹여야 하는 것은 아닙니다. 두부와 계란도 적당히 먹이세요.

3

채소 잘 먹게
하는 방법

채소는 무지개 빛깔로 먹이자

채소는 무기질과 비타미이 풍부한 음식인데 빛깔별로 다양한 영양를 함유하므로 무지개 빛깔로 골고루 먹는 것이 좋습니다. 이파리 채소와 노란 채소를 특히 잘 먹여야 하는데 우리나라 사람들은 생각보다 채소를 적게 먹고 있으므로 어릴 때부터 채소의 양을 늘려 많이 먹게 노력해야 합니다. 냉동 채소를 이용해도 좋습니다.

4

채소와 과일
익혀먹는 이유

과일보다 채소를 먼저 먹이자

채소와 과일은 비타민과 무기질 공급에 매우 중요합니다. 그런데 우리나라의 과일은 당도가 높은 경우가 많아 과일을 먼저 먹이게 되면 채소를 잘 먹지 않는 경우도 종종 있어서 가능하면 과일보다는 채소를 먼저 먹이는 것을 권장합니다. 하지만 절대적인 원칙은 아니므로 부모가 선택할 수는 있습니다.

5

음식의 고유한 맛과 향을 느끼게 해주자

이유식은 아가의 미각 발달에 중요합니다. 음식 고유의 맛을 그대로 느낄 수 있게 이유식을 만들어 줄수록 아가의 미각은 더 잘 발달합니다. 복잡한 요리로 맛을 살리는 것도 좋지만 재료 그 자체의 맛을 느낄 수 있게 통째로 찌거나 삶아서, 먹기 쉽게 잘라서 아가에게 주는 것도 매우 중요합니다. 너무 갈아 주지 않는 것도 맛을 느끼는 데 중요합니다.

6

떡뻥 먹일 때 주의할 점

7~8개월부터 핑거푸드를 활용하자

손으로 집어 먹는 핑거푸드는 스스로 음식을 먹는 습관과 덩어리 음식을 먹는 연습을 하는 데 매우 중요합니다. 7~8개월부터 핑거푸드를 먹일 수 있는데 잘 먹는 아기에게는 이유식 초기부터 핑거푸드를 같이 먹여도 됩니다. 푹 익혀서 얇게 썰어 주면 아가들은 잘 먹습니다. 다양한 음식을 스스로 선택하게 하는 것은 두뇌발달에도 도움이 됩니다.

7

밥과 반찬을 따로도 먹이자

우리는 이유식을 만들 때 모든 재료를 쌀죽에 모두 넣어서 만들어 줍니다. 이렇게 조리하면 편할 수 있지만 각 재료의 맛을 아가가 느끼기 힘듭니다. 모든 재료를 다 섞은 쌀죽도 주지만, 수시로 쌀죽에 조리한 재료를 토핑처럼 얹어서 먹일 때 섞어 먹이면 재료 고유의 맛을 익히는 데 도움이 됩니다(토핑 이유식 할 때는 물을 좀더 열심히 먹이세요).

8

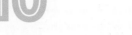

과일주스 권고사항

과일주스는 돌 전에 먹이지 말자

과일은 6개월부터 먹일 수 있지만 과일주스는 만 12개월 이전에 먹이지 마십시오. 여기서 과일주스란 엄마가 집에서 과일을 통째로 강판에 갈아 주는 것이 아니라, 시중에서 파는 주스를 말하는 것입니다. 목이 마를 때는 과일주스보다는 그냥 물을 마시는 것이 갈증을 해소하는 데 더 좋습니다.

9

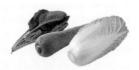

시금치와 당근 등은 6개월 전에 먹지 말자

시금치와 당근은 만 6개월 이전에는 먹이지 않는 것이 좋습니다. 이들 음식에는 질소화합물이 많이 들어 있는데 6개월 이전의 아가들에게 질소화합물이 많이 들어 있는 음식을 먹이면 심각한 빈혈이 생길 수 있습니다. 배추와 비트도 질소 성분이 많으므로 가능하면 6개월 전에 먹이지 마세요. 그런데 이런 고민 하지 마시고 만 6개월에 이유식 시작하시면 됩니다.

10

피해야 하는 음식은 미리 알아 두자

꿀과 생우유는 돌 전에 먹이지 않습니다. 예전에는 알레르기가 있는 아가의 경우 이유식을 할 때 제한하는 음식이 많았지만 이제는 특별한 이유가 없으면 음식을 제한하지 않습니다. 단 어떤 음식이든 먹어서 이상반응이 생겼다면 그 음식만 제한하면 됩니다. 이상반응이 잘 생기는 계란이나 견과류 등은 이상반응을 잘 확인하면서 먹이세요.

음식 알레르기 예방하기

안전한 이유식을 위한 10가지 주의사항
TOP 10

1

이유식은 충분히 익혀서 먹여야 한다

이유식 조리의 기본은 충분히 익히는 것입니다. 신선한 재료는 아무리 잘 씻어도 세균이 어느 정도는 있습니다. 아직 면역이 제대로 발달하지 않은 이유식 시기의 아가들은 어른들과는 달리 세균이 들어오면 병에 걸리기 쉬우므로 모든 재료를 충분히 익혀야 합니다. 특히 계란, 생선, 고기 등은 완전히 익혀서 먹여야 합니다.

2

이유식 중에는 부모가 자리를 떠나서는 안 된다

아가가 이유식을 먹는 동안은 잠시라도 아가 혼자 두고 식탁을 떠나서는 안 됩니다. 아직 음식을 제대로 못 먹는 아가의 경우 음식을 잘못 먹어 숨이 막힐 위험성도 있고 낙상 등 언제라도 돌발상황이 생길 수 있습니다. 이유식할 때 아가도 자리를 떠나서는 안 되지만 부모도 이유식하는 동안 항상 아가와 함께 있어야 합니다.

3

질식에 주의하자

4세 이전의 어린 아이는 치아로 음식을 씹어서 먹는 것이 힘듭니다. 그렇기 때문에 만 4세 이전의 아이에게 음식을 줄 때는 씹어서 먹어야 하는 음식은 주지 않는 것이 중요합니다. 어린 아이들에게는 음식을 잘게 썰어 주거나 충분히 무르게 익혀서 씹지 않고 으깨서 먹을 수 있는 정도로 주는 것이 좋습니다. 질식 응급조치인 하임리히법은 꼭 미리 알아두세요.

4

조리 도구 화상 주의

아이들은 아직 위험한 것을 잘 몰라서 화상을 잘 입으니 주의하여야 합니다. 밥솥의 뜨거운 김이나 달구어진 프라이팬에 겁도 없이 손을 대기도 하므로 절대 아가 손 닿는 거리에 두지 마세요. 아가가 일어설 수 있으면 가스렌지 위에 올린 프라이팬의 손잡이는 안쪽으로 돌려서 아가가 당겨 뜨거운 것을 뒤집어 쓰지 않게 주의하세요.

5

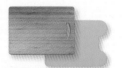

생선과 고기는 별도 도마를 사용하자

생선과 고기는 세균의 오염이 많은 식재료입니다. 그래서 익히지 않은 생선과 고기는 채소나 과일 등과는 다른 도마와 칼을 사용하는 것이 좋습니다. 그리고 사용한 도마와 칼은 뜨거운 물과 소독용품으로 주기적으로 소독해서 세균이 자라지 않게 주의하여야 합니다. 물론 익힌 생선과 고기는 별 문제는 없습니다.

6

전자레인지 사용 시 화상주의

전자레인지로 음식을 데우는 경우 음식의 모든 부분이 같은 온도로 데워지지 않습니다. 겉의 일부는 뜨겁지 않아도 속은 아주 뜨거운 경우도 있습니다. 그대로 먹이다가는 입안에 화상 입을 수도 있습니다. 전자레인지로 데운 경우 그대로 수분간 두어서 전체의 온도가 균일하게 되게 한 후에 온도를 확인하여야 합니다.

7

영양제 함부로 먹이지 말자

아가는 영양을 골고루 먹는 것이 매우 중요합니다. 영양섭취는 음식을 골고루 먹어서 섭취하는 것이 제일 중요합니다. 특별한 이유가 없다면 영양제는 비타민D 하나만 먹이시면 됩니다. 조금 더 고민스러우면 아연 정도를 더 먹이는 것은 좋습니다. 하지만 다른 종류의 영양제를 소아청소년과 의사와 상의 없이 먹이는 것은 저는 권장하지 않습니다.

8

멸균되지 않은 생과즙음료를 아이에게 먹이지 말자

과일은 아가들에게 좋은 음식입니다. 물론 과일주스도 돌이 지난 아가들에게는 먹일 수 있습니다. 그런데 간혹 시판하는 과즙 중에서 생과즙을 보관해서 파는 경우도 있는데 이런 것은 아가들에게 먹여서는 안 됩니다. 멸균되지 않은 과즙음료는 보관할 경우 세균이 증식되어 면역이 약한 아이들에게 위험할 수 있습니다.

9

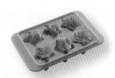

냉동식품은 해동 후 재냉동하지 말자

냉동식품으로 이유식을 만들어 줘도 됩니다. 영양이나 질감 역시 조금은 차이가 있지만 바쁜 부모들에게는 훌륭한 대안이 될 수 있습니다. 하지만 냉동식품은 일단 한번 해동하면 남았다고 다시 얼려서는 안 됩니다. 한 번에 다 사용하지 못한 경우 냉장하고 하루 정도 지나면 아깝지만 버리는 것이 좋습니다.

10

안전에 유의할 식재료들

안전한 식재료 사용법 몇 가지를 말씀드립니다. 계란은 반드시 완숙해서 먹여야 합니다. 꿀은 돌 전에 먹이면 안 됩니다. 시금치, 당근, 배추는 만 6개월 전에 주지 마세요. 익히지 않은 생선과 고기는 아이들에게 절대로 줘서는 안 됩니다. 싹이 난 감자는 아가에게 먹이지 마세요.

5

아기의 성장에 맞는
이유식의 4단계

이유식은 흔히 초기, 중기, 후기, 완료기 네 단계로 나눕니다. 하지만 이유식의 각 단계는 엄격하게 지켜야 하는 절대적인 기준은 아니지만 아가의 성장 발달에 따라서 적어도 이 정도는 먹을 수 있다는 최소한의 가이드라인입니다. 좀더 빠르기도 하고 좀더 늦기도 하고 여러 단계의 음식이 섞이기도 합니다. 아기의 씹는 힘과 소화능력의 발달에 맞추어 음식의 굵기와 크기를 바꾸고 횟수나 양을 늘려 주세요. 적당히 조금씩 아기의 상태를 보면서 아이 나름의 페이스로 진행하는 것이 좋습니다. 참고로 이유식 초기부터 핑거푸드를 줘도 되므로 질감은 최대한 빨리 진행하는 것이 좋습니다.

특별히 '만' 나이를 표시하지 않더라도 모든 나이는 만 나이입니다. 아래 그림의 질감은 최소 질감입니다.

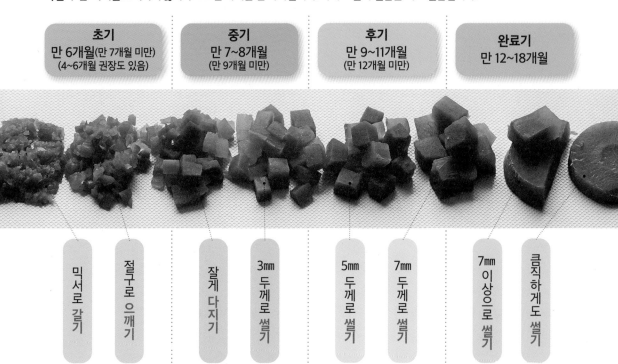

초기	중기	후기	완료기
만 6개월(만 7개월 미만)	만 7~8개월	만 9~11개월	만 12~18개월
(4~6개월 권장도 있음)	(만 9개월 미만)	(만 12개월 미만)	

믹서로 갈기 / 절구로 으깨기 / 잘게 다지기 / 3mm 두께로 썰기 / 5mm 두께로 썰기 / 7mm 두께로 썰기 / 7mm 이상으로 썰기 / 큼직하게도 썰기

＊ 초기, 중기에도 잘 먹으면 그 다음 단계의 굵기로 넘어가도 상관없습니다. 아기가 먹을 수 있으면 처음부터 중기의 음식을 먹여도 되고 6개월부터 핑거푸드를 먹여도 됩니다. 이 질감이 해당 나이의 최소 질감이라고 생각하시면 됩니다. 이유식 처음이라도 미음처럼 완전히 간 음식으로 주는 것은 권장하지 않습니다. 습관 되면 질감 높이기 힘들어질 수 있습니다.

＊ 이유식할 때는 반드시 **"하임리히법"**을 잘 숙지하신 후 아기의 목에 걸릴 경우 대처하는 것이 안전합니다.

하임리히법

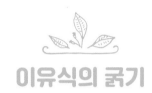

이유식의 굵기

이유식 굵기를 쉽게 이야기하면 처음에 완전히 갈아놓은 죽인 미음을 **1단계**라 하고 밥을 **10단계**라 하면, 6개월 처음 시작에는 1단계인 미음부터 시작하지 말고 조금이라도 질감이 있는 **2~3단계**부터 시작하는 것이 좋습니다. 완전히 갈아놓은 미음에 적응되면 질감 높이기 힘들어집니다. 그리고 점차 질감을 높여서 잘 먹는 아기들은 이유식 초기부터 바로 3~4단계로 넘어가도 됩니다. 쉽게 이야기해서 초기라도 잘 먹으면 중기 음식을 먹일 수 있고, 중기라도 잘 먹으면 후기 음식을 먹여도 된다는 겁니다. 그리고 최종목표는 늦어도 18개월에 **10단계**까지 진행하는 것입니다.

초기. 6개월(4~6개월 권장도 있음)
대충 간 죽에서 다지거나 절구로 으깨는 질감의 이유식을 먹입니다. 4개월에 시작하는 경우도 아기가 잘 먹으면 처음부터 완전히 갈지 말고 대충 간 죽으로 시작하다가 6개월에는 다지거나 절구로 으깨는 정도로 주면 됩니다. 체로 칠 필요는 없습니다. 7개월 이전이라도 질감 있는 이유식을 잘 먹으면 빨리 질감을 더 늘이는 것이 좋습니다.

중기. 7~8개월
중기의 전반인 7개월에는 갈지 말고 잘게 잘라서 다지는 정도의 굵기로 주시면 됩니다. 중기의 후반에는 3㎜ 정도의 크기로 썰어서 주면 되는데 푹 익혀서 부드럽게 만들어 줘야 합니다. 이 정도가 최소한의 질감이고 아가가 더 잘 먹으면 더 큰 덩어리로 이유식을 만들어 줘도 됩니다. 치아와 상관없이 크기를 키웁니다.

후기. 9~11개월
후기의 전반에는 5㎜ 정도 두께로 썰어 푹 익혀 주면 됩니다. 더 커도 좋지만 잇몸으로 으깰 정도의 무르기로 줘야 합니다. 후기의 후반에는 7㎜ 정도의 두께로 썰어 주는데 흐물흐물할 정도로 푹 삶아서 주면 곤란합니다. 핑거푸드를 잘 먹을 정도니 어느 정도 더 큰 크기로 먹여도 아가가 잘 먹으면 상관이 없습니다.

완료기. 12~18개월
완료기의 전반에는 7㎜ 이상의 크기로 썰어서 주고 후반이 되면 아가가 먹을 수 있는 만큼 더 큼지막하게 썰어서 줘도 됩니다. 아직까지는 아가가 씹어서 먹을 음식을 줘서는 곤란하고 어른이 먹는 음식보다는 좀더 잘게 나누고 좀더 부드럽게 익혀서 주는 것이 좋습니다.

＊ 이런 분류는 편의상 분류이며, 보편적으로 많이 사용되는 이유식의 질감 흐름입니다. 아가에 따라서 좀더 빨리 또는 천천히 진행되기도 하므로 억지로 시기에 맞추려고 무리하지는 마십시오. 최근에 이유식 초기부터 아가에게 손으로 집어 먹을 정도로 푹 익혀 무른 핑거푸드로 주기 시작해서 질감의 크기를 더 크게 주는 경우도 있습니다. **질감은 여기서 적은 것이 최소한의 질감으로 보고 아가가 잘 적응을 하면 빨리 질감을 늘이는 것이 좋습니다.**

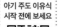

아기 주도 이유식
시작 전에 보세요

아기 주도 이유식
레시피와 주의점

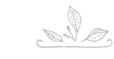

아기 주도 이유식

아기 주도형 이유식은 최근에 유행하는 이유식의 한 트렌드 입니다. 남들이 하고 있는데 모르고 있으면 고민하실까 봐 적 습니다. 아기 주도형 이유식은 아이 스스로 음식을 선택해서 손으로 집어 먹게 해주는 것입니다. 큰 특징 중에 하나는 숟가 락을 사용하지 않고 덩어리를 이유식 초기부터 먹게 한다는 것입니다.

쉽게 생각하면 이유식 초기부터 갈거나 다진 음식을 먹이 지 않고 핑거푸드 같은 음식을 숟가락을 사용하지 않고 스스 로 먹게 해주는 것입니다.

물론 오해하지 마십시오. 아기 주도형 이유식이라고 아가 가 오늘 먹을 밥상을 차리는 것은 절대로 아니란 것을 잊지 마 십시오. 아기 주도형 이유식을 할 때는 아이가 음식을 선택한 다고 하지만 결국은 부모가 준 음식에서 선택하게 됩니다. 그 렇기 때문에 부모가 아가가 제대로 된 영양을 섭취할 수 있게 음식의 종류를 잘 선택해서 제공해야 합니다.

아기 주도 이유식과 기존 이유식 방법의 제일 큰 차이

- 아기 주도 이유식은 핑거푸드로만 준다. 처음부터 숟가락 을 사용하지 않는다.
- 기존의 이유식 방법은 죽을 숟가락으로 먹이기 시작해서 이유식을 진행하고, 보통 7~8개월에 핑거푸드를 주기 시작 하는데 잘 먹는 아기들에게는 이유식 처음 시작할 때부터 핑거푸드를 줘도 됩니다.

아기 주도 이유식을 위한 기본 조건

1. 배고플 때 스스로 먹는 연습이 되어 있어야 합니다. 아기 주 도형 이유식을 제대로 하기 위해서는 신생아 때부터 부모와 아가가 24시간 모자동실 해서 아가가 배고파할 때 먹는다는 기본적인 본능을 제대로 알려줘야 합니다. 신생아실에 맡겨 두고 울면 먹인 아가들은 배고프면 먹으려는 본능이 무뎌지 게 됩니다.

2. 부모가 권위가 있어야 합니다. 프랑스 육아법을 본 부모들 이 제일 부러워하는 것이 부모의 권위입니다. 이것은 어릴 때 부터 부모가 권위가 있어서 부모 말 들어야 한다는 것을 아가 가 알게 되면 아기 주도형 이유식을 할 때 생기는 많은 문제들 이 쉽게 해결됩니다. 과거 우리의 부모들이 아이를 키울 때처 럼 사랑하지만 엄하게 키우듯이 부모가 아이에게 권위가 있 어야 합니다. 잘못하면 난장판 만들고 식습관도 엉망이 되어 서 후회할 수도 있답니다.

3. 항상 가족이 같이 식사하는 분위기라야 합니다. 먹는 것도 보고 배우는 문화입니다. 아가들이 어른들 식사하는 것을 평 소에도 매일 본 아이들은 먹는다는 것이 어떤 것인가를 보고 배우고 따라하게 됩니다. 같이 식사를 하지 않으면서 아가 스 스로 먹게 기회는 준다고 아가가 스스로 잘 먹게 되기란 어려 울 것입니다.

아기 주도형 이유식의 실제

6개월에 이유식을 시작하면 됩니다. 그리고 아가 앞에 먹을 음식을 부드럽게 만들어서 덩어리로 주면 아가가 스스로 들고 먹게 됩니다. 치아가 없어도 잇몸으로 음식을 먹을 정도로 부드럽게 만들어 주시면 됩니다. 숟가락은 사용하지 않고 기존의 죽 형태로 먹이지 않고 덩어리 형태만 먹이는 것입니다.

쉽게 이야기하면 기존의 이유식에서 핑거푸드로만 이유식을 하는데 초기부터 숟가락 사용하지 말고 덩어리 음식을 스스로 먹게 하는 것이라고 생각하시면 됩니다.

아기 주도 이유식을 할 때는 주의할 것이 있습니다

아기 주도형 이유식의 장점이 있습니다. 아이 스스로 음식을 선택해서 먹는 능력을 어릴 때부터 기르고 손과 입의 협응을 배우고 음식의 고유의 맛을 느낄 수 있어 미각발달에도 도움이 되고 처음부터 덩어리 음식을 주기 때문에 씹는 능력과 삼키는 능력을 조기에 발달시킬 수 있습니다. 잘만하면 스스로 먹는 습관과 두뇌발달에도 도움이 된다는 장점이 있습니다.

하지만 주의할 것도 있습니다. 아가의 경우 덩어리를 나눌 수 있는 능력이 부족한 경우가 많으므로 덩어리째 먹다가 숨이 막혀서 위험한 경우가 생길 수 있다는 점입니다. 그렇기 때문에 아기 주도 이유식을 할 부모는 반드시 이유식 중에 항상 아가 옆에 있어야 하고 숨이 막힌 경우 바로 응급조치를 시행하여야 합니다. 하임리히법을 유튜브에서 찾아봐서 몇 번을 보시고 숙지하고 인형으로 미리 연습을 하셔야 합니다.

우리나라 음식 문화에서는 탄수화물을 섭취하는 데 좀 애로 사항이 있습니다. 우리는 밥 먹는 문화인데 아기 주도형으로 이유식을 하면, 죽으로 시작해서 나중에 밥을 먹는데 그 단계를 건너뛰기 때문에 좀 곤란할 수도 있습니다.

숟가락 사용을 다시 가르쳐야 합니다. 숟가락 사용도 문화입니다. 처음부터 숟가락을 사용해서 먹이고 숟가락 사용을 배운 아이와 손으로 집어 먹던 아이는 배운 문화가 다르기 때문에 이것을 가르치는 일을 다시 해야 합니다. 간혹 이게 잘 안 되어서 힘들어하는 부모도 있다는 점은 미리 알고 있으셔야 합니다.

하지만 이것은 꼭 알고 있어야 합니다. 현재의 이유식 방법으로 아이를 키우더라도 아이의 식습관을 들이는 데는 문제가 없다는 것입니다. 이유식 처음부터 숟가락으로 먹인 아가도 질감을 빨리 높이고 7~8개월에 핑거푸드를 먹이고 스스로 음식을 선택해서 골고루 먹게 가르치면 됩니다. 그럼 아기 주도형 이유식이란 것을 구태여 하지 않아도 아가가 제대로 된 식습관을 들이는 데 아무런 문제가 없다는 것입니다. 현재 아이들에게 생기는 식습관의 문제 대부분은 스스로 음식을 먹을 기회를 주지 않아서 생기는 문제이기 때문에 기존의 이유식 방법을 제대로 따른다면 당연히 아가들은 바른 식습관을 들일 수 있습니다.

아기 주도형 이유식의 장점 중에 하나가 손과 입의 협응을 배운다는 것입니다. 하지만 숟가락으로 먹여 주더라도 핑거푸드를 주고 스스로 먹게 가르치고 평소에 아이가 일상에서 뛰어노는 것만으로도 아이는 손과 입의 협응을 충분히 배울 수 있고 그에 따른 두뇌발달이 원활하게 진행됩니다. 지금도 전세계 대부분의 아이들이 그렇게 자라고 있습니다.

육아나 이유식이나 모두 문화입니다. 기존의 이유식 방법이든 아기 주도형 이유식이든 부모가 확신이 있는 것을 해야 합니다. 한번 해볼까 정도로 시작하다가는 부모도 고생, 아가도 고생입니다. 기존의 이유식을 하면서 핑거푸드를 7~8개월부터 시작하고 스스로 이유식 먹는 연습을 시키면 아기 주도형 이유식이란 것을 꼭 해야 하나 고민할 필요는 없습니다.

이유식의 단계별 특징

단계	초기	중기
월령(개월)	만 6개월(만 7개월 미만) ※ 모유를 먹든 분유를 먹든 시작은 만 6개월부터 시작하세요. (4~6개월에 시작하는 지침도 있지만 6개월 시작이 무난합니다)	만 7~8개월(만 9개월 미만)
수유량 (아기마다 다름)	500~900cc(500~600 이상이면 됨) ※ 밤중수유 끊고, 이유식 시작하면 수유량 줄이세요.	500~800cc(500~600 이상이면 됨) ※ 이유식 양이 늘면 수유량은 더 줄여가야 합니다.
이유식 횟수와 시간	1일 1~3회 / 오전 9시, 오후 5시 ※ 기상시간에 따라서 1시간 뒤로 미룰 수도 있습니다.	1일 2~3회, 간식 1~2회 오전 9시, 오후 1시, 오후 5시
한 끼 이유식 양	한두 숟가락부터 시작 ➡ 서서히 늘려서 30~80g, 잘 먹으면 100g도 가능	70~120g (5배 쌀죽만으로는 50~80g)
이유식 굳기	수프 정도의 묽기	부드러운 두부 정도의 무르기
쌀죽	질감 있는 10~7배죽으로 시작해서 7~5배죽으로 넘어가도 됩니다. (잡곡 50% 정도 첨가)	7배죽 ➡ 5배죽 (잡곡 50% 정도 첨가)
고기 (소고기)	고기는 갈아주기보다는 다져주거나 얇게 썰어주세요.	3mm 이상으로 다져주거나 얇게 썰어주세요.
잎채소 (시금치)	질긴 부위는 제거하고 부드러운 잎부분만 대충 갈거나 으깹니다.	3mm 이상으로 다져줍니다.
노란 채소 (당근)	완전히 익혀서 대충 갈거나 으깨줍니다.	잇몸으로 오물거리며 먹을 수 있게 3mm 이상으로 다져줍니다.
조리 방식 (잘 먹으면 더 크게 주는 것이 좋습니다)	찜기나 냄비를 이용해 푹 삶아줍니다. 다지거나 절구를 이용해서 잘게 으깨줍니다. 잘 먹으면 핑거푸드도 가능합니다.	찜기나 냄비를 이용해 푹 삶아줍니다. 칼로 잘게 다지거나 3mm 이상으로 썰어줍니다. 절구를 이용해 툭툭 쳐서 부드럽게 해줍니다.

※ 몇 배죽에 너무 연연하지 마세요. 아기가 잘 먹으면 처음부터 더 진하게 먹여도 상관없습니다. 질감도 빨리 높여도 좋습니다.
※ 잘 먹으면 한 단계 당겨서 줘도 됩니다. 쉽게 말하면 초기에 잘 먹으면 중기 음식을 줘도 된다는 이야기입니다.

초기(6개월)	10~20g 이상
중기(7~8개월)	10~20g 이상
후기(9~11개월)	20~30g 이상
완료기(12~18개월)	30~40g 이상
만 2~3세	40~50g 이상

※ 좀 더 먹여도 됩니다.

단계	후기	완료기
개월	만 9~11개월 (만 12개월 미만)	만 12~18개월
수유량	500~700cc	400~500cc
이유식 횟수와 시간	1일 3회, 간식 2~3회 오전 9시, 오후 1시, 오후 5시	1일 3회, 간식 2~3회 오전 9시, 오후 1시, 오후 5시
이유식 양	120~150g (3배 쌀죽만으로는 80g)	120~180g (2배 쌀죽만으로는 90g, 밥 반 공기도 가능)
이유식 굳기	잘 익은 바나나 정도의 무르기	부드럽게 으깨지는 진밥이나 완자 정도의 굳기
쌀죽	3배죽 ➡ 2배죽 (잡곡 50% 정도 첨가)	2배죽의 진밥 ➡ 밥 (잡곡 70~80% 첨가. 몸무게가 적으면 잡곡 비율 더 높이세요)
고기 (소고기)	5~7mm 이상으로 썹니다. 너무 딱딱하지 않게 주의합니다.	7~10mm 이상으로 썰어서 완전 히 익혀줍니다.
잎채소 (시금치)	5~7mm 이상으로 썰어줍니다.	익히기만 하면 웬만하면 다 먹습 니다.
노란 채소 (당근)	완전히 익혀서 5~7mm 이상으로 썰어줍니다.	7~10mm 이상으로 썰어줍니다.
조리 방식	칼로 5~7mm 이상으로 썰어줍니다. 주로 냄비를 이용해 삶거나 조립니다. 부침도 시도해 볼 수 있습니다.	칼로 7~10mm 이상으로 썰어줍니다. 냄비를 이용해 삶거나 조립니다. 볶음과 무침도 좋은 기술입니다.

※ 이유식은 가능하면 가족과 함께 먹는 것이 좋습니다.

STEP 1
초기
만 6개월(4~6개월 권장도 있음)

죽이나 부드러운 퓌레로 새 음식을 경험하는 시기

이유식은 만들어 먹이는 것이 좋습니다. 만 6개월부터 이유식을 시작하세요. 쌀죽부터 시작해서 아가에 맞추어 천천히 신중하게, **2~3일 간격으로 한 번에 한 가지 식품을 추가**합니다. 쌀죽, 고기, 이파리 채소, 노란 채소, 과일 순서로 첨가하여 새로운 음식의 맛과 식감을 조금씩 느낄 수 있도록 도와주세요. 잡곡은 초기부터 돌 전에 50% 정도 첨가하세요. 아기가 음식을 뱉어내거나 먹기 싫어할 때는 무리하게 먹이지 말고 식사를 끝내는 게 좋습니다. 이유식을 시작할 무렵에는 밤중 수유를 하지 않아야 이유식하기 쉽고, 이유식을 시작하면 수유량을 줄여가야 이유식이 잘 진행됩니다. 식사습관도 보고 배우는 문화입니다. 평소 아가와 같이 식사하면서 먹는 모습을 보여주는 것이 중요합니다.

초기 이유식은 새로운 음식에 적응하는 시기입니다. 한 숟가락부터 조금씩 양을 늘려주세요. 이 시기는 수유가 주식인데 하루에 최소 500~600cc 이상 먹으면 됩니다. 이유식은 10~7배죽 형태로 한 끼에 한 숟가락부터 80g 정도, 많으면 100g까지 먹기도 하지만 아기들마다 차이가 있으니 아가가 먹는 정도에 맞추어서 진행하세요. 이유식 초기에는 하루에 10~20g 정도의 고기를 먹이시면 됩니다.

모유(분유) 대 이유식 칼로리 비율

(전반) 90 : 10
↓
(후반) 80 : 20

모유(분유)　　　　　이유식

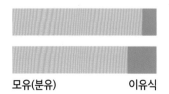

초기 이유식의 질감과 굳기

숟가락을 기울이면 뚝뚝 떨어질 정도의 10~7배죽으로 시작합니다. 수프 정도의 묽기라고 보시면 됩니다. 처음에는 미음부터 시작하지

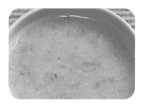

말고, 대충 갈아주는 것이 일반적이지만, 처음부터 갈지 않고 다지는 정도의 질감으로 줘서 잘 먹으면 그렇게 시작해도 됩니다. 5가지 식품군을 경험하고 나면 조금씩 물을 줄여서 걸쭉한 느낌이 나게 조절해주시면 됩니다. 7개월 전에 어느 정도의 질감이 있는 음식을 줄 수 있게 빨리빨리 질감을 높여가는 것이 좋습니다.

초기 이유식 상차림

쌀죽에 첨가되는 고기와 채소 등의 재료는 다 섞어서 죽으로 줘도 좋고 쌀죽 위에 토핑처럼 얹어줘도 좋습니다.

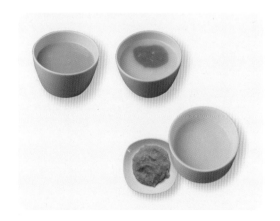

STEP 2
중기
만 7~8개월

작은 덩어리 음식을 혀와 턱으로 오물오물 먹는 시기

탄수화물이 많은 쌀죽, 단백질이 많은 고기와 생선과 계란과 두부, 비타민과 무기질이 많은 채소와 과일, 지방과 단백질이 많은 모유와 분유. 이렇게 5가지 식품군을 매일 골고루 섭취하는 것이 중요합니다. 아기가 삼킬 수 있을 만한 입자 크기와 굳기로 주고 점점 더 크게 만들어주세요. 숟가락을 입 안쪽까지 넣어주지 말고 입 앞에서 아가 스스로 음식을 받아 먹게 해주세요. 한자리에 앉아서 먹게 하고 가능하면 가족이 즐겁게 식사하는 것을 보여주세요. 이유식을 잘 먹더라도 모유나 분유는 하루에 적어도 500~600cc는 먹어야 합니다. 밤새 안 먹고 자는 것이 이유식을 잘하는 데 중요합니다. 늦어도 이 시기에 **핑거푸드를 시작하여야 합니다.**

중기 이유식은 7~5배죽 형태로 한 끼에 70~120g 정도 먹입니다. 아직은 모유(분유)가 주식입니다. 이유식 중기에는 하루에 10~20g 정도의 고기를 먹이시면 됩니다만 조금 더 먹여도 상관없습니다. 고기는 동물단백과 철분 보충을 위한 필수 음식이니 매일 주는 것이 좋습니다.

중기 이유식의 질감과 굳기

부드러운 연두부처럼 혀와 턱으로 으깰 수 있을 정도의 무르기로 먹입니다. 이 시기 아기는 혀를 위아래로 움직이고 음식을 턱으로 눌러 으깨면서 오물거릴 수 있게 됩니다.잘게 으깨서 줄 수 있지만 아기가 먹을 수 있으면 빨리 질감을 높여가세요. **치아가 한 개도 안 났어도 이유식은 똑같이 하시면 됩니다.** 채소는 손가락으로 가볍게 으깰 수 있을 만큼 부드럽게 삶아서 잘게 다집니다. 퍼석한 생선이나 고기는 수분을 더하세요.

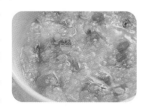

중기 이유식 상차림

이유식에 모든 재료를 다 섞어서 주는 것도 좋지만 이제는 따로 재료를 담아서 아이가 먹고 싶은 음식을 선택하고 음식 각각의 맛을 느낄 수 있게 해주는 것이 더 좋습니다.

모유(분유) 대 이유식 칼로리 비율

(전반) 70 : 30
↓
(후반) 65 : 35

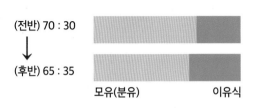

모유(분유)　　　　　　이유식

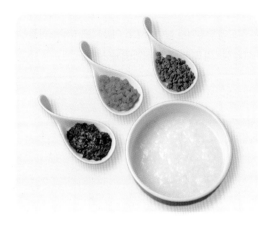

STEP 3
후기
만 9~11개월

좀더 큰 덩어리를 잇몸으로 씹어 먹는 시기

이유식의 덩어리가 어느 정도 커지고 양이 늘고 횟수도 증가
됩니다. 이유식 양이 늘면 낮에 먹이는 수유량도 더 줄여야
합니다. 당연히 밤중 수유는 하지 않는 것이 더 좋습니다. 모
유나 분유를 적어도 하루에 500~600cc 이상은 먹이세요.
잡곡도 주고 고기는 매일 주고 이파리 채소, 노란 채소, 과일
등도 잘 챙겨주세요. 모든 재료를 다 섞어서 만들어줄 수도
있지만 이제는 밥과 반찬 형식으로 따로 주어 음식 고유의 맛
을 느낄 수 있게 해주는 것이 더 좋습니다. 아기 혼자서 손으
로 먹는 연습을 시키고, 아기 스스로 숟가락으로 먹는 연습도
진행해야 합니다. 액체 음식은 꼭 컵으로 먹게 하십시오.

후기 이유식은 3~2배죽 형태로 한 끼에 120~150g 정도
먹입니다. 하루 세 끼 식사, 2~3번의 간식을 주세요. 이유식
후기에는 하루에 20~30g 정도의 고기를 먹이시면 됩니다.
아기들은 채식보다는 고기를 제대로 먹이는 것이 건강과 두
뇌발달에 더 좋기 때문에 매일 고기를 주세요.

후기 이유식의 질감과 굳기

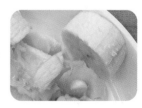

잘 익은 바나나 같은 감촉
과 무르기로 주세요. 중기
이유식 때보다 크거나 단단
한 음식을 잇몸으로 잘근잘
근 씹을 수 있습니다. 잇몸
으로 으깨는 힘은 생각보다 세기 때문에 무르게 익힌 덩어리
는 잇몸으로 잘 씹을 수 있습니다. 손가락으로 쉽게 으깰 수
있을 정도로 무르게 해서 주시면 됩니다. 지나치게 무르면 혀
로 으깨고, 너무 단단하면 잇몸으로 으깨지 못해서 그냥 삼킬
수도 있습니다. 아기의 먹는 모습을 관찰하고 이유식의 굳기
를 조절하세요.

후기 이유식 상차림

엄마 아빠 식사하듯이 밥과 반찬이 어우러진 상차림으로
도 해주세요. 간식으로는 아가 스스로 골라서 먹을 수 있
는 핑거푸드가 좋습니다.

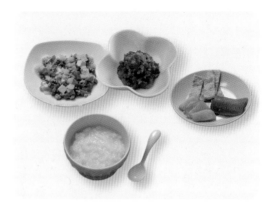

모유(분유) 대 이유식 칼로리 비율

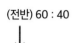
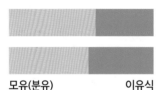

(전반) 60 : 40

↓

(후반) 55 : 45

모유(분유)   이유식

STEP 4
완료기
만 12~18개월

앞니와 잇몸을 이용해서 씹어 먹는 시기

진밥 정도의 음식을 먹여야 합니다. 음식물 크기도 제법 되어야 합니다. 아직은 씹어서 먹는 게 서툴므로 재료들을 좀 더 익혀서 무르게 해서 줘야 합니다. 어른이 먹는 음식도 어느 정도 먹을 수 있는데, 짜거나 달게 먹이지 말고 푹 익혀서 잘게 줘야 합니다. 아기 스스로 음식을 선택해서 먹는 연습도 매우 중요합니다. 아기가 흘리는 것을 두려워하지 마세요. 한자리에 앉아서 먹게 하세요.

완료기 이유식은 어른밥에 가까운 진밥 형태로 반찬 포함해서 한 끼에 120~180g 정도 먹입니다. 하루 세 끼 식사, 2~3번의 간식을 주세요.

밥과 반찬이 주식이고, 이제 수유는 하루에 400~500cc 정도만 간식으로 먹이세요. 이유식 완료기부터는 하루에 30~40g 정도의 고기를 먹이시면 됩니다.

완료기 이유식의 질감과 굳기

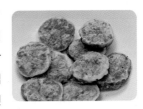

입안에서 부드럽게 으깨지는 진밥이나 완자 정도의 굳기로 주세요. 부드럽게 삶은 당근을 앞니로 꼭꼭 씹을 수 있는 무르기로 주면 됩니다. 앞니로 씹기 편하게 납작한 형태로 만드는 것도 좋습니다. 덮밥 형태로 줘도 되지만 다양한 질감과 맛을 느낄 수 있게 음식을 밥과 반찬의 형태로도 주는 것이 좋습니다.

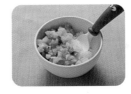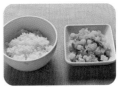

모유(분유) 대 이유식 칼로리 비율

30 : 70

모유(분유)　　　　이유식

완료기 이유식 상차림

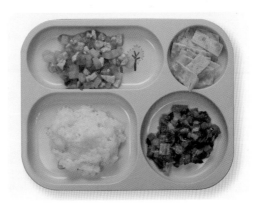

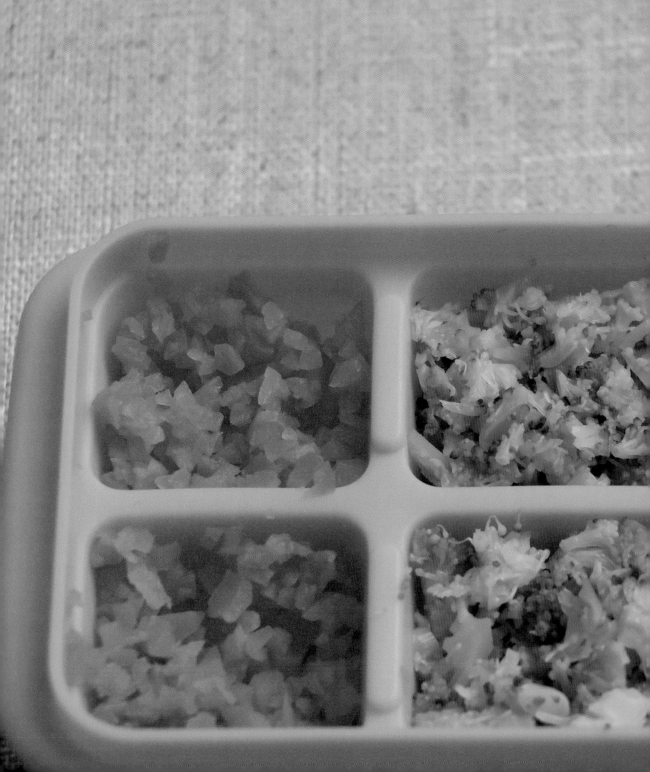

PART 2

알아두면 요리가 쉬워져요
이유식 준비

이유식 재료와 도구 갖추기,
손질법과 보관법,
쌀죽·육수·퓌레·소스 만들기까지!
이유식 조리에 필요한 실전 매뉴얼을
차근차근 익혀보세요~

단계별 먹일 수 있는 재료, 주의할 재료

식품	초기(6개월)(4~6개월 권장도 있음)	중기(7~8개월)
곡류	쌀, 오트밀, 현미, 밀가루 가능 ※ 잡곡 50% 정도 첨가 권장 ※ 밀가루와 땅콩은 7개월 전에 첨가해 주세요	차조, 옥수수 등 가능 ※ 잡곡 50% 정도 첨가 권장
육류	소고기나 돼지고기는 매일, 닭고기는 간혹 ※ 살코기로 주세요	소고기나 돼지고기는 매일, 닭고기는 간혹 ※ 살코기로 주세요
채소	애호박, 양배추, 브로콜리, 청경채 등 가능 ※ 시금치, 당근, 배추는 6개월 전에 주지 마세요	대부분의 채소 가능
과일	사과, 자두, 딸기, 토마토, 바나나, 아보카도 등 ※ 과일주스는 돌 전에 주지 마세요	사과, 자두, 딸기, 토마토, 바나나, 아보카도 등 ※ 가능하면 당도가 낮은 과일로 주세요
생선	대구살, 도미살 등의 흰살생선, 등푸른생선도 가능 ※ 일주일에 2번을 초과해서 주지 마세요	대구살, 도미살 등의 흰살생선, 등푸른생선도 가능 ※ 일주일에 2번을 초과해서 주지 마세요
해조류	초기에는 권장하지 않습니다	다시마는 육수 낼 때 조금 사용 가능 ※ 멸치는 주의
유제품	요구르트를 먹일 수는 있습니다 ※ 생우유는 조리할 때 넣어서 끓여 사용할 수 있습니다	플레인 요구르트 줘도 됩니다 ※ 생우유 그대로는 돌 전에 주지 마세요
계란	**노른자와 흰자를 같이 시작하세요** ※ 예전에는 노른자부터 시작해서 1~2개월 후에 흰자를 먹이라고 했지만 이제는 같이 시작하시면 됩니다 ※ 완전히 익혀서 으깨주세요	계란 전체를 완전히 익혀서 주시면 됩니다
콩류	두부, 완두콩, 강낭콩 등 가능	대부분의 콩류 가능
견과류, 유지류	땅콩버터는 뜨거운 물에 녹여서 소스로 사용 가능 (100% 땅콩버터로 사용하세요)	견과류는 이상반응에 주의하세요. 참기름과 올리브유는 소량 사용 가능합니다.

식품	후기(9~11개월)	완료기(12~18개월)
곡류	대부분의 곡류 가능 ※ 잡곡 50% 정도 첨가 권장	대부분의 곡류 가능 ※ 잡곡 70~80% 첨가 권장
육류	소고기나 돼지고기는 매일, 닭고기는 간혹	대부분의 육류 가능
채소	대부분의 채소 가능	대부분의 채소 가능
과일	대부분의 과일 가능	대부분의 과일 가능 과일주스는 돌부터 가능
생선	대구살, 도미살 등의 흰살생선, 등푸른생선도 가능 ※ 일주일에 2번을 초과해서 주지 마세요	대구살, 도미살 등의 흰살생선, 등푸른생선도 가능 ※ 일주일에 60g 정도면 무난합니다
해조류	다시마는 육수 낼 때 조금 사용 가능 ※ 멸치는 주의	다시마는 육수 낼 때 조금 사용 가능 ※ 멸치는 주의
유제품	플레인 요구르트, 코티지치즈 가능 ※ 생우유 그대로는 돌 전에 주지 마세요	생우유, 플레인 요구르트, 치즈 가능 ※ 돌부터는 저지방 우유를 요리에 넣어도 됩니다
계란	더 늦으면 알레르기 위험성이 더 커져서 곤란	늦어도 돌 전에는 흰자, 노른자 다 시작해야 합니다 ※ 일주일에 2개~2개 반 정도가 무난
콩류	대부분의 콩류 가능	대부분의 콩류 가능
견과류, 유지류	견과류는 이상반응에 주의하세요. 참기름과 올리브유, 양념 종류 소량 사용 가능	대부분의 견과류와 유지류 가능 ※ 땅콩 주의. 땅콩버터는 덩어리째 주지 마세요.

♯ 먹어서 알레르기가 생기지 않는 음식은 특별히 시작 시기를 제한하지 않습니다. 아토피피부염이 있어도 마찬가지입니다.
  아주 드물게 일반적인 치료로 조절이 안 되는 심한 아토피피부염인 경우에는 음식물 알레르기에 대한 평가가 필요할 수도 있습니다.

개정된 음식별
시작 시기

알아두면 유익한
식재료 이야기
TOP 10

1

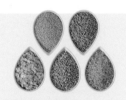

현미 잡곡 이야기

현미로 이유식 만들어 먹여도 됩니다. 다만 초기, 중기, 후기에는 잡곡을 50% 정도 섞는 것이 좋습니다(백미 : 잡곡 = 1 : 1). 만일 현미를 첨가할 경우 백미와 잡곡의 비율을 줄이는 것이 좋습니다. 현미와 잡곡 같은 통곡식으로만 이유식을 만들어 먹여서는 곤란합니다. 돌부터 두돌까지는 잡곡을 70~80% 정도 섞어 먹이는 것이 좋습니다.

2

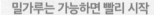

밀가루는 가능하면 빨리 시작

밀가루는 다섯가지 식품군이 확보된 다음에 이유식 초기부터 첨가하는 것이 중요합니다. 예전에는 알레르기를 잘 일으키는 음식으로 분류해서 늦게 먹였지만 늦게 먹일수록 알레르기가 더 많이 생긴다는 견해가 있어 이유식 초기부터 먹이는 것이 무난합니다. 잘 모르면 이유식 만들 때 수시로 밀가루 좀 뿌려서 익혀 주시면 됩니다.

3

이유식 초기
계란 먹이는 법

계란도 일찍 시작하자

계란은 단백질과 비타민이 풍부한 음식이라서 아가들 건강에 좋은 음식입니다. 예전에는 노른자부터 시작해서 1~2개월 후에 흰자를 먹이라고 했지만 **이제는 노른자와 흰자를 같이 시작하시면 됩니다.** 계란은 반드시 완숙을 해서 먹여야 안전합니다. 계란을 먹으면 콜레스테롤이 높아진다는 이야기는 이제 사실이 아닌 것으로 밝혀졌습니다.

4

소금은 가능하면 먹이지 말자

이유식에는 간을 하지 않는 것이 원칙입니다. 특별히 간을 하지 않아도 아가에게 필요한 나트륨은 보통의 음식에 이미 충분히 들어 있습니다. 김치나 된장처럼 이미 간이 되어 있는 음식도 가능하면 먹이지 않는 것이 좋습니다. 두 돌까지는 가능하면 간을 하지 않고 먹이는 습관을 들이는 것이 좋습니다.

5 고기는 매일 주세요

돼지고기
이유식

고기는 성장 발달과 빈혈 예방에 제일 중요한 음식입니다. 특히 우리나라 아이들은 빈혈이 많기 때문에 고기를 매일 먹이는 것이 중요합니다. 고기는 기름을 가능하면 모두 제거한 것을 먹이세요. 소고기나 돼지고기는 매일, 닭고기는 간혹 먹이면 됩니다. 소고기가 무난합니다. 꼭 한우를 먹여야 하는 것은 아니고 수입 냉동육도 가능합니다.

6 생선은 일주일에 두 번 초과해서 먹이지 말자

고등어 이유식

생선은 일주일에 두 번을 초과하지 않는 것이 좋습니다. 생선의 동물단백과 철분은 아가의 성장 발달에 중요한데 생선은 먹이사슬의 꼭대기라서 수은과 환경호르몬이 많을 수 있어 적당히 먹여야 합니다. 가능하면 맑은 물에서 잡히는 생선으로 일주일에 두 번 초과하지 않게 한 번에 손가락 한두 마디 정도만 먹이세요. 원양산 냉동 생선도 좋아요.

7 당도 높은 과일은 피하라

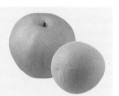

과일은 무기질과 비타민이 풍부하고 섬유질도 많고 맛이 좋아서 아가에게 매우 중요한 음식입니다. 하지만 과일은 당분이 들어 있는데 이것은 설탕이나 마찬가지이므로 아가에게 먹이는 과일은 가능하면 당도가 낮은 과일을 선택해서 먹이는 것이 좋습니다. 당도가 높은 과일은 설탕이 많은 음식이나 마찬가지랍니다.

8 우유를 먹이세요

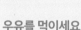

분유를 먹는 아가는 돌부터 생우유 먹이는 것이 좋습니다. **돌부터 두 돌 전에는 보통 생우유나 2% 저지방 우유를 먹이면 되고, 두 돌부터는 1% 저지방이나 무지방 우유로 바꾸어 먹이는 것이 건강에 좋습니다. 돌 지난 아이는 하루 400~500cc** 정도 먹이면 됩니다. 생우유 먹이다가 냉장고 없는 곳에서는 멸균우유를 먹여도 됩니다.

9 주의해서 먹일 음식

생우유, 돌 전에
먹이지 않지만...

이제는 대부분의 음식을 연령제한 없이 먹일 수 있게 지침이 바뀌었습니다. 하지만 아직도 꿀은 보툴리즘의 위험 때문에 돌 전에 먹이지 않는 것이 원칙인데 끓여서 먹이는 것도 권장되지 않습니다. 생우유는 기본적으로 돌 전에는 권장되지 않는데, 요구르트는 돌 전에 먹여도 됩니다.

10 냉동된 음식을 먹여도 된다

음식은 가능하면 신선한 음식을 먹이는 것이 좋습니다. 하지만 이유식 시기에 매번 신선한 음식을 먹이기 힘든 경우 냉장한 음식이나 냉동 음식을 먹이는 것도 영양상 별 문제가 없습니다. 냉동재료로 조리를 해도 좋고, 조리한 음식을 냉동으로 보관해서 1~2주일 내에 해동해서 먹이는 것도 맛과 영양상 문제가 없습니다.

이유식 조리 원칙

• **항상 손을 씻고 조리해야 합니다**

아직 아가들은 면역력이 약하고 장이 튼튼하지 못하기 때문에 조금만 균이 들어가도 배탈이 날 수 있습니다. 이유식을 만들기 전에는 반드시 비누를 이용해 손을 깨끗하게 씻도록 합니다. 특히 손톱 밑은 균이 많으므로 손톱을 짧게 자르는 것이 좋습니다.

• **채소는 구입해서 바로 조리합니다**

채소는 신선한 것으로 구입해서 그날 먹이는 것이 가장 좋습니다. 냉장고에 오래 보관하게 되면 비타민 C와 B가 파괴될 수 있는데, 신선한 채소 사용할 사정이 안된다면 냉장 보관한 것 사용해도 됩니다. 시금치와 당근의 경우 질소 화합물의 함유량이 높아져 어린 아가에게 빈혈을 일으킬 수 있지만, 만 6개월부터는 상관없습니다. 매일 신선한 재료를 구입할 수 없는 상황이라면 삶거나 데친 상태로 보관하는 것이 좋습니다. 삶거나 데치면 냉장실에서 2일 정도, 냉동실에서 1~2주일 정도 두고 먹일 수 있습니다.

• **적당한 양을 만듭니다**

만일 매일 매일 만들어 먹일 생각이라면 너무 많은 양을 만들지 않는 것이 좋습니다. 하지만 이유식을 매번 만들기 힘든 보통의 부모라면 미리 한꺼번에 재료를 손질하고 조리해서 바로 사용하기 직전의 상태로 냉장 또는 냉동해서 보관 사용하는 것이 좋습니다. 주말에 일주일 먹을 것을 한꺼번에 장만해서 1회 먹을 분량으로 나누어 냉동보관하는 것도 좋습니다. 정말 시간이 없는 부모라면 쌀죽도 만들어서 냉동보관할 수 있습니다.

• **조리 도구는 자주 소독해야 합니다**

이유식을 만들 때 사용하는 체나 강판, 죽을 젓는 주걱, 칼, 도마 등의 조리 도구는 주방용 세제로 잘 씻은 후 뜨거운 물로 헹구어서 잘 말려서 사용하는 것이 안전합니다. 1주일에 한두 번 정도는 끓는 물에 넣고 5분 정도 삶아주세요.

• **칼과 도마는 2개 이상 준비합니다**

꼭 이유식을 만들 때뿐만 아니라 평상시에도 육류를 다루는 도마와 채소를 다루는 도마는 따로 두는 것이 좋습니다. 육류나 생선 등의 날고기는 세균에 오염되어 있는 경우가 간혹 있습니다. 그런데 날고기를 사용하고 나서 같은 도마에 채소와 과일을 썰고 다진다면 균이 퍼질 수 있습니다. 그러므로 고기를 다루는 도마와 칼, 채소를 다루는 도마와 칼은 따로 사용하는 것이 좋습니다. 같은 도마와 칼을 사용한다면 날고기를 썰거나 다진 후에는 뜨거운 물과 세제로 닦아서 소독하는 것이 좋습니다.

• **해동한 음식물은 당일 모두 사용합니다**

해동한 재료는 당일 사용이 원칙입니다. 해동한 냉동 식품은 남아도 다시 냉동시키지 않도록 주의합니다. 냉동하면 상하지 않기 때문에 장기간 보관은 가능합니다. 하지만 너무 오래 보관하게 되면 음식의 맛이 달라질 수 있으므로 주의하여야 합니다.

• 찌고 삶는 조리법을 이용합니다

아가가 먹는 이유식 음식은 충분히 익혀야 합니다. 그런데 음식은 조리하는 방법에 따라서 맛과 영양이 달라지고 유해물질이 증가할 수도 있습니다. 가장 좋은 이유식 조리법은 찌고 삶는 것입니다. 가능하면 이 두 가지 방법을 사용하시고 꼭 구워야 할 때는 태우지 않게 주의하십시오. 직화에 굽는 것은 피하세요.

• 센 불에서 끓이다 약한 불로 줄여 조리합니다

이유식을 끓일 때는 영양소가 덜 파괴되도록 짧은 시간 내에 익히는 것이 중요합니다. 조리시간이 길 경우 냄비에 재료를 넣고 센 불에서 끓이다가 보글보글 끓어오르면 조금 더 익히기 위해 약한 불로 줄여 충분한 시간 더 끓여주면 됩니다. 다 끓인 후에는 불을 끈 상태에서 뚜껑을 닫아두고 2~3분 정도 뜸을 들이기도 합니다.

• 채소나 고기를 삶거나 데친 물을 조리에 이용합니다

채소를 삶거나 데칠 때는 채소가 잠길 정도인 적은 양을 넣어야 영양 손실을 줄일 수 있습니다. 이때 물에 녹아든 영양을 다시 챙기기 위해 죽을 끓일 때 물 대신 채소 삶거나 데친 물을 이용하는 것이 좋습니다.

• 이유식 그릇을 매일 열탕 소독할 필요는 없습니다

열탕 소독이 필요한 것은 생후 3개월까지입니다. 3개월이 지나면 매번 끓여서 소독할 필요가 없습니다. 따라서 생후 6개월부터 사용하게 되는 이유식 식기도 매번 끓여서 소독할 필요는 없습니다. 주방용 세제로 잘 씻은 후 뜨거운 물로 씻어서 사용하면 됩니다. 그래도 고민스러우면 간혹 한 번씩 열탕 소독을 해주면 됩니다. 사실 열탕 소독보다 더 중요한 것은 설거지를 잘 해두는 것입니다. 어른 그릇과 섞이지 않도록 따로 분류한 뒤에 이유식 그릇부터 먼저 설거지해서 물기를 완전히 말린 후 식기대에 보관하십시오.

• 맛을 본 숟가락을 그대로 사용하지 말아야 합니다

이유식을 만들다 보면 숟가락으로 떠서 맛을 보게 되는데, 이 숟가락으로 다시 이유식을 만들어서는 곤란합니다. 한번 맛을 본 숟가락은 깨끗하게 씻은 후 사용해야 합니다. 부모가 질병이 있는 경우에는 특히 주의합니다.

• 음식은 항상 뚜껑을 덮어 냉장고에 보관해야 합니다

음식을 요리한 후 바로 먹을 것이 아니라면 반드시 냉장고에 보관하도록 하십시오. 한꺼번에 여러 끼 음식을 만든 경우는 1회 먹을 것을 따로 덜어 둔 후 나머지는 음식이 식자마자 바로 냉장고에 뚜껑을 덮어서 보관하는 것이 좋습니다. 2일 이상 먹을 양이라면 냉동으로 바로 보관하는 것이 안전합니다.

• 이유식은 중탕으로 데웁니다

이유식은 체온 정도로 데워서 주는 것이 가장 좋습니다. 데워주는 가장 좋은 방법은 중탕으로 데우는 것입니다. 전자레인지로 데우면 골고루 데워지지 않아 너무 뜨겁거나 일부가 채 데워지지 않는 경우가 많기 때문에 별로 권장하지 않습니다. 만일 전자레인지에 데운다면 전자레인지 전용 용기에 밀봉하지 않고 넣어서 충분히 데운 후, 잘 저어주거나 수분 동안 그대로 두어서 전체에 열이 골고루 퍼지게 해주어야 합니다. 그리고 아가에게 음식을 주기 전에 엄마가 직접 너무 뜨겁지 않은지 확인한 후 주어야 합니다. 참고로 중탕하는 요령은 다음과 같습니다.

1. 냄비에 찬물을 붓고 중탕할 그릇을 넣는데, 물의 높이가 그릇의 $2/3$ 이하로 부어야 끓이는 도중에 그릇으로 물기가 들어가지 않습니다.
2. ①을 센 불로 끓이다 물이 끓으면 약한 불로 줄이고 그릇의 내용물을 저어줍니다.
3. 이유식이 따뜻해지면 꺼냅니다.

③
이유식 조리에 필요한 도구 갖추기

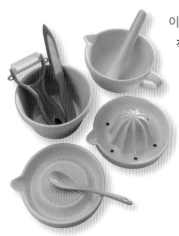

이유 조리기 ——

적은 양의 한 끼 이유식을 만들기에 적당한 크기의 즙 짜개, 강판, 절구 등이 한 세트로 구성된 조리기. 조리기 한 세트만 갖추면 이유식을 간편하게 만들 수 있습니다.

미니 편수 냄비 ——

적은 양의 이유식을 큰 냄비에 끓이면 증발되는 수분이 많아 굳기 조절이 어렵습니다. 제일 작은 크기의 냄비가 가장 좋으며, 쌀죽이 눌어붙지 않도록 수시로 저어주어야 하므로 한쪽에 긴 손잡이가 달린 편수 냄비로 고르는 것이 편합니다.

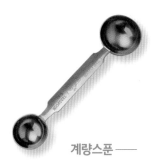

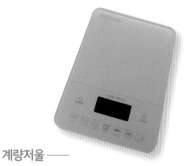

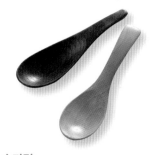

계량스푼 ——

요리의 기본은 계량 도구를 갖추는 것입니다. 계량스푼 하나면 15g, 15cc, 1큰술, 1작은술을 손쉽게 측정할 수 있습니다. 이유식은 물론 어른 요리를 할 때도 요긴하게 쓰입니다.

계량저울 ——

이유식 재료는 양이 적어 눈대중으로 맞추기가 힘듭니다. 미니 저울을 이용하면 5g도 손쉽게 가늠할 수 있습니다. 1만원대의 저렴한 제품으로 구입해도 충분히 사용할 수 있습니다.

나무 숟가락 ——

일반적으로 죽을 끓일 때는 쇠가 아닌 나무 숟가락으로 젓는 것이 좋습니다. 쌀죽이 기본인 이유식을 만들 때도 나무 숟가락이 좋습니다. 요즘은 실리콘 재질로 된 스푼도 많이 씁니다.

푸드 프로세서 ——

일하는 엄마들은 한꺼번에 많은 양의 이유식을 만들어 보관해놓고 먹이는데, 이때는 다용도로 사용 가능하고 많은 양을 한 번에 손질할 수 있는 프로세서가 도움이 됩니다. 많은 양의 재료를 다지거나 갈고, 섞을 때 손쉽게 사용할 수 있습니다.

① 분쇄기에 손질한 재료를 넣고 버튼을 눌러 크기를 조절해가며 다진다.

② 믹서기에 손질한 재료를 넣고 버튼을 눌러 크기를 조절해가며 간다.

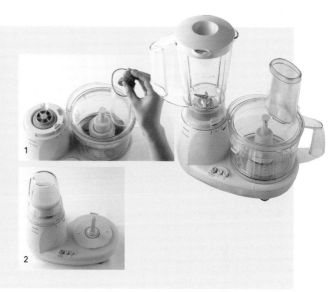

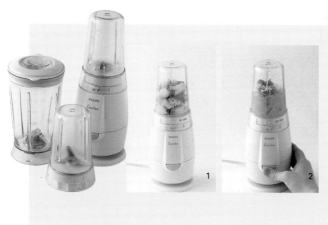

미니 믹서 ——

갈아서 조리하는 경우가 많은 초기 이유식을 만들 때 편리합니다. 적은 양도 잘 갈리도록 크기가 작은 미니 믹서를 사용하는 것이 좋습니다.

① 재료를 손질한 후 대충 썰어 믹서에 넣고 (물을 조금 넣고) 뚜껑을 닫는다.

② 원하는 정도의 크기가 되도록 조절해가며 작동 버튼을 누른다.

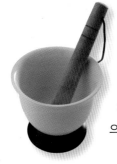

절구 ——

익힌 채소나 고기, 밥 등을 손쉽게 으깰 수 있습니다. 바닥에 물결무늬 홈이 있고 음식물이 튕겨나가지 않도록 깊이가 깊은 것으로 준비합니다.

핸드 블렌더 ——

용기와 칼날이 분리되어 있어 음식물을 가는 데 유용합니다. 블렌더용 용기뿐 아니라 다른 용기도 사용할 수 있기 때문에 편리합니다.

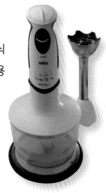

매셔 ——

삶은 감자나 삶은 단호박 등을 으깰 때 사용합니다. 포크나 숟가락으로도 으깰 수 있지만 매셔는 한번에 감자를 으깰 수 있는 크기이기 때문에 훨씬 더 간편합니다. 토마토, 달걀, 두부 등을 으깰 때에도 사용할 수 있습니다.

찜기 ——

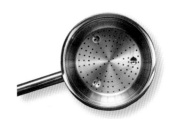

감자나 단호박 등을 스팀 방식으로 찔 때 유용합니다. 대부분 2단, 3단으로 분리되어 있어 동시에 다양한 요리를 할 수 있습니다.

숟가락 ——

너무 움푹 파이지 않은 숟가락으로 고릅니다. 음식 놓이는 부분이 깊으면 처음 숟가락을 접하는 아기가 먹기 힘들기 때문입니다. 손잡이가 동그란 것은 아기 스스로 숟가락을 쥐기가 쉬워 좋습니다.

컵 ——

컵은 가볍고 잘 깨지지 않으면 어떤 것을 사용해도 좋습니다. 아기 혼자서 들고 먹는 것으로는 처음에는 양쪽 손잡이가 달리고 꼭지가 있는 것을 흔히 사용하며, 후기에는 빨대가 있는 것을 사용하기도 합니다. 하지만 처음부터 일반 컵으로 연습을 시킬 수도 있습니다.

이유식기 ——

작지만 넓어서 음식이 잘 식고 아이 스스로 집어 먹기 좋은 것으로 고릅니다. 떨어뜨려도 깨지지 않는 플라스틱 소재가 실용적입니다. 다만 전자레인지에 해동한 뒤 바로 먹일 생각이라면 넣어도 괜찮은 제품인지 미리 확인할 필요가 있습니다.

식탁 의자 ——

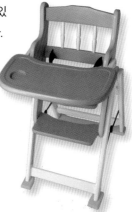

엄마 아빠와 함께 식사를 할 수 있는 높이로 고르는 것이 좋습니다. 아이가 앉았을 때 떨어지지 않도록 방지하는 안전장치가 있고, 아기가 식탁의 음식을 집어 먹을 수 있도록 식판을 떼고 붙일 수 있는 것으로 골라야 합니다. 이유식 초기에는 흔들의자 등을 식탁 의자로 활용할 수도 있습니다.

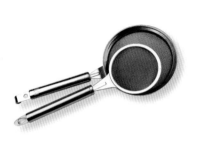

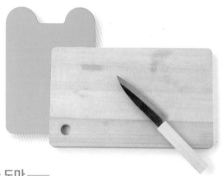

체(거름망) ─

건더기와 국물을 분리할 때, 재료의 물기를 뺄 때 등 다양하게 사용합니다. 이유식 시작할 때 미음으로 시작하는 것은 권장 하지 않으니까 미음 만드는 용도로는 사용하지 마세요.

칼과 도마 ─

이유식을 만들 때는 칼과 도마를 2개 이상 준비하는 것이 좋 습니다. 육류나 생선 등의 날고기를 다룰 때 간혹 세균에 오염 되어 있는 경우가 있기 때문입니다.

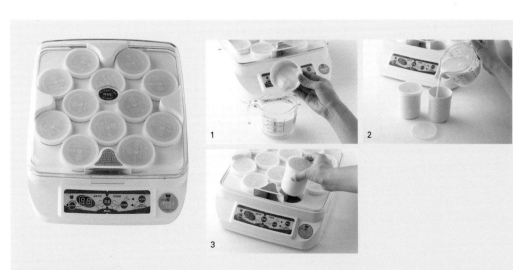

요구르트 제조기 ─

이유식에 사용하는 플레인 요구르트는 당분이 첨가되지 않은 것이어야 합니 다. 시판 제품을 사서 먹이기보다는 집 에서 엄마 손으로 직접 만들어 먹여보 십시오. 요구르트를 만들 때는 저지방 우유보다는 보통 우유를 권장합니다.

① 그릇에 우유 1200cc와 시판 플레인 요구르트 150cc를 넣고 잘 섞 는다. (만들 때마다 시판 요구르트를 사용하세요. 이렇게 집에서 만든 요구르트를 넣어서 다시 요구르트를 만들지는 마세요.)
② 요구르트 제조기의 내장 용기에 적정선까지 나누어 붓는다.
③ 8시간 정도 발효시킨 다음 용기를 꺼내 냉장고에 넣어두었다가 먹 인다. 일주일 정도 보관 가능하다.

정확한 조리를 위한 계량 방법

계량스푼 ——

큰술과 작은술로 구성되어 있어 요리하는 중간중간 간편하게 사용할 수 있습니다.

1큰술 = 15㎖(cc)입니다.

1작은술 = 5㎖(cc)입니다.

계량스푼으로 계량할 때는 스푼 위를 평평하게 깎아서 재야 합니다.

참고로, 보통의 어른숟가락으로 계량하면, 1큰술은 한 숟가락 수북하게 쌓은 것 정도 됩니다.

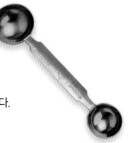

계량저울 ——

준비한 재료의 양을 정확하게 잴 때는 계량저울을 사용합니다.

전자식 저울로 쌀 100g을 계량하는 방법은 다음과 같습니다.

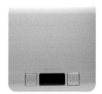

1. 파워를 먼저 켜지 않습니다.

2. 그릇을 올려놓은 후 파워를 켭니다. 0 확인.

3. 계량할 재료를 그릇 위에 올려놓습니다.

4. 이렇게 하면 순수하게 재료만의 무게를 계량할 수 있습니다.

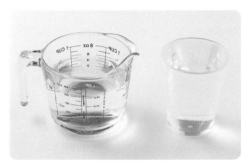

계량컵 ——

물이나 육수와 같은 액체를 계량할 때 유용합니다.

참고로 종이컵으로 1컵, 우유팩 하나의 부피는 200㎖입니다.

㎖와 cc는 부피를 재는 같은 단위입니다

우리나라와는 달리 미국은 240㎖를 한 컵으로 계량합니다.

이유식 손쉽게 조리하는 방법

갈기 ———

초기 이유식의 조리법으로 재료를 충분히 익힌 뒤 갈아서 사용합니다. 갈 때 사용하는 도구는 믹서와 푸드프로세서(분쇄기), 핸드블렌더, 강판 등이 있습니다. 강판에 갈면 약간의 입자가 있는데, 초기 이유식 초반에도 충분히 익히기만 하면 강판에 간 것을 그대로 줄 수 있습니다.

으깨기 ———

중기 때부터는 이유식을 만들 때 재료를 으깨는 경우가 많습니다. 잘게 썰어서 절구에 넣어 으깰 수도 있고 숟가락이나 포크를 이용해서 으깨기도 합니다. 매셔라는 으깨는 도구를 사용해도 좋습니다.

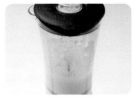 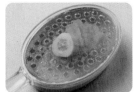 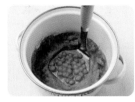 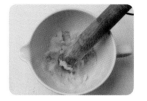

체에 내리기 ———

체에 내리는 것은 이유식 초기 전반에 잠시 사용할 수 있는 방법입니다. 하지만 반드시 체로 내려야만 하는 것은 아닙니다. 아기가 잘 먹을 수 있으면 사용하지 않아도 상관없습니다. 체를 사용할 때는 이유식 재료가 충분히 익어서 무르게 된 후에 사용하세요.

다지기, 썰기 ———

다지기는 식재료를 잘게 썰어 조리하기 편하게 준비하는 과정입니다. 보통 재료를 얇게 썬 뒤, 그것을 가로로 썰고 세로로 썰어 각 단계에 맞는 입자 크기로 만듭니다. 삶은 다음 다지는 방법과 다진 다음 삶는 방법이 있는데, 다진 다음 삶는 것보다 덩어리째 삶은 뒤에 다지는 편이 음식을 더 부드럽게 만들 수 있는 방법입니다.

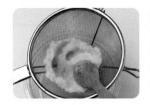 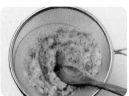 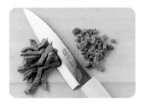 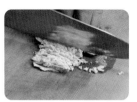

삶기, 끓이기 ——

냄비에 물과 재료를 넣고 익힙니다. 이유식에 사용할 재료는 무르게 충분히 익히는 것이 중요합니다. 특히 당근, 무 같은 뿌리 채소는 익히는 데 시간이 많이 걸리므로 조금 더 잘게 썰어야 익히기 쉽습니다. 이파리 채소는 초기와 중기에는 이파리 부분만 사용하는데, 데치는 것보다 더 익혀 무르게 익히는 것이 좋습니다. 후기가 되면 데치는 것보다 조금 더 익히는 정도로 질감이 살아 있게 하는 것이 좋습니다.

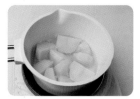 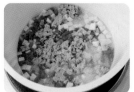

가위 사용 ——

이유식에 들어가는 재료를 반드시 칼로만 썰어줘야 하는 것은 아닙니다. 적은 양을 자를 경우 가위를 사용하는 것이 더 편한 경우가 있습니다. 삶은 고기나 채소 등을 자르는 데 가위를 사용하면 편리한 경우가 생각보다 많으므로 부엌용 가위를 따로 준비해두세요.

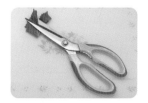

찌기 ——

다른 조리법에 비해 영양 손실이 적은 방법입니다. 찜기에 찐 다음 식혀서 사용하면 됩니다. 퓌레나 핑거푸드를 만들 때 사용하면 좋습니다. 영양적으로나 재료의 본래 맛을 살리는 데는 제일 좋은 방법입니다.

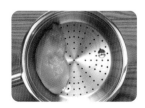 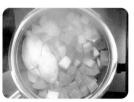

전자레인지 사용 ——

얼려두었던 이유식을 해동할 때 씁니다. 그리고 단단한 단호박 껍질은 자르기 어려운데, 전자레인지에 3~5분 정도 돌리면 껍질 깎기가 쉬워집니다. 우리나라에서는 700W짜리 전자레인지가 통용되고 있습니다.

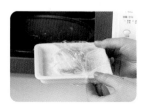

⑥
재료별 손질 방법

① 채소, 버섯류 ——

이파리 채소

이파리 채소를 씻을 때는 흐르는 물에 바로 씻기보다는 물을 받아서 담가 두었다가 흔들어 씻어내는 게 잔류농약 제거에 좋습니다. 이유식에서는 부드러운 속잎만 떼어내 씻은 뒤 V자로 잘라냅니다.

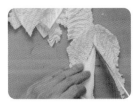

가지

이유식 초기에는 껍질을 벗긴 뒤 쪄서 갈고, 중기부터는 껍질째 이용할 수 있으므로 꼭지를 떼고 깨끗이 씻어서 씁니다.

감자

감자 깎는 칼(필러)로 껍질을 깎고 깨끗이 씻습니다. 오목하게 파인 부분은 칼로 도려내 주세요. 껍질을 벗긴 감자는 찬물에 10분 정도 담가 두면 전분이 빠져 맛이 더 좋아지고 변색을 막을 수 있습니다. 싹이 난 감자는 사용하지 마세요.

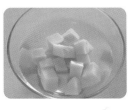

단호박

껍질이 두껍고 단단하기 때문에 전자레인지에 3~5분간 돌려 무르게 한 후 세로 홈을 따라 칼을 넣어 자릅니다. 숟가락으로 씨를 제거하고 껍질은 칼로 벗겨냅니다.

당근

껍질은 필러로 깎고 깨끗이 씻습니다. 양 끝부분은 2㎝ 정도 잘라내고 사용하는 게 좋습니다.

무

이유식에서는 양끝 부위는 잘라내고 사용하세요. 가운데 부분이 이유식으로 사용하기에 무난합니다. 껍질은 칼로 두껍게 돌려 깎는 게 좋습니다.

브로콜리

이유식에서는 꽃송이만 사용합니다. 받아놓은 물에 담가 두었다가 탈탈 턴 후 굵은 줄기를 잘라내고, 중간중간 줄기 사이에 칼을 넣어 작은 송이로 분리합니다.

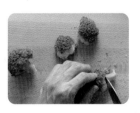

비트

깨끗이 씻고 필러로 껍질을 벗겨 사용합니다. 색이 진해 손에 물이 들 수 있기 때문에 비닐장갑을 끼고 손질합니다.

애호박

이유식 초기에는 섬유질 많은 애호박 껍질이 소화가 잘 안 될 수 있으므로 껍질은 깎아주세요.

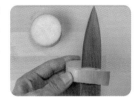

양배추

잎을 한 장씩 떼어 겉껍질은 버리고 중간 부분을 사용합니다. 깨끗이 씻은 뒤 체에 밭쳐서 물기를 빼고, 딱딱한 심과 줄기를 떼어낸 후 잎 부분만 데쳐서 사용합니다.

양파

뿌리와 싹을 잘라내고 갈색 겉껍질도 벗겨내고 사용합니다. 매운 맛을 더 없애고자 하면 얇게 썰어서 받아둔 물에 담가 놓습니다.

토마토

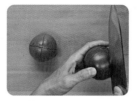

열십 자 모양으로 칼집을 내 끓는 물에 데친 뒤 껍질을 제거합니다. 초기에는 굵은 심과 하얀 부분, 씨를 제거하고 과육만 다져서 사용합니다.

파프리카

꼭지 쪽으로 크게 잘라낸 후 칼을 깊숙이 넣어 씨를 도려냅니다. 이유식에 사용할 파프리카는 조각을 낸 후 전자레인지에 3분 정도 돌리거나 물에 데친 뒤 얇은 겉껍질을 제거합니다.

양송이버섯

기둥은 딱딱하고 질기므로 초기에는 제거하고 갓 부분만 사용합니다. 칼을 사용해 둥근 갓의 꼭대기 방향으로 껍질을 벗기고, 평평한 부분이 아래로 오도록 놓고 얇게 저밉니다.

표고버섯

버섯 갓과 기둥 부분을 칼로 바싹 잘라냅니다. 부드러운 솔로 버섯 갓을 살살 문질러 준 뒤 흐르는 물에 헹굽니다.
말린 표고버섯의 경우, 30도 정도의 미지근한 물에 불리면 수분을 빨리 흡수하여 맛과 향을 내는 데 유용합니다.

② 고기류 ──

소고기

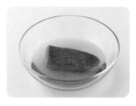

지방과 힘줄 부분은 칼로 잘라내고, 살코기만 사용합니다. 아가가 잘 먹으면 핏물을 제거하지 않아도 됩니다. 익힌 소고기는 팍팍한 편이므로 절구로 툭툭 쳐서 부드럽게 만들거나 익히기 전에 1~2시간 키위나 파인애플 간 것에 재어 육질을 부드럽게 만든 후 조리하면 아기가 좀 더 쉽게 먹을 수 있습니다.

닭고기

껍질과 기름기, 힘줄을 제거해주세요. 닭가슴살을 주로 사용하지만 다리살을 사용해도 됩니다.

돼지고기

지방과 힘줄을 잘라내고 고깃결과 직각이 되게 썰어서 사용합니다. 살코기만 사용합니다.

③ 과일류 ──

사과

끓는 물에 껍질 채 넣어서 코팅된 왁스 같은 물질을 제거하거나 베이킹소다를 푼 물에 3~5분 정도 담가두었다가 꺼내 흐르는 물에 씻은 뒤 껍질과 씨를 제거하고 강판에 갈거나 푹 익혀서 얇게 썰어주거나 퓌레로 사용합니다.

아보카도

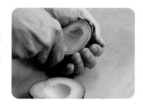

잘 익은 아보카도를 반으로 나누고 숟가락을 이용해 씨를 빼낸 뒤 과육을 도려냅니다.

키위

흐르는 물에 수세미로 문지르며 깨끗이 씻은 뒤 반으로 자르고 숟가락이나 티스푼으로 과육을 파냅니다.

멜론

세로로 절반 나누고 8등분 한 뒤 칼로 씨 부위를 도려내듯이 제거합니다. 껍질 부위는 두껍게 깎아내 부드러운 과육 부분만 사용합니다.

④ 콩류 ─────

두부

사용하기 전에 찬물에 30분 정도 담가둡니다. 두부 속까지 따뜻해질 정도로 끓는 물에 삶은 뒤 흐르는 물에 헹궈서 사용하면 좋습니다.

완두콩

하루 정도 불린 뒤 껍질을 까서 사용합니다. 껍질을 까놓은 완두콩을 구입했다면 여러번 물에 헹군 후 사용하십시오.

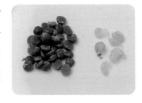

⑤ 해산물 ─────

대구살

냉동 대구살은 이유식 만들기 전날 냉장실로 옮겨 해동합니다. 흐르는 물에 깨끗이 씻고 가시와 뼈, 껍질 등이 붙어 있는지 확인해서 제거하고 살만 사용합니다.

새우(칵테일 새우)

머리를 떼고 껍질을 벗깁니다. 등쪽 검은색 실 같은 내장은 칼로 제거하고, 몸통만 하나씩 깨끗이 씻어서 사용합니다.

오징어

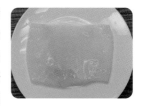

다리 쪽으로 잡아당겨 내장과 다리를 제거하고 몸통만 사용합니다. 몸통 끝 부분을 칼로 약간 잘라내고 키친타월을 이용해 껍질을 벗겨낸 뒤 깨끗하게 씻습니다. 살이 부드러워지도록 칼로 두드린 뒤 잘게 다져 사용합니다.

미역

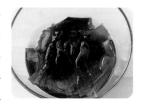

마른 미역은 찬물에 담가 충분히 불린 뒤 거품이 나오지 않을 때까지 주물러서 헹굽니다. 아이들에게는 미역과 김은 아주 간혹 소량 사용하는 기호식이라고 생각하시면 됩니다.

⑥ 기타 ─────

달걀

계란은 껍질이 오염되어 있을 수 있으므로 아기가 먹는 이유식에 사용할 때는 흐르는 수돗물로 껍질을 잘 씻은 후 껍질을 깨는 것이 안전합니다.

⑦ 이유식 보관 방법

보관에 관한 기본 상식 ──

- 보관하는 재료를 조리할 때는 반드시 손을 잘 씻어야 오염을 줄일 수 있습니다. 조리용 장갑을 사용하면 더 좋습니다.
- 바로 먹지 않을 음식은 반드시 냉장 또는 냉동 보관합니다.
- 조리한 음식은 바로 덜어서 보관 용기에 옮겨 담아야 합니다. 음식이 식자마자 바로 뚜껑을 덮어서 냉장고에 보관하는 것이 좋습니다.

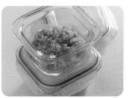 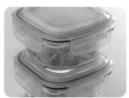

- 음식은 반드시 식혀서 냉장 또는 냉동 보관합니다. 빨리 식히고 싶을 때는 금속 그릇을 사용하거나 얼린 아이스 팩을 음식에 닿지 않게 조심해서 올려두는 것도 한 가지 방법입니다.

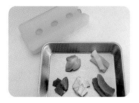 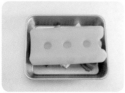

- 냉장할 때는 가능하면 칸이 나뉜 전용 용기를 이용하는 것이 좋습니다.

- 냉동할 때는 최대한 급속으로 냉동하는 것이 좋습니다.
- 육류와 생선은 쉽게 상할 수 있으므로 바로 손질하고 키친타월로 물기를 잘 닦은 후 보관합니다.
- 잎채소는 그냥 보관하기보다는 데쳐서 물기를 잘 짠 후에 냉동보관하는 것이 좋습니다.

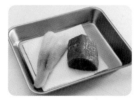 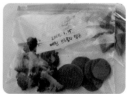

- 냉동이 곤란한 식품도 있습니다. 우유, 요구르트, 날달걀, 생채소, 두부 등은 냉동하면 맛과 질감이 현저하게 떨어지므로 피하는 것이 좋습니다.
- 재료별 상온 보관과 냉장고 보관법을 알아두는 것이 좋습니다.
- 익히지 않은 고기를 냉동할 때는 1회 사용할 분량씩 나눠서 보관합니다.
- 익히지 않은 고기를 냉동할 때는 얼음물에 담갔다

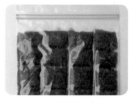

가 꺼내 물기를 제거하고 랩에 싸서 지퍼 백이나 비닐봉지에 밀봉해 보관합니다.

냉장 보관 ——

- 배추, 양배추, 셀러리, 무, 브로콜리 등 대부분의 채소는 냉장실에서 오래 보관됩니다. 당근은 신문지에 싸서 비닐봉지에 넣어 뿌리가 아래로 가도록 세워서 냉장 보관하면 오래갑니다. 양파도 신문지에 싸서 비닐봉지에 넣어 냉장 보관하면 됩니다.
- 뿌리 있는 채소는 물에 담갔다가 종이에 싸서 비닐봉지에 넣어 뿌리가 아래로 가도록 세워서 보관하면 됩니다.
- 달걀은 껍데기가 오염된 경우가 많으므로 달걀 팩 안에 그대로 담아서 냉장 보관하십시오. 뾰족한 쪽이 아래를 향하는 것이 좋습니다. 가능하면 문짝보다는 냉장고 안쪽에 보관하는 것이 좋습니다.
- 사과, 아보카도, 멜론, 브로콜리는 보관 과정에서 에틸렌 가스가 나옵니다. 에틸렌 가스는 다른 과일이나 채소의 후숙을 촉진해서 덜 익은 과일을 빨리 익게도 해주지만 다른 식재료를 빨리 상하게 할 수도 있으니 냉장고에 함께 보관할 때 주의하여야 합니다. 에틸렌이 나오는 식재료는 비닐봉지에 싸서 잘 밀봉해서 보관하는 것이 좋습니다. 에틸렌 가스는 감자가 싹 나는 것을 억제하기 때문에 감자와 같이 보관하는 것도 좋습니다. 덜 익은 키위와 같이 보관하면 빨리 익혀서 먹을 수도 있습니다.
- 식품별로 냉장 보관 가능 기간을 잘 알아두고 신선도가 유지되는 기간 안에 사용하세요. **참고로 닭고기는 일반적으로 1~2일 정도로 보관할 수 있는 기간이 짧습니다. 소고기와 돼지고기는 보통의 냉장고에서는 2~3일, 살얼음이 어는 냉장고에서는 1~2주까지 보관이 가능합니다.**

냉장고 보관이 곤란한 재료도 있습니다

모든 재료를 냉장고에 보관하는 것이 좋은 것은 아닙니다. 감자와 고구마, 생강, 바나나 같은 것은 냉장고에 넣으면 감기 걸립니다. 쉽게 상합니다. 가지와 피망과 토마토도 너무 차가운 냉장고 안에서 쉽게 짓무릅니다. 생강 같은 것은 신문지에 싸서 시원한 곳에 보관하는 것이 좋습니다. 당근과 파 같은 채소 역시 키친타월에 싸서 비닐봉지에 넣어서 뿌리가 아래로 가게 세워서 보관하면 됩니다.

냉동 보관 ——

- 하루 이틀 안에 사용하지 않을 식품은 냉동 보관하는 것이 좋습니다. 이때 하루 이틀 지나 남은 것을 냉동하는 것보다 구입한 직후 신선하고 맛있을 때 조리해서 냉동해야 녹여서 먹을 때 맛있습니다.
- 냉동할 때는 비닐 포장에 식품 이름과 냉동한 날짜를 반드시 기록하고, 가능하면 오래 보관된 것부터 사용하세요.
- **맛과 풍미만 생각한다면 2~3주 냉동한 음식도 먹을 수 있지만, 면역력이 약하고 맛에 민감한 아이들 이유식은 냉동한 지 1~2주 이내에 먹이는 것이 여러모로 좋습니다.**
- 냉동할 때는 1회 사용 분량씩 나누어서 보관하세요. 그래야 사용하기 편합니다.

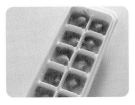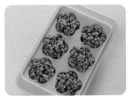

- 가능하면 급속 냉동이 좋으므로 냉장고의 파워를 최대로 올리고 금속 용기에 넣어 얼리는 것이 좋습니다.
- 공기가 통하지 않도록 밀폐하는 것이 매우 중요합니다. 지퍼 백 속의 공기도 최대한 제거하는 것이 좋습니다. 공기가 통하면 음식물이 말라버리거나 서리가 끼어 맛과 식감이 변질될 수 있고, 공기와 접촉하면 산화되어 맛이 달라지고 다른 음식의 맛이 밸 수도 있습니다.
- 과일 퓌레는 얼음 틀에 얼린 다음 따로 비닐봉지에 밀봉해서 보관해야 서리가 끼거나 잡냄새가 배지 않습니다.

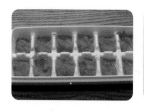
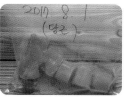

- 육수는 식힌 후 거품과 기름기를 제거하고 1회 분량씩 얼음 틀이나 보관 비닐 팩 등에 넣어 얼려서 보관하면 됩니다.
- 쌀죽도 한꺼번에 만들어서 식힌 후 1회 분량씩 나누어 얼려서 보관할 수 있습니다. 다만 얼음 틀에 얼리더라도 밀폐해서 보관해야 잡내가 배지 않습니다.

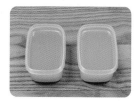
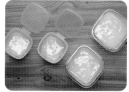

- 이파리 채소는 그냥 냉동하면 짓물러서 맛이 없습니다. 데친 다음 잘라서 냉동해야 나중에 식감이 살아납니다.
- 생선은 그냥 냉동하지 말고 반드시 머리와 꼬리, 내장을 제거하고 물로 잘 씻은 후 토막 내서 키친타월로 물기를 제거합니다. 그 다음 하나씩 따로 랩에 싸서 지퍼 백에 담아 잘 밀봉한 후 보관합니다.
- 소고기, 닭고기, 돼지고기는 1회 분량씩 나누어 얼음물에 살짝 담갔다가 랩에 싸서 지퍼 백에 밀봉해서 냉동합니다.
- 고기는 삶아서 식힌 다음 그 국물과 함께 냉동해도 됩니다. 고기를 삶을 때 여러 가지 채소를 함께 넣어도 됩니다.

해동하기 ──

냉동된 식품 중에서 익혀서 조리한 식재료는 가열하는 과정이 있다면 그대로 조리할 때 넣어서 사용해도 됩니다. 냉동만두 먹을 때 냉동된 그대로 끓는 물에 넣듯이 소고기 익혀서 갈아서 냉동한 것은 죽을 끓일 때 얼린 큐브를 죽에 넣고 같이 가열해서 녹여 먹일 수도 있습니다. 하지만 냉동된 식품은 대개 해동을 한 후에 조리하는 것이 기본입니다. 해동하는 방법은 여러 가지가 있습니다.

• 냉장고에서 해동하기
냉동된 식품은 그 전날 냉동칸에서 냉장칸으로 옮겨 냉장 상태에서 녹이는 것이 제일 무난합니다. 조리되지 않은 고기나 생선 종류를 냉장고 안에서 해동할 때는 다른 음식이 오염되지 않게 주의하여야 합니다.

• 상온에서 해동하기
시간이 없을 때는 상온에서 해동할 수도 있습니다. 냉장보다는 시간이 덜 걸리지만 변질의 위험성이 있고 아차 하면 잊어먹어서 음식이 상할 수 있으므로 기본적으로는 권장하지 않습니다.

• 흐르는 수돗물에 해동하기
음식을 비닐이나 물이 새지 않는 용기에 넣은 채 흐르는 물에 해동하여도 됩니다. 물이 들어가지 않게 주의하십시오.

• 중탕에 해동하기
흐르는 수돗물처럼 해동하면 되는데 중탕을 사용하면 온도가 조금 더 높아서 더 빨리 해동됩니다. 중탕 물을 끓이다가 음식에 물이 새어 들어가지 않게 주의하여야 합니다.

• 전자레인지 해동
시간이 급할 때는 전자레인지의 해동 기능을 사용하셔도 됩니다. 전자파 걱정은 하지 않으셔도 됩니다. 다만 가열이 골고루 되지 않아서 해동 후에 일부분이 뜨거울 수 있으므로 주의하셔야 합니다. 요리에 사용할 때는 상관이 없는데 아가에게 바로 먹이는 음식을 해동한 경우 잘 저어주거나 수분 정도 지난 후 열이 골고루 퍼지면 온도를 확인하고 주셔야 합니다.

해동은 천천히 할수록 음식 고유의 맛이 살아 있게 됩니다. 그리고 일단 해동한 것은 남아도 다시 냉동해서는 안 된다는 것은 잊지 마세요.

사용하고 남은 재료 보관하기 ——

채소

• 단호박 | 껍질을 벗기고 3㎝ 크기로 잘라 찐 다음 밀폐 용기에 담아 냉장 보관합니다.

• 감자 | 껍질을 벗기고 찐 다음 곱게 으깨서 1회 분량씩 랩으로 싸서 냉장 보관합니다.

• 브로콜리, 콜리플라워 | 끓는 물에 데친 다음 밑동의 두꺼운 부분을 잘라내고 송이를 잘게 뜯거나 다져서 냉장 보관합니다.

• 무 | 잎 부분을 떼고 깨끗이 씻어 3㎝ 크기로 잘라서 비닐에 넣어 냉장 보관합니다.

• 양배추 | 4등분해 신문지에 싸서 냉장 보관합니다.

• 시금치 | 줄기 부분은 떼어내고 살짝 데쳐서 물기를 꼭 짠 다음 썰어 1회 분량씩 동그랗게 뭉쳐서 랩으로 싸 냉장 보관합니다.

• 당근 | 껍질을 벗기고 삶은 다음 1㎝ 크기로 썰어 냉장 보관합니다.

• 콩나물 | 깨끗이 다듬어서 비닐봉지나 밀폐 용기에 물과 함께 넣어둡니다. 하루에 한 번 물을 갈아주면 싱싱하게 보관할 수 있습니다.

• 피망 | 물기를 깨끗이 닦고 보관해야 무르지 않습니다. 비닐봉지에 담아 냉장고 채소 칸에 보관합니다.

• 버섯 | 잘게 썰어 랩으로 싸거나 지퍼 백에 넣어 냉동 보관합니다.

과일

• 바나나 | 상온에서 보관합니다. 또는 길게 보관할 때는 껍질을 벗기고 자른 다음 얼려서 보관하셔도 됩니다.

• 사과, 배 | 비닐 팩에 넣어 보관하는 것이 좋습니다. 사과나 배처럼 단단한 과일은 냉장고에 1~2주 정도 두고 먹을 수 있습니다.

해산물

• 흰살생선 | 삶거나 찐 다음 껍질과 가시를 발라내고 1회 분량씩 나눠 랩으로 싸고 다시 지퍼 백이나 밀폐 용기에 담아 냉동 보관합니다.

• 오징어 | 깨끗이 손질한 후 링 모양으로 썰어 끓는 물에 살짝 데친 다음 지퍼 백에 담아 냉동 보관합니다.

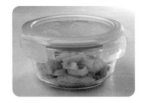 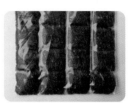

육류

• 소고기, 돼지고기 | 갈아서 지퍼 백에 담아 평평하게 만든 다음 칼등으로 눌러 절개선을 만들어 냉동하면 하나씩 잘라 쓰기가 쉽습니다.

• 닭가슴살 | 삶거나 찐 다음 잘게 찢어서 보관합니다.

기타

• 빵 | 샌드위치용 식빵은 1㎝ 크기로 잘라 밀폐 용기에 담아 냉동 보관합니다.

• 만든 이유식 | 1회 분량씩 전자레인지용 그릇에 담아 냉동 보관합니다.

• 두부 | 끓는 물에 살짝 데친 다음 밀폐 용기에 물과 함께 넣어 냉장 보관합니다.

• 면 | 삶은 면은 찬물에 헹군 뒤 물기를 빼고 비닐 팩에 넣습니다. 공기를 빼준 뒤 밀봉해 냉동실에 넣습니다.

잡곡 50%
먹이는 방법

⑧

비소 때문에
쌀죽 못할까요?

쌀과 비소 문제
FAQ

이유식의 기본, 쌀죽 만들기

쌀죽은 이유식의 기본입니다. 그런데 요즘은 요리를 해보지 않은 엄마가 많아서인지 쌀죽 만들기는 물론 밥을 짓는 것도 어렵게 느끼는 분을 적지 않게 만납니다. 조금만 알고 신경 쓰면 어렵지 않게 아기에게 맛있는 죽을 만들어줄 수 있습니다. 실패하면 어쩌나 걱정하지 말고 여유를 갖고 시작해보십시오. 하지만 이유식 초기부터 잡곡을 50% 첨가하기 시작해서 먹이는 것이 좋다는 것 잊지 마시기 바랍니다.

불린 쌀로 죽 만들기

쌀죽을 쑤는 기본 방법은 쌀을 씻어 찬물에 20분~1시간 정도 불렸다가 믹서에 갈아서 죽을 쑤는 것입니다. 불려서 간 쌀은 오래 보관하기 어려우므로 그때그때 갈아서 사용하는 것이 좋습니다. 불리지 않은 쌀도 믹서에 갈기는 쉽지 않으므로 불린 쌀을 이용합니다. 10배죽을 만들 때는 믹서에 불린 쌀 1과 물 1 정도를 넣고 갈아서 냄비에 붓고 물 9를 더 넣어 센 불에 끓입니다. 끓어오르기 시작하면 약한 불로 줄여주어야 하며, 3~5분 정도 충분히 익힌 후 불을 끄고 뚜껑을 덮어 잠시 뜸을 들이면 됩니다.

쌀을 갈지 않고 죽을 끓일 경우 마지막에 체에 내리는 과정을 거쳐야 하는데, 이 과정은 힘이 많이 드는 일입니다. 믹서를 이용해 굵기를 조절하는 게 훨씬 간편합니다.

그리고 절구를 이용해서 가는 방법은 편하지 않습니다. 불린 쌀을 절구로 으깨는 방법은 이유식 단계에 맞게 질감 있게 하는 데에는 도움이 됩니다만, 곱게 갈기는 힘듭니다.

단계별 쌀알의 크기

이유식 단계별로 쌀알의 크기를 달리하면 죽을 쑨 후 굳이 체에 내려 으깨지 않아도 됩니다. 보통 이유식 초기에는 1mm 정도 이하로 곱게 갈고, 이유식 중기에는 알갱이가 참깨보다 약간 크게 보이게 갈며, 후기에는 대충 으깨는 정도가 적당합니다. 완료기 이후에는 불린 쌀을 갈지 않고 그대로 진밥을 지어줍니다. 다만 집집마다 쌀을 불리는 정도나 불의 세기가 다르므로 물의 양이 조금씩 달라질 수 있습니다.

쌀죽의 농도

죽을 끓이기 전에 죽의 농도에 대해서 알아두시면 좋습니다. 쌀 1에 물 10을 넣으면 10배죽, 쌀 1에 물 5를 넣으면 5배죽이 됩니다. 가령 10배죽은 쌀이 15g이면 물은 150cc가 필요합니다. 쌀을 곱게 갈아 죽을 끓일 때 이렇게 10배죽으로 만듭니다. 5배죽을 만들 경우에는 쌀 20g에 물 100cc가 필요합니다.

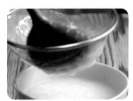
죽을 체에 내리는 것은 힘이 많이 들고 번거롭습니다.

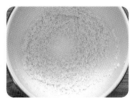
불린 쌀을 절구로 으깨면 곱게 갈리지는 않고, '힘듭니다'.

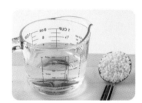
10배죽 = 쌀 15g+물 150cc

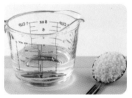
5배죽 = 쌀 20g+물 100cc

밥으로 죽 만들기(이게 제일 편할 겁니다)

많은 엄마들이 쌀로 금방 끓인 죽을 먹여야 영양이 풍부하다고 생각합니다. 하지만 밥으로 만든 죽과 쌀로 끓인 죽의 영양은 차이가 없습니다. 쌀로 죽을 끓이기 번거로우면 밥을 이용해보세요. 다만 밥으로 죽을 만들 때는 쌀을 이용할 때보다 물을 적게 잡아야 합니다. 쌀 100g으로 밥을 지으면 180~200g의 밥이 되므로, 대충 밥의 반이 쌀이라고 보시면 됩니다. 이렇게 되면 쌀을 기준으로 할 때보다 물이 조금 더 들어가는 것이지만, 이 정도의 차이는 큰 문제가 되지 않습니다.

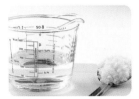 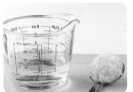

10배죽 = 밥 20g+물 100cc　　5배죽 = 밥 30g+물 75cc

밥을 으깨는 방법

죽을 끓이기 전에 이유식 단계에 맞게 밥을 으깨어 주는 게 좋습니다.

- 절구로 으깨기 : 절구에 밥과 함께 약간의 물을 넣고 으깨줍니다.
- 랩 이용하기 : 죽을 쑬 분량만큼 밥을 떠 랩으로 싼 뒤 손가락으로 눌러 밥알을 으깹니다.
- 믹서로 갈기 : 가장 효과적인 방법은 역시 믹서에 약간의 물을 넣고 갈아주는 것입니다. 많은 분량의 밥을 으깰 때도 좋습니다.

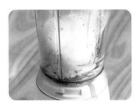 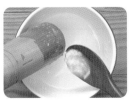

밥에 물을 많이 넣고 갈면 잘 갈리지 않으므로 밥 50g이면 물은 50~70cc만 넣고 간 후에 물을 추가해서 갈아줘야 제대로 갈립니다.

밥을 절구로 으깨면 곱게 갈기 어렵습니다. 으깬 입자 크기는 중기 이후에 사용 가능합니다.

밥솥 이용하기

- **전기밥솥의 죽 모드 또는 이유식 모드**를 이용해서 죽을 만들 수 있습니다. 다만 밥솥에서 완성되었더라도 바로 사용하지 말고 뚜껑을 덮은 채 20분간 뜸들여 주세요. 밥알이 부드럽게 퍼진 뒤 아가에 맞게 체에 내리거나 적당히 으깨주세요.

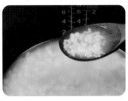 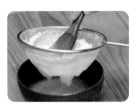

이유식 모드로 만든 후 뜸만 충분히 들이면 먹을 만합니다. (다른 재료를 같이 넣고 이유식을 만들면 너무 퍼질 수 있어서 곤란합니다.)

밥알을 으깨기 위해 체에 내리는 일은 어떨까요? 적성에 맞으면 해볼 수 있지만, 한번 체에 내리면 다시는 하고 싶지 않을 것입니다.

- **스테인리스 용기 이용하기**

어른 밥을 할 때 아기가 먹을 분량의 쌀과 물을 별도의 용기에 담아 밥솥에 넣어주면 간단히 죽이 만들어집니다. 열에 강한 유리컵, 스테인리스 용기 등을 이용하면 됩니다.

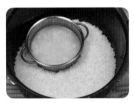 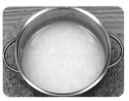

밥솥이 밥을 완성했다고 하면 바로 열지 말고 20분간 뜸을 들여 좀더 밥알이 부드러워지고 흐물흐물 불어지도록 합니다.

밥알이 다 불어 있기 때문에 이 자체로 충분히 아기들이 먹을 수 있는 이유식입니다. 절구로 톡톡 쳐서 으깨줘도 됩니다.

죽을 끓일 때 주의사항

쌀(밥)과 물을 냄비에 넣고 끓일 때 죽이 금방 눌어붙는 것을 조심하세요. 1~2분이면 금방 부르르 끓어오르는데, 이때 약불로 줄이고 3~5분 정도 나무수저나 실리콘수저로 저어주는 게 좋습니다. 애초에 끓이기 시작할 때부터 저어주는 것도 좋습니다. 그리고 한 끼 분량만 끓이기보다는 두세 끼 분량을 끓이는 것이 눌어붙지 않게 하는 데 도움이 됩니다.

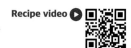

 재료

 불린 쌀 50g,

 물 500cc

1회 분량

10배죽	8배죽	5배죽
쌀 15g	쌀 15g	쌀 20g
물 150cc	물 120cc	물 100cc

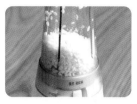

1.
20분간 불린 쌀은 50~60cc 정도의 물과 함께 믹서에 넣고 갑니다.

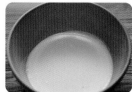

2.
10배죽과 8배죽은 이렇게 곱게 갈고, 5배죽은 쌀알이 3등분 크기가 되도록 살짝만 갑니다.

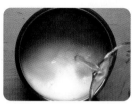

3.
냄비에 간 쌀을 넣고, 믹서에 남은 쌀가루도 물로 헹궈 모두 냄비에 붓습니다.

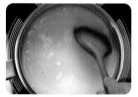

4.
센 불에서 끓이는데, 처음부터 저어주는 게 좋습니다. 끓어오르면 약한 불로 줄여줍니다.

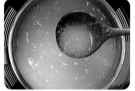

5.
부드럽게 잘 퍼졌는지 확인하면서 3~5분정도 충분히 끓입니다.

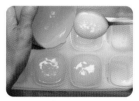

6.
한김 식힌 후 큐브에 1회분씩 나눠 담습니다.

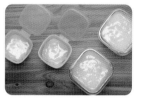

7.
냉장실에서 1~2일, 냉동실에서는 1~2주 보관할 수 있습니다.

Recipe · **밥으로 죽 만드는 방법** ──── 이게 더 편합니다

 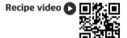

 재료

 밥 100g,

 물 500cc

1회 분량

10배죽	8배죽	5배죽
밥 30g	밥 30g	밥 40g
물 150cc	물 120cc	물 100cc

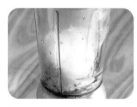

1.
100g의 밥을 120~150cc 정도의 물과 함께 믹서에 넣고 갑니다. 5배죽을 만들 때는 2~3초간 살짝 갑니다.

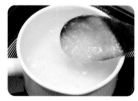

2.
①과 나머지 물을 냄비에 붓고 센 불에서 끓입니다. 부르르 끓어오르면 약한 불로 줄이고 약 7분간 충분히 끓입니다.

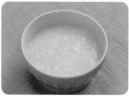

3.
한김 식힌 후 아가에게 먹일 것은 그릇에 옮겨 담고, 나머지는 큐브에 1회분씩 나눠 담아 보관합니다.

맛국물, 육수 만들기

맛국물, 육수 사용 시 주의사항

간을 하지 않아 싱거운 이유식에 맛을 더하는 방법이 바로 채소나 다시마 등을 이용한 맛국물과 육수입니다. 그러나 이런 것들을 사용할 때 주의해야 할 사항이 있습니다.

첫째, 육수를 낼 때 사용하는 재료는 아기가 먹어본 것이어야 합니다. 아기들마다 이상반응을 나타내는 식품이 다른데, 무턱대고 여러 가지 재료를 넣어 만든 육수를 사용하면 나타나는 반응의 원인을 찾아내기가 쉽지 않습니다. 또한 맛에 예민한 아기들은 거부감을 느낄 수 있습니다. 그러므로 소고기 육수는 소고기를 먹어본 아기에게만 사용하고, 처음에는 소고기만 넣고 육수를 만들어 먹이다 차츰 먹어본 재료가 다양해지면 냄새를 없애는 채소들도 섞어줍니다.

둘째, 짭짤한 육수는 이유식에 적당하지 않습니다. 멸치 육수의 경우는 그대로 만들면 짠맛이 날 수 있고 맛이 강하므로 이유식 만들 때는 별로 권장하지 않습니다. 가장 좋은 육수는 소고기와 닭고기 육수, 채소 국물입니다. 고기 육수는 기름을 깨끗하게 걷어내고 사용하는 것이 좋습니다. 다시마 육수는 약하게 해서 간혹만 사용하시고, 사골 육수는 포화지방이 많아서 이유식 육수로는 권장하지 않습니다.

육수를 따로 우리지 않고 고기나 채소 삶은 물을 그대로 활용하는 방법도 있습니다. 그러나 물에 고기나 채소를 넣어 익히는 동안 빠져나간 영양까지 챙길 수 있어 효과적이지만, 충분히 우린 육수에 비해 맛은 덜 우러난다는 단점이 있습니다. 그러므로 레시피에 명기된 분량의 물을 사용해 버리는 것 없이 우리는 것이 요령입니다.

맛국물, 육수 보관하는 방법

육수는 1회 사용 분량씩 나누어서 보관하는 것이 좋습니다.

만들어 놓은 육수는 냉장고에서 2일 정도 보관이 가능하며, 냉동실에 보관하면 1~2주일 정도 두고 먹일 수 있습니다. 그러므로 일주일 분량 육수를 만들면 1회 분량씩 나눈 뒤 2일 분량은 냉장실, 나머지 5일 분량은 냉동실에 보관해 두었다가 사용하는 것이 좋습니다.

병에 담아 보관할 때는 냉장 보관이 좋습니다. 얼음 팩이나 아이스큐브에 얼린 육수는 지퍼 백에 옮겨 담아 보관합니다. 아예 1회 분량씩 모유 저장 팩에 담아 얼려서 보관하는 것도 한 가지 방법입니다. 육수는 종류별로 나누어서 보관하고, 육수의 종류와 만든 날짜를 반드시 적어두어야 합니다.

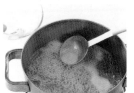

끓일 때 발생하는 거품(불순물)은 제거해주세요.

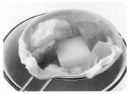

좀더 곱게 국물을 내고자 한다면 체에 면포를 얹어 걸러주세요.

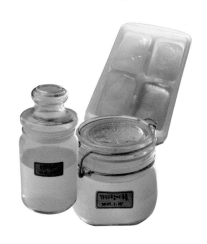

처음 사용하는 육수는 소고기로만 국물을 우려 만든 것으로 사용합니다. 소고기 중에서도 양지머리나 아롱사태를 이용하는 것이 좋습니다. 아기가 다른 채소를 잘 먹으면 양파와 파, 무와 배추 등을 함께 넣어 우립니다.

재료

소고기 200g, 물 1.5l,
양파 100g, 무 100g,
파 50g, 배추 30g

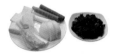

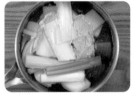
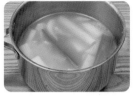
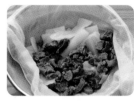
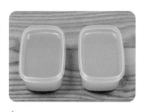

1.
배추와 파, 소고기는 대강 썰고 무와 양파는 송송 썬 뒤 냄비에 넣고 센 불에서 끓입니다.

2.
끓어오르면 불을 줄인 뒤 1시간 30분 정도 더 은근하게 끓이고, 떠오른 거품(불순물)을 걷어낸 뒤 불을 끄고 식힙니다.

3.
체망 위에 면포를 얹고 ②를 붓고 육수를 내립니다.

4.
1회에 사용할 만큼의 양으로 소분해서 보관합니다.

Recipe video

이유식에 사용하고 남은 채소를 그날 바로 채소 국물 내기에 사용하면 됩니다. 양파, 배추, 시금치, 당근, 호박 등 어떤 종류의 채소도 좋습니다. 단 국물 내기에 사용하는 채소는 아가가 이미 먹어 보고 이상반응 없이 잘 먹었던 것이어야 합니다. 채소 국물은 초기 후반 이후부터 사용하는 것이 좋습니다.

재료

물 2l, 당근 100g, 무 100g,
브로콜리 100g, 양파 100g,
단호박 100g, 양배추 100g

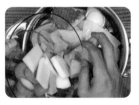
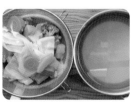
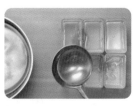

1.
준비한 재료들을 듬성듬성 썰어 줍니다.

2.
①과 물을 냄비에 넣고 끓입니다. 끓어오르면 불을 줄인 뒤 1시간 정도 더 은근하게 끓여주세요.

3.
한김 식힌 뒤 체에 내려줍니다.

4.
1회에 사용할 만큼의 양으로 나눠 담아줍니다.

Recipe · **닭고기 육수** ——— **Recipe video**

닭가슴살 120g, 물 1ℓ,
대파 1개, 양파 1/2개,
마늘 약간

닭고기 육수는 가슴살이나 다리살로 만드는데 그냥 사용해도
되고 우유에 30분 이상 담가두었다가 사용해도 됩니다. 기름과
힘줄은 제거하세요. 아기가 다른 채소는 물론 양파와 파 종류를
거부감 없이 잘 먹는다면 비린내를 없애주는 양파나 대파, 통마
늘을 함께 넣어 우려냅니다.

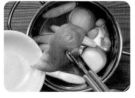 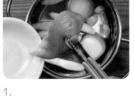

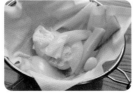

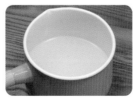 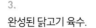

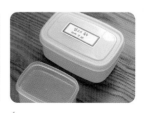

1.
깨끗이 손질한 재료를 물과 함
께 냄비에 넣고 끓입니다. 끓어
오르면 불을 줄인 뒤 1시간 정도
은근하게 끓입니다.

2.
한김 식힌 뒤 기름은 걷어내고,
체망 위에 면포를 얹고 ①을 부
어 육수를 내립니다.

3.
완성된 닭고기 육수.

4.
1회에 사용할 만큼의 양으로 소
분해서 보관합니다.

Recipe · **다시마 가다랑어포 국물** ———

가다랑어포 5g,
다시마 2장(5×5),
물 500cc

가다랑어포는 등푸른생선인 가다랑어를 말려서 만든 포로 가
쓰오부시라고도 합니다. 감칠맛이 뛰어나 맛국물로 사용하면
좋습니다. 다시마는 시원한 국물 맛을 내는 데 좋으나 소금기
를 제거하고 사용해야 합니다. 다시마 없이 가다랑어포로만 국
물을 내도 됩니다. 다시마 육수는 요오드가 많기 때문에 조금씩
간혹만 사용하세요.

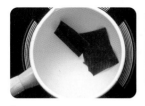 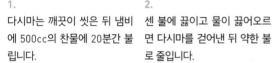

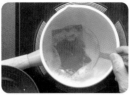

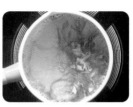

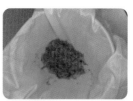

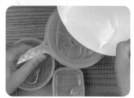

1.
다시마는 깨끗이 씻은 뒤 냄비
에 500cc의 찬물에 20분간 불
립니다.

2.
센 불에 끓이고 물이 끓어오르
면 다시마를 걷어낸 뒤 약한 불
로 줄입니다.

3. 가다랑어포를 넣고 약 3분간
끓입니다. 4. 한김 식힌 후 면포
에 걸러 국물만 내립니다. 5. 1회
에 사용할 만큼의 양으로 소분
해서 보관합니다.

⑩

퓌레 만들기

퓌레(purée)란 서양 요리에서 육류나 채소, 과일 등을 찌거나 삶아서 으깬 음식을 말합니다. 어른들 요리에서는 맛을 낼 때 쓰이지만 아기에게는 그 자체로 훌륭한 이유식이 됩니다. 아기가 쌀죽에 익숙해지고 채소와 고기를 섞은 죽도 잘 먹는다면 퓌레도 만들어주세요. 이때는 당연히 아가가 이미 먹어서 아무 이상반응이 없었던 식품으로 만들어야 합니다. 쌀죽에 다른 재료를 섞었을 때의 질감과 채소만의 질감, 혹은 채소와 고기만 섞은 음식의 질감은 당연히 다를 것입니다. 아기에게 다양한 식품의 맛과 질감을 느끼게 해주는 데도 퓌레는 좋은 특별식이 될 수 있을 것입니다.

퓌레 만드는 방법

1. 재료를 손질한 후 썰고 익힙니다.

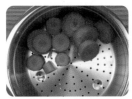

찜기에 익힐 때는 재료를 송송 썰어서 찜기로 푹 쪄줍니다.

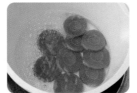

냄비에 물을 넣고 끓일 때는 익히는 시간을 줄일 수 있게 얇게 썹니다.

2. 재료가 충분히 익었는지 확인한 후 으깨줍니다.

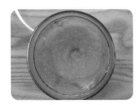

약간의 물과 함께 믹서나 푸드프로세서로 갈아주면 편합니다.

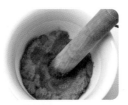

약간의 물과 함께 절구로 으깨줄 수도 있습니다.

3. 모유나 분유나 물을 첨가해 아가가 잘 먹을 수 있는 농도로 조절해서 그릇에 담습니다.

퓌레 보관하는 방법

완성된 퓌레를 식힌 뒤 아이스 큐브에 담아 냉동실에 얼립니다. 하루 지난 후에 아이스 큐브에서 빼서 지퍼백에 담아 밀봉하고 날짜와 종류를 적고 냉동보관 합니다.

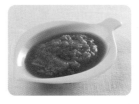

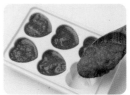

퓌레 큐브 활용 방법

퓌레는 중탕 또는 냉장고에서 해동하거나 요리 시 냄비에 넣고 같이 끓이면 됩니다. 큐브로 얼려놓으면 쌀죽 큐브 등과 레고처럼 조합해서 다양하게 먹일 수 있습니다. 퓌레만 따로 해동해서 완성된 쌀죽 위에 토핑처럼 얹어서 먹여도 좋습니다.

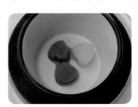

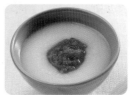

Recipe · 닭고기퓌레 만들기 ─────

Recipe video

재료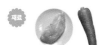

닭가슴살 1조각(약 130g), 당근 1개(약 200g),
감자 2개(약 200g), 물(채소국물) 1/4컵

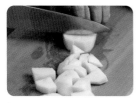

1.
감자는 껍질을 깨끗이 깎고 송
송 썰어줍니다.

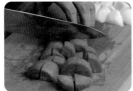

2.
손질한 당근도 송송 썰어줍니
다. 당근과 감자는 닭고기 요리
에 잘 어울리는 재료입니다.

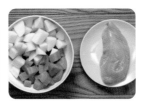

3.
닭가슴살도 깨끗이 씻고 힘줄도
제거해줍니다.

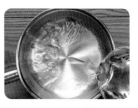

4.
찜기에 물을 붓습니다.

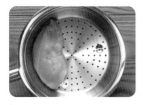

5.
찜기 찜통에 재료를 차곡차곡
넣어줍니다.

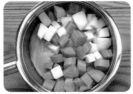

6.
재료를 갈 때 따로따로 갈아서
퓌레를 만들 수도 있으니 구분
해서 넣어주세요.

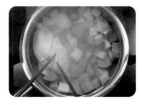

7.
뚜껑을 닫고 10분 정도 익힌 뒤
젓가락으로 눌러서 다 익었는지
확인해주세요.

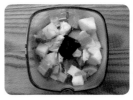

8.
다 찐 재료들은 도깨비방망이
(혹은 믹서, 프로세서)에 넣어주
세요.

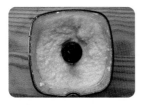

9.
물(채소국물)을 부어가며 잘 갈
아주세요.

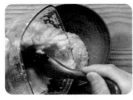

10.
그릇에 담아 주세요.

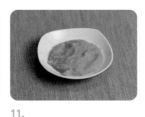

11.
지금 먹일 것은 그릇에 담아서
줍니다.

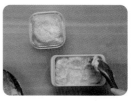

12. 보관하기
나머지는 아이스 큐브에 담아
주세요. 냉장은 1~2일, 냉동은
1~2주일 보관할 수 있습니다.

여러 가지 소스 만들기

이유식 초기부터 매일 사용하는 고기와 제가 좋아하는 토마토 등을 이용해 수제 소스를 만들어 다양하게 활용해봅시다. 따로 첨가하는 것 없이 섞어서 끓이는 죽보다 직접 만들어 얹은 소스가 맛과 영양을 높일 것입니다. 각 소스는 1주일 동안 냉장 보관할 수 있지만 이유식으로는 가급적 3일 안에 사용하고 남은 것은 어른이 먹는 게 좋습니다. 냉동 보관해서 사용해도 좋습니다.

Recipe video

Recipe · **토마토 소스**

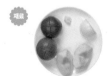

제료

토마토 2개, 사과 1/2개,
양파 1/4개,
다진 마늘 1작은술,
올리브유 약간

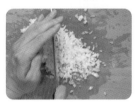

1.
마늘과 양파는 잘게 다집니다.

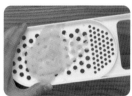

2.
사과는 강판에 곱게 갑니다.

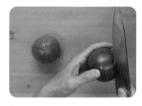

3.
토마토는 열십(十)자로 칼집을 내서 끓는 물에 살짝 데친 뒤 껍질을 벗기고 잘게 다집니다.

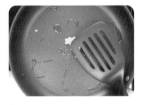

4.
프라이팬을 달군 뒤 올리브유를 두르고 다진 마늘과 양파를 먼저 볶습니다.

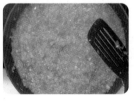

5.
③의 다진 토마토를 넣고 약 5분간 끓여줍니다.

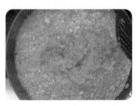

6.
②의 간 사과를 넣고 3분 정도 부드럽게 퍼질 때까지 조립니다.

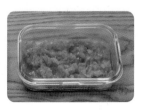

7.
한김 식힌 후 그릇에 담아 보관합니다.

Recipe · **소고기 소스**

윗줄(1~3번)은 키위배소스이고,
아랫줄(4~7번)은 소고기 베이스를 만드는 활용법입니다.

재료

키위 1개,
사과 50g, 배 50g,
무 50g, 양파 50g,
소고기 70g

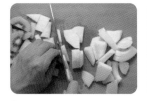

1.
깨끗하게 손질한 키위, 사과, 배, 무, 양파는 송송 썹니다.

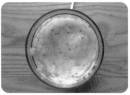

2.
①을 믹서에 넣고 곱게 갑니다.

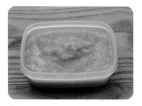

3.
그릇에 옮겨 담습니다. 이 키위 배소스는 다른 고기 잴 때도 사용할 수 있습니다.

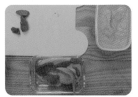

4.
소고기를 얇게 저민 후 층층이 키위소스를 덮어줍니다.

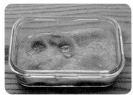

5.
이렇게 잴 고기는 뚜껑을 덮고 2~4시간 냉장실에서 재워둡니다.

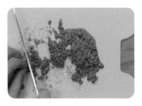

6.
시간이 지난 후 하나씩 꺼내어 개월 수에 맞춰 고기를 썰어줍니다(중기 후반 3~4㎜).

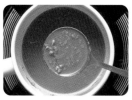

7.
밀크팬에 약간의 물을 넣고 ⑥을 넣고 5분 정도 끓여주세요. 소고기 소스는 이렇게 국물째 이유식에 덮밥처럼 얹어주세요.

Recipe · **땅콩 소스**

습진이 심하거나 계란 알레르기가 있는 경우 땅콩 알레르기가 생길 위험성이 높기 때문에 소아청소년과 의사와 상의해서 땅콩을 생후 7개월 이전에 이유식에 첨가해주는 것이 좋습니다.

재료

땅콩버터 2작은술,
뜨거운 물 1큰술

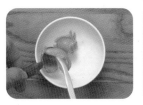

1.
그릇에 땅콩버터 2작은술을 담습니다. 땅콩버터는 100% 땅콩버터를 사용하세요

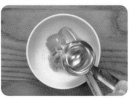

2.
①에 뜨거운 물 1큰술을 따라주세요.

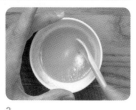

3.
잽싸게 개어줍니다. 적응 차원에서 한두 숟가락 맛만 보여줘도 되고, 죽 위에 살짝 토핑처럼 얹어줘도 좋습니다.

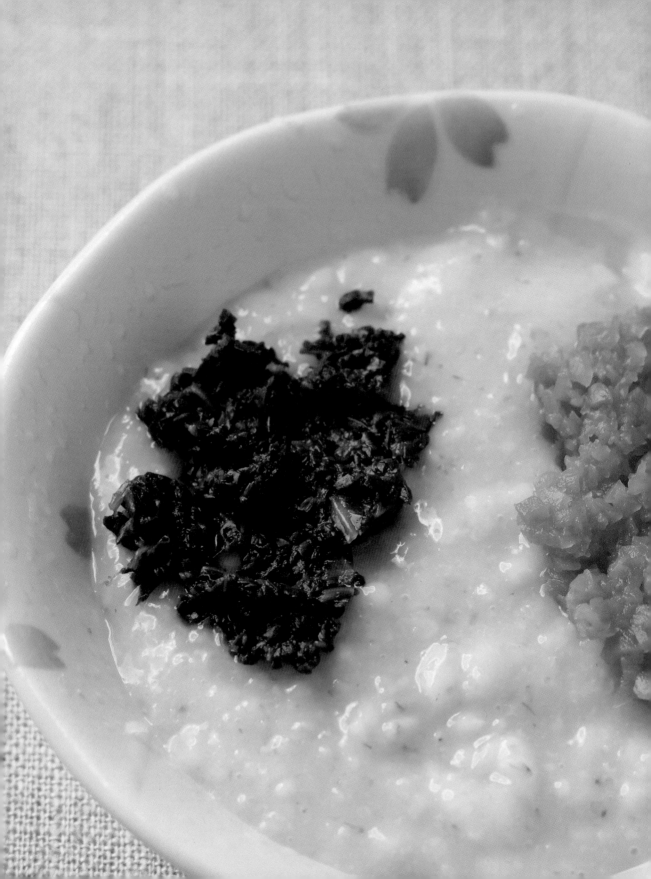

PART 3

초기 이유식
생후 6개월

드디어 이유식 출발~!
이유식은 엄마와 아기가 함께하는
2인 3각 경기예요
욕심내지 말고 원칙을 지키며
한 걸음 한 걸음씩!

한번 들어보세요

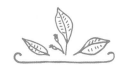

미음으로 시작
하지 마세요

몇 배죽? 정확
하지 않아도...

한눈에 보는 초기 이유식 전반

※처음부터 미음 대신 질감 있는 죽으로 시작하고, 처음부터 백미 반에 오트밀 반 섞어서 시작합시다.

※이유식은 만 6개월에 시작하는 것이 기본인데, 이 경우 6개월 전반에 이유식 초기 전반을 진행하여야 합니다.
권장하지는 않지만 만일 이유식을 4~5개월에 시작하는 경우, 6개월 이전을 이유식 초기 전반으로 보시면 됩니다.

• 이유식 시작 시기 만 6개월에 시작하세요(4~5개월 권장
도 있지만 6개월에 시작하세요)
몸무게 많이 나가든 적게 나가든 상관없이 6개월에 시
작하시면 됩니다. 미숙아의 경우도 대부분의 경우는 6
개월에 시작하시면 되고, 심한 미숙아였다면 아기를 진
료하는 소아과 의사와 시작 시기를 상의하십시오. 모유
를 먹든 분유를 먹든 6개월에 시작하시면 됩니다.

• 이유식의 시작
질감 있는 초기 이유식으로 시작해도 되고, 잘 먹는 경우
초기에 중기 이유식으로 먹여도 상관없습니다.

• 수유와 이유식 붙여서 먹이기
수유와 이유식을 붙이는데 이유식 후 수유를 해야 이유
식을 좀더 잘 먹일 수 있습니다. 이유식 양이 늘어나는
7~8개월경에는 이유식과 수유를 따로 먹이게 됩니다.

• 수유와 수면 수유량 줄고 밤중 수유 중단
이유식을 하면 수유량을 줄여가야 합니다. 수유량을 줄
이려면 낮 수유가 아닌 밤중 수유를 끊어야 이유식 진행
이 쉬워집니다.

• 수유 대 이유식 칼로리 비율 9 : 1

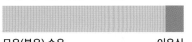

모유(분유) 수유　　　　　　　　이유식

• 이유식의 질감

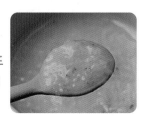

대충 갈아 줄 수도 있지만
잘 먹으면 바로 다져서 줘도
됩니다. 미음으로 시작하지
말고 죽으로 시작하세요.

• 하루 이유식 횟수 처음에는 1회, 익숙해지면 1~2회, 잘
먹으면 7개월 전에도 3회 가능

• 이유식의 양 한 숟가락부터 시작
5cc 분량인 작은 숟가락으로 한 숟가락을 먹이면서 서
서히 양을 늘립니다. 6개월에 한번에 50~60g, 많으면
80~100g까지 먹기도 합니다.

• 시간 오전 9시에 1회
엄마가 오후 시간이 편하면 오후에 시작해도 됩니다.
2회 먹일 때는 오전 9시와 오후 5시에 먹이면 됩니다.

• 처음 시작하는 음식 쌀죽(10~7배죽)
잘 먹으면 바로 7배죽으로 시작해도 상관없습니다. 진행이
빠른 아기들은 입자 있는 5배죽으로 넘어가도 괜찮습니다.
잘 먹으면 더 빨라도 됩니다. 핑거푸드도 가능합니다.

• 음식 첨가 순서 쌀죽 → 고기 → 이파리 채소 → 노란
채소 → 과일 2~3일 간격으로 첨가

• 이유식 진행 방법 빼고 넣는 것이 아니고 첨가하는 겁니다! (새로운 음식 첨가 간격은 2~3일)

진행 날짜(일차)	1	2	3	4	5	6	7	8	9	10	11	12	13	14	15	16	17	18	19	20
죽(쌀+오트밀)	🥄	🥄	🥄	🥄	🥄	🥄	🥄	🥄	점진적으로 늘려도 되고 한번에 늘려도 됩니다 →				오트밀은 쌀죽 시작할 때 바로 첨가 가능합니다							
고기						🥄	🥄	🥄	🥄	🥄	점진적으로 늘려도 되고 한번에 늘려도 됩니다									
이파리 채소							🥄	🥄	🥄	🥄	🥄	🥄	점진적으로 늘려도 되고 한번에 늘려도 됩니다 →							
노란 채소									🥄	🥄	🥄	🥄	🥄	🥄	점진적으로 늘려도 되고 한번에 늘려도 됩니다					
과일												🥄	🥄	🥄	🥄	🥄	🥄			

※ 아기가 잘 먹으면 더 빨리 진행해도 상관없습니다. 다른 이상 없다면 처음부터 두세 숟가락 이상을 먹여도 상관없습니다. 쌀죽
도 잘 먹으면 질감 높이고 '8배죽', '6배죽' 이런 식으로 빨리 진행하는 것이 더 좋습니다.

• 초기 전반의 이유식 사례

모든 재료를 한꺼번에 섞어서 죽으로 만들어도 되지만, 각각의 재료 고유의 맛을 그대로 느
끼는 것이 더 좋기 때문에 따로 주는 것도 좋습니다.

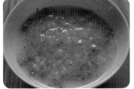
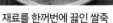

재료를 한꺼번에 끓인 쌀죽

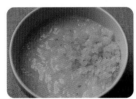

반찬을 토핑식으로 얹어 주기

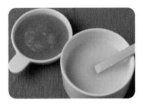

쌀죽과 반찬을 따로 주기

이유식 양
늘리는 법

물도 더
먹여야 합니다

• 유의할 점

– 치아가 나는 것과 상관없이 이유식을 진행합니다.

– 이유식 초기부터 흰 쌀죽에 오트밀 같은 잡곡을 섞어
주는데, 바로 반반 섞어줘도 되고, 서서히 잡곡 비율
을 높여 반반으로 먹여도 됩니다. 오트밀 가루 대신
약간의 질감이 있는 퀵 오트밀을 사용하세요.

– 현미나 흑미는 잡곡이 아니고 쌀 종류입니다.

– 이유식은 숟가락으로 먹입니다. 아가의 고개를 잘 받
치고 앉아서 먹여야 합니다. 이유식 의자에 앉아서 먹
이는 것이 좋지만, 초기 전반에는 엄마가 안고 먹일
수 있습니다.

– 모든 이유식을 냉장 또는 냉동해서 사용하는 법을 익
혀두면 일주일에 한두 번 요리하는 정도의 수고로
이유식을 만들어 먹일 수 있습니다. 이유식은 직접 만
들어서 먹이는 것이 제일 좋습니다.

– 냉장은 2일, 냉동은 1~2주일 정도면 무난합니다.

– 시금치, 배추, 당근은 만 6개월 전에 시작하지 마세요.

– **몇 배죽 이런 거 별로 중요하지 않습니다. 잘 먹으면
초기에 2~4배죽으로 먹여도 아무런 상관 없습니다.**
핑거푸드도 먹일 수 있기 때문에 몇 배죽에 너무 연연
해하지 마십시오.

– 미음 대신 질감 있는 죽으로 시작하세요.

– 대충 갈아야 하는 음식을 만들 때는 믹서를 이용하는
것이 편합니다.

– 이유식의 질감은 아기가 먹을 수 있는 최대의 입자와
굳기로 빨리빨리 진행해주는 것이 좋습니다. 그게 가
능할까 생각하는 부모들도 많지만 이유식 초기부터
핑거푸드로 시작하는 나라도 제법 있습니다.

– **이유식 후에 물 챙겨 먹이셔야 합니다.**

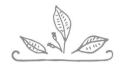

한눈에 보는 초기 이유식 후반

- **시기** 만 6개월

  질감 있게 이유식을 시작한 후 가능하면 빨리 질감을 더 높이는 것이 좋습니다. 잘 먹으면 중기 이유식을 조기에 먹이기 시작해도 좋습니다. 구역질한다고 겁내지 마시고요.

- **수유와 이유식** 붙여서 먹이기

  아직은 수유와 이유식을 붙여 먹이는 것이 일반적입니다. 이유식 양이 충분히 늘어나는 7~8개월 사이에 이유식을 한끼에 충분히 먹으면 수유를 붙여 먹이지 않아도 됩니다.

- **수유와 수면** 수유량이 줄면서 밤중 수유 중단

  이유식을 하면 수유량이 조금씩 줄어드는데, 이제는 제법 많이 줄어 밤중 수유를 하지 않게 됩니다. 밤에 먹이면 이유식이 진행되지 않는 경우가 많습니다.

- **수유 대 이유식 칼로리 비율** 8 : 2

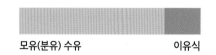

모유(분유) 수유　　　　　　　이유식

- **이유식의 질감**

  마요네즈 정도의 묽기 갈아주기보다는 으깨거나 다져서 질감 있게 주세요.

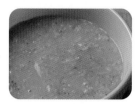

- **하루 이유식 횟수** 2~3회

- **이유식의 양** 한 끼에 60~100g

  한 끼 이유식의 합이 60~100g 정도 되도록 아기가 먹는 양에 따라서 진행합니다.

- **시간** 오전 9시, 오후 5시

  2회를 먹이면 오전 9시와 오후 5시, 3회를 먹이면 오전 9시, 오후 1시와 5시에 먹입니다.

- **새로운 음식 첨가 간격** 2~3일

- **이유식 자리** 식탁 의자에 앉혀서 먹이세요

  이유식은 숟가락으로 먹이는데, 고개를 잘 받치고 아기가 앉은 상태에서 먹입니다. 의자가 아직 불안하다면 엄마가 안고 먹일 수도 있습니다.

· **초기 후반의 이유식 사례**

모든 재료를 한꺼번에 섞어서 죽으로 만들어도 되지만, 가능하면 각각의 재료 고유의 맛을 그대로 느낄 수 있는 것도 필요하기 때문에 밥-반찬식으로 따로 주거나 토핑처럼 얹어주는 것이 좀더 낫습니다(토핑 이유식 할 때는 물을 좀더 열심히 먹이세요).

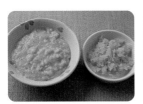

쌀죽과 반찬을 따로 주기

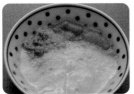

토핑식으로 반찬을 구분해서 새로운 맛을 경험하게 해주세요

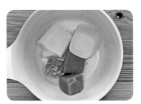

먹어본 음식은 냉동 큐브를 조합해서 간편하게 조리합니다

· **이유식 진행 방법과 식품군별 한 끼의 양**

– 쌀죽은 질감이 어느 정도 있는 7배죽으로 주고, 잘 먹는 아기들은 지금 입자가 제법 있는 5~2배죽으로 넘어가도 상관없습니다.

– 소고기는 매일, 닭고기는 어쩌다, 생선은 일주일에 2회 이하로 주세요. 돼지고기 먹여도 됩니다. 두부도 가끔 주는 것이 좋습니다.

– 이파리 채소와 노란 채소도 매일 주세요. 서서히 종류를 늘리는 것이 좋습니다. 과일도 주는데, 당도가 높은 과일은 피해야 합니다.

· **유의할 점**

– 하루 식사량에 기초 식품군이 골고루 포함된 음식을 먹이는 것이 중요합니다.

– 7배죽은 쌀 1에 물 7의 양으로 만든 죽입니다. 밥을 이용할 때는 밥 1에 물 3.5를 넣어 만들면 됩니다.

– 적은 양의 이유식을 만들 경우 7배죽부터는 밥을 이용하는 것이 더 편할 수 있습니다.

– 7개월이 되기 전에 **밀가루**를 이유식에 첨가합니다.

일주일에 한두 번 정도 이유식에 밀가루를 조금 뿌려 넣고 끓여서 먹이면 됩니다.

– 아기가 습진이 심하거나 계란 알레르기가 있는 경우 땅콩 알레르기가 생길 위험성이 높습니다. 소아청소년과 의사와 상의한 후 땅콩은 만 7개월 이전에 일주일에 3회 정도 이유식에 첨가하는 것이 좋습니다.

– 모든 재료를 한꺼번에 넣고 갈아서 만든 죽을 먹여도 되고 쌀죽 따로, 채소와 고기를 각각 만들어 따로 또는 죽 위에 얹어서 줘도 됩니다.

– 질감을 높이기 위해 으깨거나 다져서 주는 것이 좋습니다. 핑거푸드로 줘도 됩니다.

– 이유식은 숟가락으로 먹이는데, 너무 깊숙이 넣어주면 아기는 그냥 삼켜버립니다. 아기가 질감을 느끼면서 먹을 수 있도록 벌린 입 안에 숟가락을 살짝 넣어주세요. 그 다음 윗입술로 숟가락과 음식을 먹으려고 입을 다물면서 숟가락에 든 이유식을 먹을 수 있도록 손잡이를 살짝 들면서 빼면 됩니다. 한 입을 다 먹고 나면 다음 이유식을 줘야 합니다.

초기 이유식 식단표

구분	1일차	2일차	3일차	4일차
	쌀죽과 퀵오트밀(10~7배죽) (잡곡 50%, 미음 대신 죽으로)	쌀죽과 퀵오트밀 (서서히 늘려서 1~2주에 50% 잡곡밥도 가능)	쌀오트밀 죽 **+ 소고기 다짐** **(얇게 썰어줘도 됨)**	쌀오트밀 죽 (빠르면 5배죽도 가능) 소고기

구분	5일차	6일차	7일차	8일차
밥	쌀오트밀 죽	쌀오트밀 죽	쌀오트밀 죽	쌀오트밀 죽
고기류	소고기	소고기	소고기	소고기
기타 반찬	**+청경채**(스틱 형태나 토핑이 나 죽에 섞어줄 수 있음) **(또는 청경채+당근)**	청경채 (또는 청경채+당근)	청경채(또는 청경채+당근) **+사과 익힌 것** **(퓌레 또는 슬라이스)** **(사과+바나나도 가능)**	청경채(또는 청경채+당근) 사과 익힌 것 (사과+바나나)

구분	9일차	10일차	11일차	12일차
밥	쌀오트밀 죽	쌀오트밀 죽	쌀오트밀 죽	쌀오트밀 죽
고기류	소고기 **+계란 완전히 익힌 것**	소고기(완자로 줘도 됨)	소고기	소고기 계란
기타 반찬	청경채(또는 청경채+당근) 사과 익힌 것 (사과+바나나)	청경채(또는 청경채+당근) 사과 익힌 것 (사과+바나나)	청경채(또는 청경채+당근) 사과 익힌 것 (사과+바나나)	**+시금치(또는 시금치+단호박)** 사과

구분	13일차	14일차	
밥	쌀오트밀 죽	쌀오트밀 죽 **+밀가루 첨가**	* 미음으로 시작하지 말고 질감 있는 죽으로 시작. * 질감은 가능하면 빨리 높이는 것이 좋습니다. * 이유식 초기에 잡곡을 50% 정도 첨가해서 먹이는 것을 권장합니다. 처음부터 바로 50% 첨가해서 먹여도 되고, 1~2주간에 걸쳐 서서히 늘려도 됩니다. * 현미와 흑미는 잡곡이 아닙니다. 잡곡은 보리, 오트밀, 귀리, 조, 수수, 퀴노아 등입니다.
고기류	소고기	소고기	
기타 반찬	**+양배추** 시금치, 단호박 사과	청경채+당근 (또는 시금치+단호박) 사과	

- 이 식단표는 참고사항이기 때문에 무조건 따라하기보다는 아기에게 맞게 적절하게 활용하시기 바랍니다.
- 이유식 시작 전에 반드시 하임리히법을 숙지하세요. 구역질해도 너무 겁내지 말고 이유식을 진행하는 것이 좋습니다.
- 이유식 식단표는 들어가는 식재료 종류의 예를 보여주는 것입니다. 이들 재료를 핑거푸드로 만들어줘도 되고, 토핑식으로 올려줘도 되고, 섞어서 죽으로 만들어줘도 됩니다.
- '초기 이유식', '중기 이유식' 이런 거에 너무 신경 쓰지 마시고, 잘 먹으면 처음부터 중기 이유식 질감으로 먹여도 됩니다. '몇 배죽' 이런 거에도 너무 신경 쓰지 마시고, 잘 먹으면 빨리빨리 진행하셔도 됩니다.
- 잘 먹으면 이유식 초기부터 핑거푸드를 같이 먹여도 됩니다.
- 토핑 이유식이나 핑거푸드를 많이 먹일 경우 물을 더 많이 먹이려고 노력하는 것이 좋습니다.

구분	15일차	16일차	17일차	18일차
밥	쌀오트밀 죽	쌀오트밀 죽	쌀오트밀 죽 + 밀가루	쌀오트밀 죽
고기류	소고기, 계란	소고기	소고기	소고기, 계란
기타 반찬	청경채+당근 (또는 시금치+단호박) 사과	청경채+당근 (또는 시금치+단호박) 사과	양배추, 청경채, 당근 **+토마토** 사과	양배추, 청경채, 당근 토마토 사과
구분	19일차	20일차	21일차	22일차
밥	쌀오트밀 죽	쌀오트밀 죽 + 밀가루	쌀오트밀 죽	쌀오트밀 죽
고기류	소고기	소고기	소고기, 계란	소고기 **+생선**(1주일에 2회)
기타 반찬	단호박, 시금치 **+땅콩 소스**(1주일에 3회) 토마토, 사과	단호박, 시금치 또는 청경채, 당근 토마토, 사과	당근, 시금치 땅콩 소스 토마토, 사과	당근, 시금치 토마토, 사과
구분	23일차	24일차	25일차	26일차
밥	쌀오트밀 죽 + 밀가루	쌀오트밀 죽	쌀오트밀 죽	쌀오트밀 죽 + 밀가루
고기류	소고기, 계란	소고기	소고기 생선	소고기, 계란
기타 반찬	단호박, 시금치 땅콩 소스 토마토, 사과	당근, 시금치 토마토, 사과	단호박, 시금치 **+또는 아보카도+딸기**	당근, 시금치 땅콩 소스 또는 아보카도, 딸기

구분	27일차	28일차
밥	쌀오트밀 죽	쌀오트밀 죽
고기류	**+돼지고기 또는 닭고기**	소고기
기타 반찬	당근, 시금치 또는 아보카도, 딸기	당근, 시금치 땅콩 소스 또는 아보카도, 딸기

* 소고기는 매일, 닭고기는 어쩌다, 생선은 일주일에 2회 이하로 주는 것이 좋습니다.
* 계란은 흰자 노른자 같이 줘도 됩니다.
* 땅콩은 일주일에 3번 정도 주면 됩니다.
* 한 번 첨가한 음식은 다음에 편하게 첨가해도 됩니다.
* 2주가 지나면 양배추, 시금치, 당근 같은 삼색 채소를 기본 반찬으로 사용할 수 있습니다.

– 새로운 음식을 첨가할 경우 더 빨라도 되지만, 2~3일 간격으로 첨가하시면 됩니다. 알레르기를 잘 일으키지 않는 재료는 다음 날 첨가해도 무난합니다. 알레르기를 잘 일으키는 음식의 경우 3일 정도의 간격을 두시면 되는데, 늦게 시작해서 시간이 부족한 경우는 1~2일 간격을 두어도 됩니다. 알레르기 반응은 잘 관찰하세요.
– 알레르기를 잘 일으키지 않는 밥이나 오트밀, 채소 종류는 두 가지를 한꺼번에 첨가할 수 있습니다. 이유식 초기에 첨가하는 음식 중 알레르기를 잘 일으키는 음식은 계란, 밀가루, 생선, 땅콩 정도입니다.
– 잘 먹으면 이유식을 하루 2~3끼로 늘려도 되는데, 처음에는 아침저녁으로 같은 음식을 먹여도 되지만 첨가하는 음식이 다양할 경우 고기 종류에서 서로 다르게 먹일 수 있고, 채소 종류에서도 다른 것으로 바꿔 먹일 수 있습니다.
– 두 끼를 먹일 경우, 아침에는 오트밀로만, 저녁에는 흰 쌀밥으로만 만들어줘도 됩니다.

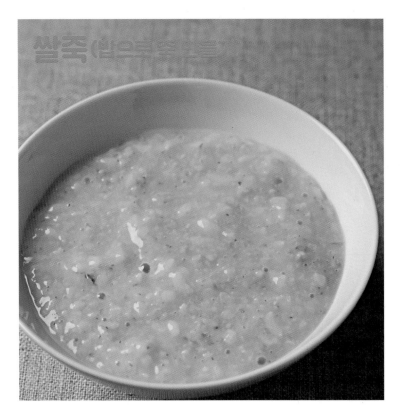

쌀죽(밥으로 죽 만들기)

doctor's advice

#

미음으로 시작하지 말고 이렇게 질 감 있는 죽으로 시작하세요.

#

재료를 믹서에 갈아 냄비에 부은 후 나머지 물을 믹서에 넣고 흔들어 남 아 있는 것을 모두 부어줍니다. 이 물 을 죽을 끓일 때 사용하면 버려지는 것 없이 사용할 수 있습니다.

#

한 번 먹을 분량을 만들면 물이 졸아 버리므로 한 번에 여러 번 먹을 것을 만들고, 아기가 먹는 만큼 먹이고 나 머지는 보관했다가 먹이세요. (한 번에 먹는 양은 아기마다 다릅니다.)

#

오트밀쌀죽 한번에 만들기 밥과 오트밀을 한꺼번에 넣어 끓여 도 됩니다. 20g의 밥(믹서에 갈아주 세요)과 20g의 오트밀, 180cc의 물 을 냄비에 넣고 끓여주세요.

 밥 40g, 물 120cc (햇반도 좋습니다) ◆ 이 양은 한 끼에 먹는 분량이 아닙니다. 만들어서 아기가 먹는 만큼 먹이시면 됩니다.

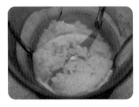 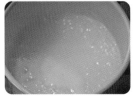 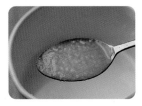 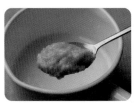

1.
밥 1에 물 2 정도를 믹서에 넣고 짧게 여러 번 갈아줍니다. 중간 중간 잘 흔들어주세요. (죽이 너 무 묽지 않도록 밥을 갈 때 믹서 에 넣는 물은 분량의 물에서 사 용하세요.)

2.
냄비에 ①의 밥과 나머지 물을 넣고 센 불에서 끓이기 시작해 서 바로 약한 불로 줄여 수분간 끓입니다. 잘 저어주세요.

3.
처음부터 이 정도의 질감으로 쌀죽을 만들어서 줘도 됩니다. 아기가 잘 먹으면 문제없는데, 잘 먹지 못하는 경우는 좀더 갈 아서 쌀죽을 만들어도 됩니다.

4. 쌀죽에 오트밀 섞어서 주기 쌀죽을 만든 후 여기에 같은 분 량의 오트밀죽을 ③의 냄비에 첨가해서 오트밀쌀죽을 만들어 서 주세요.

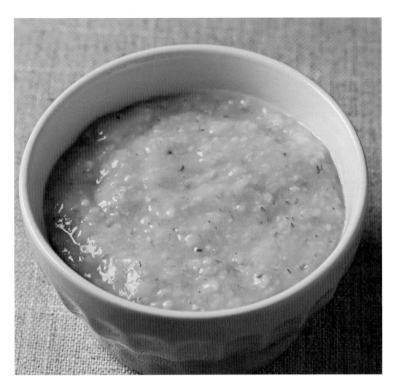

doctor's advice

\#

오트밀을 이유식에 사용할 때는 장시간 불리는 방식 대신 끓이는 방식으로 조리하는 것이 좋습니다. 오트밀은 멸균이 아니라서 장시간 불리면 세균이 자랄 수 있는데, 어른들은 상관없겠지만 아기들은 오래 불린 거 먹다가 잘못하면 배탈 날 수도 있습니다.

아침에 오트밀,
어른처럼
먹이지 마세요

초기 메인디쉬

오트밀죽

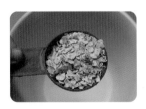

1.
퀵 롤드 오트밀(퀵 오트밀)을 냄비에 넣어주세요.

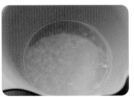

2.
①의 냄비에 3~8배죽의 물을 부어주세요. (오트밀이 20g이라면 60~160cc의 물을 넣습니다.)

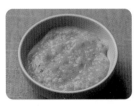

3.
완성 이후에도 아기가 원하면 물을 더 타서 먹여도 됩니다.

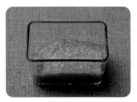

4.
오트밀죽을 큐브에 담아서 냉장 보관한 뒤 다음 이유식에 사용할 수도 있습니다. 이유식 초기에 가능하긴 하지만, 보관했을 때 죽이 퍼져서 질감이 사라지므로 오트밀죽과 쌀죽은 보관하기보다는 바로 만들어 먹이는 것이 좋습니다.

쌀죽에 오트밀 섞기

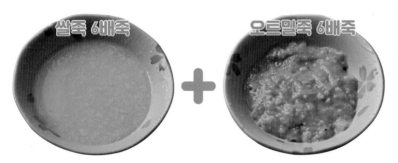

쌀죽 6배죽 + 오트밀죽 6배죽

doctor's advice

\#

초기 이유식부터 쌀죽 대 오트밀죽을 1:1로 섞어줄 수 있습니다. 사진은 쌀죽 6배죽과 오트밀 6배죽을 비율에 따라 섞어준 사례입니다.

쌀 3 + 오트밀 1

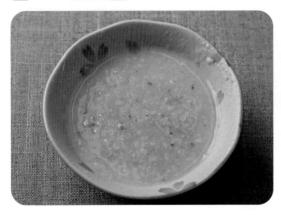

쌀 2 + 오트밀 1

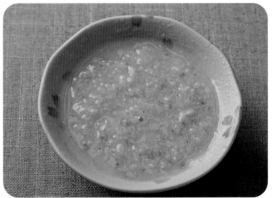

쌀 3 + 오트밀 2

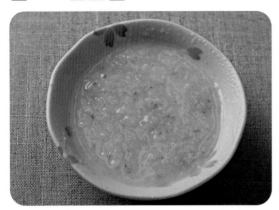

쌀 1 + 오트밀 1

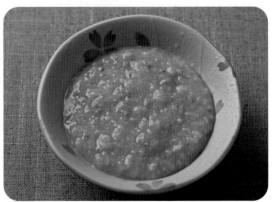

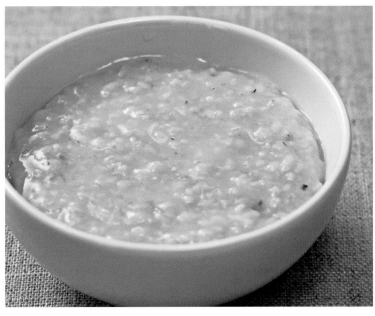

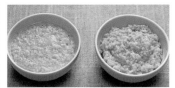

초기와 중기 퀵 롤드 오트밀죽 비교
위 사진의 왼쪽은 초기에 먹는 8배죽, 오른쪽은 중기에 먹는 5배죽입니다. 아기가 질감에 적응하면 8배죽에서 5배죽으로 진행해 주세요. 퀵 롤드 오트밀은 입자가 작아 불릴 필요가 없고 전자레인지로 금방 익힐 수 있기 때문에 간편한 이유식으로 좋습니다. 오트밀은 납작하게 누른 압착 오트밀을 사용하는데, 아래 사진의 왼쪽이 롤드 오트밀이고, 오른쪽이 퀵 롤드 오트밀입니다.

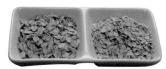

전자레인지로 간단하게

퀵 롤드 오트밀죽

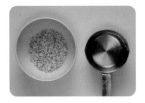

1.
물이 넘치지 않을 만큼 큰 그릇과 퀵 롤드 오트밀 20g, 물 160cc를 준비해 주세요.

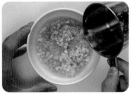

2.
①의 오트밀에 분량의 물을 부어주세요. (그릇은 가능하면 큰 것으로 해야 넘치지 않습니다.)

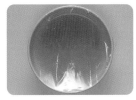

3.
랩이나 두껑으로 덮고 전자레인지에 2분~2분 30초 정도 돌려주세요.

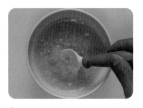

4.
너무 뜨겁지 않게 휘휘 저어가며 식혀주세요.

쌀죽, 현미, 잡곡, 안전하게 먹는 방법

최근 쌀과 현미에 비소와 파이테이트가 들어 있다는 문제가 제기되고 있습니다.

그러나 현재 우리나라 쌀은 다른 나라 쌀에 비해서 비소 농도가 낮아서 우리나라에서 팔리는 쌀, 현미를 먹는 정도로는 문제가 되지 않습니다. 그래도 걱정이 된다면 비소와 파이테이트는 물에 잘 녹기 때문에 쌀과 현미를 물로 씻고 몇 번 헹구고 10배 정도의 양의 물에 한두 시간 담가 놓은 뒤 사용하면 더 줄일 수 있습니다.

한번 들어보세요

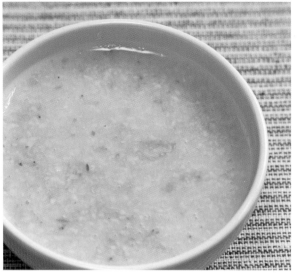

#
현미죽을 만들어 먹일 수도 있습니다

현미를 첨가해도 되는데, 100% 현미보다는 10~20% 정도의 현미를 섞어서 쌀죽을 만들 수 있습니다. 현미를 사용할 경우 그만큼 백미를 줄여 사용하시면 됩니다. 현미는 잡곡이 아니고 쌀이기 때문에 현미+백미 합해서 50% 그리고 잡곡을 50% 정도로 먹이는 것이 좋습니다. 현미나 잡곡에 섬유질이 많기 때문에 7세 이전에 먹이지 말라는 것은 잘못된 말입니다.

#
두 돌 이전에는 100% 현미나 잡곡 같은 통곡식으로 먹이는 것은 곤란합니다

현미나 잡곡 같은 통곡식에는 식이섬유가 많이 들어 있어 포만감이 백미보다 더 잘 생길 수 있습니다. 그래서 두 돌 이전에 100% 통곡식으로 밥을 만들어 먹게 되면 문제가 될 수 있기 때문에 적당량의 백미와 섞어서 밥을 해주는 것이 좋습니다. 다만, 하루 중에 한 끼 정도는 통곡식으로 만든 밥(죽)을 먹어도 상관없습니다.

초기 메인디쉬
잡곡죽

재료
잡곡밥 40g, 물 120cc

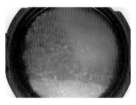 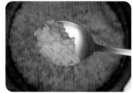 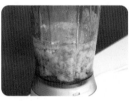

1.
하루 동안 불린 압맥(납작한 보리)과 귀리를 쌀과 함께 전기밥솥에 넣어주세요(압맥 : 귀리 : 쌀 비율은 1 : 1 : 1).

2.
잡곡밥이 완성되면 잘 섞어주세요.

3.
아기가 먹을 분량의 밥을 약간의 물과 함께 믹서에 넣고 갈아주세요. 남은 물로 믹서에 남은 것도 잘 덜어주세요.

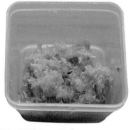

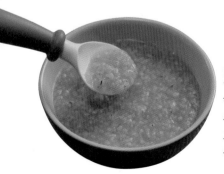

보리죽

한두 시간 불린 보리를 절구로 부드럽게 갈아주세요. 그 뒤 냄비에 넣고 7~8배의 물을 넣고 충분히 끓여주시면 됩니다. 보리쌀을 써도 좋고 납작하게 압축한 압맥을 써도 좋습니다.

토핑용 퀴노아

이유식 초기부터 다양한 잡곡을 사용할 수 있습니다. 퀴노아는 물에 세네 번 깨끗이 헹군 후 20분 이상 끓여주세요. 입자가 크기 때문에 절구로 갈고 쌀죽에 섞어줍니다.

소고기죽

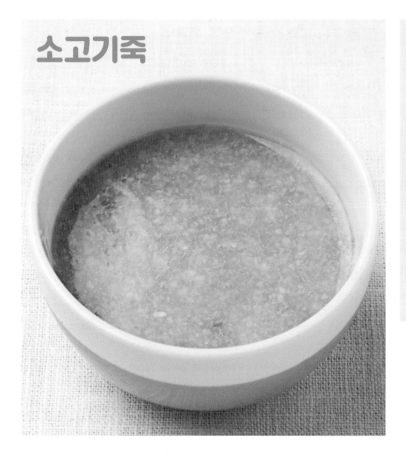

밥 15g, 소고기 10g, 물 60cc

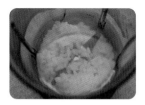 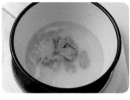 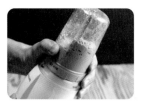 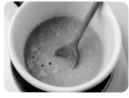

1.
믹서에 약간의 물을 넣고 밥을 대충 갈아주세요.

2.
소고기는 2~3mm 두께로 썬 뒤 냄비에 남은 물과 함께 5분 정도 삶아주세요.

3.
②의 소고기를 건져서 믹서에 육수 조금과 같이 넣고 갈아주세요. (다만, 갈지 말고 소고기 연육해서 잘게 다져서 사용하는 것이 맛이 더 좋습니다.)

4.
냄비에 ①과 ③의 소고기와 육수를 넣고 센 불에서 끓이다 부르르 끓어오르면 약한 불로 줄인 다음 5분 정도 끓입니다.

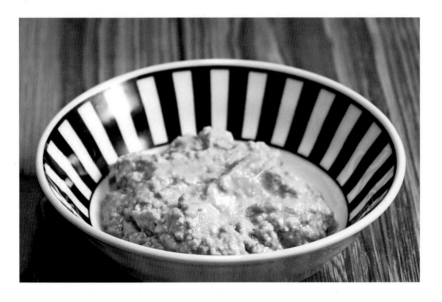

소고기 페이스트 ──── 초기 사이드메뉴

 재료

소고기 100g,
물 500cc

Recipe video

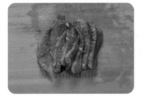

1.
소고기를 얇게 썰어주세요.

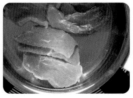

2.
냄비에 ①의 소고기와 분량의
물을 붓고 5분간 끓여주세요.

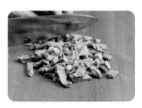

3.
한김 식힌 후에 건져서 대충 1㎝
정도의 크기로 썰어주세요.

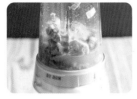

4.
③의 소고기를 믹서에 넣고 약
간의 육수를 넣고 갈아주세요.
◆ 육수는 소고기 끓이고 남은
물을 사용하면 됩니다.

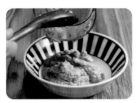

5.
완성된 소고기 페이스트를 그릇
에 담아주면 됩니다.

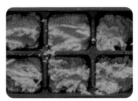

보관하기
1회 분량씩 나눠 큐브에 담아 보
관하세요.
◆ 하루이틀 먹을 것은 냉장보
관, 그 이상은 냉동보관하세요.

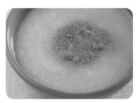

토핑처럼 얹어서 주기
완성된 소고기 페이스트, 혹은
소고기 큐브 1개를 해동한 것은
쌀죽 위에 얹어서 토핑처럼 사
용합니다(토핑 이유식 할 때는 물
을 좀더 열심히 먹이세요).

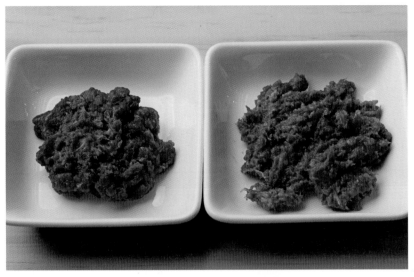

cooking point

\#
고기를 좀더 부드럽게 해서 먹이고 싶을 때는 고기를 조리하기 전에 연육을 해주세요.
\#
파인애플 대신 키위를 사용해도 됩니다.
\#
너무 오랫동안 재어 두면 고기가 흐물거릴 수 있습니다.

연육하는 방법

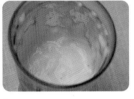

1.
믹서에 파인애플을 넣고 갈아주세요.

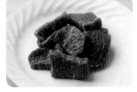

2.
소고기는 썰어서 준비합니다. 좀더 빨리 연육하려면 더 얇게 썰어주세요.

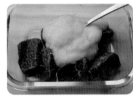

3.
②의 소고기를 그릇에 담고 ①의 파인애플을 재어주세요.

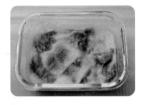

4.
냉장고에 30분~1시간 정도 고기가 원하는 만큼 부드러워질 때까지 둡니다.

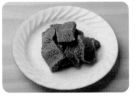

5.
연육된 고기는 가볍게 씻어서 사용합니다. 요리에 따라서는 파인애플이 그대로 있어도 됩니다.

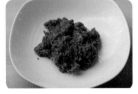

6.
연육된 고기를 다진 것입니다. 보통 고기 다진 것보다 부드럽습니다.

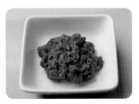

연육해서 조금 굵게 다진 고기

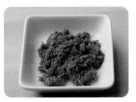

연육해서 조금 더 다진 고기

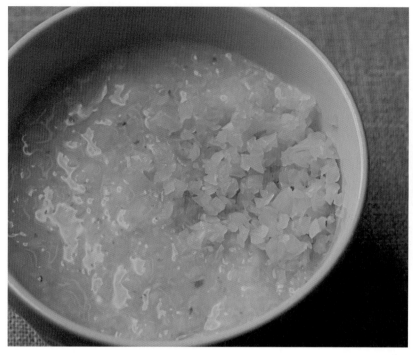

cooking point

\#

아래 사진은 양배추를 반찬으로 따로 주는 방식입니다. 쌀죽을 끓일 때 오트밀과 함께 익힌 양배추를 섞어서 조리하는 방식도 있습니다.

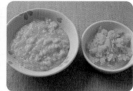

초기 메인디쉬

양배추오트밀죽

재료

밥 15g, 오트밀죽15g, 양배추 10g, 물 60cc

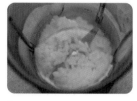

1.
믹서에 약간의 물을 넣고 밥을 대충 갈아주세요.

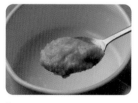

2.
냄비에 ①의 밥과 남은 물을 넣고 센 불에서 끓이다가 약한 불로 줄인 뒤 오트밀죽을 넣고 좀 더 끓입니다.

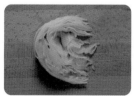

3.
양배추는 부드러운 부위 위주로 썬 뒤 찜기에 넣고 8분 정도 쪄 줍니다.

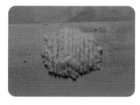

4.
③의 양배추를 칼로 잘게 다져 준 뒤 ②의 일대일 오트밀죽 위에 토핑처럼 올려줍니다. 7개월 이전에 이 정도 이상의 질감으로 먹이는 것이 좋습니다.

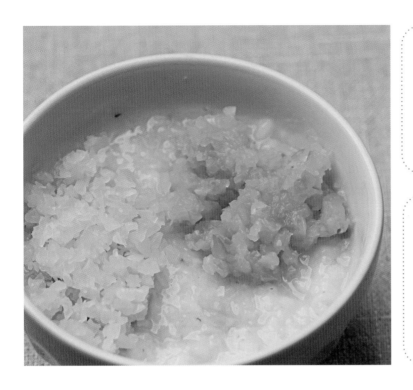

제공 식단 예.
양배추애호박죽에 소고기페이스트, 토마토페이스트 등을 곁들여서 함께 주면 좋습니다.

+핑거푸드 가능
잘 먹는 아기는 6개월부터 핑거푸드를 추가해줄 수 있습니다. 하임리히법은 꼭 미리 알아두세요.

초기 메인디쉬

양배추애호박죽

재료

밥 15g, 오트밀죽15g, 양배추 10g, 애호박 10g, 물 60cc

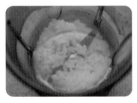

1.
믹서에 약간의 물을 넣고 밥을 대충 갈아주세요.

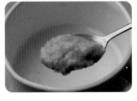

2.
냄비에 ①의 밥과 남은 물을 넣고 센 불에서 끓이다가 약한 불로 줄인 뒤 오트밀죽을 넣고 좀 더 끓입니다.

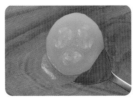

3.
찜기에 양배추와 함께 애호박을 넣고 8분 정도 쪄줍니다.

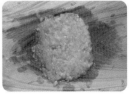

4.
③의 양배추와 애호박을 건져서 칼로 다져준 뒤 완성된 죽 위에 얹어주세요.

큐브 이유식 만들기

 재료

양배추, 시금치, 청경채, 브로콜리, 당근, 애호박, 무

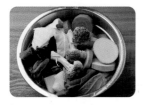

1.
여러 가지 재료를 찜기에 넣고
한꺼번에 찔 수 있습니다.

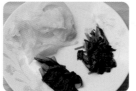

2.
빨리 부드러워지는 이파리 채소
부터 먼저 꺼내어 다져줍니다.

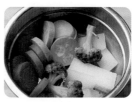

3.
시간이 걸리는 재료는 계속 더
익혀줍니다.

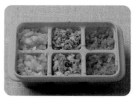

4.
찐 재료는 다진 후 큐브로 만들
어 보관합니다.

양배추 큐브

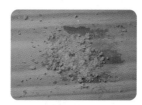

1.
양배추를 잘게 다져줍니다.

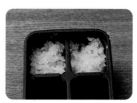

2.
1회 분량씩 큐브로 만들어 보관
합니다.

청경채 큐브

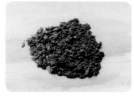

1.
익혀서 부드러워진 청경채를 다
져줍니다. 더 잘게 주려면 좀 더
다진 후 칼등으로 눌러주면 됩
니다.

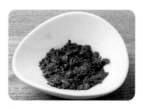

2.
반찬으로 주어도 됩니다.

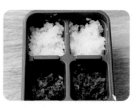

3.
큐브로 만들어 보관합니다.

시금치 큐브

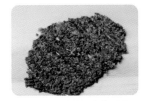
1. 시금치도 다져줍니다. 칼등으로 좀 더 다져줘도 됩니다.

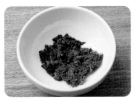
2. 반찬으로 주어도 됩니다.

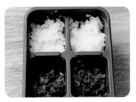
3. 큐브로 만들어 보관합니다.

애호박 큐브

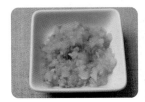
1. 질감 있는 애호박
애호박을 다져서 줍니다.

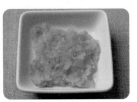
질감이 작은 것
아기가 먹기 부담스러워하면 좀 더 다져서 줍니다.

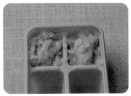
2.
큐브로 만들어 보관합니다.

브로콜리 큐브

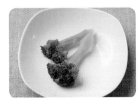
핑거푸드
찐 브로콜리는 이대로 핑거푸드로 줄 수 있습니다.

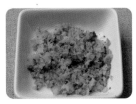
굵게 다진 브로콜리
찐 브로콜리는 다져서 줍니다.

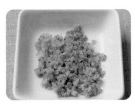
잘게 다진 것
초기에 굵게 다진 것, 잘게 다진 것 둘 다 먹일 수 있습니다.

당근 큐브

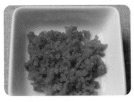
1. 굵게 다진 당근
찐 당근은 다져서 줍니다.

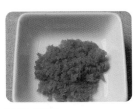
잘게 다진 것
좀 더 다져서 줄 수 있습니다.

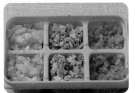
2.
큐브로 만들어 보관합니다.

무 큐브

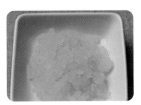
굵게 다진 무

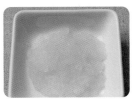
잘게 다진 무

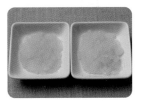
초기에 굵게 다진 것, 잘게 다진 것 둘 다 먹일 수 있습니다.

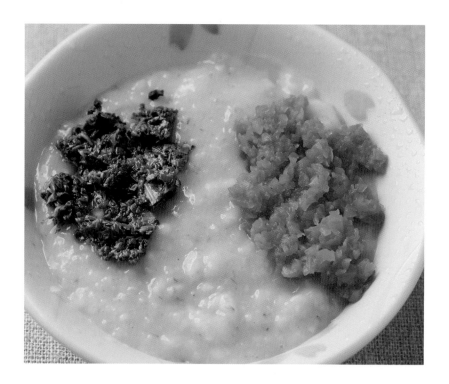

초기 메인디쉬

청경채당근죽

8배죽 30g, 청경채 10g, 당근 10g

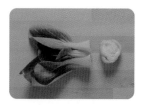

1.
당근은 얇게 썰고 청경채는 심
부위를 제거합니다.

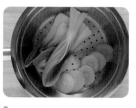

2.
찜기에 넣고 약 10분간 찝니다.

3.
②의 청경채는 칼로 다집니다.
칼로 다지면 좀더 질감 있게 이
유식을 줄 수 있습니다.

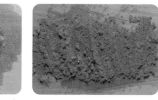

4.
②의 당근은 칼로 다진 뒤 칼등
으로 부드럽게 으깨어줍니다.
③과 ④를 죽 위에 얹어줍니다.

단호박
시금치
두부

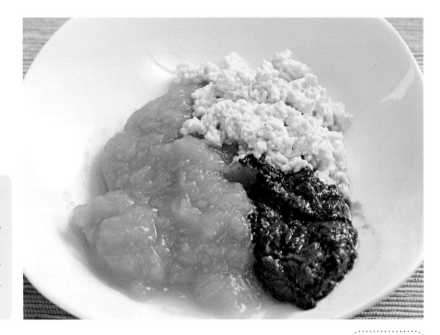

※ 두부와 시금치를 같이 먹어도 됩니다. 시금치를 익히거나 데친 후 사용하시면 되는데, 그래도 걱정되면 데친 시금치를 물로 한번 씻은 후 사용하시면 됩니다.

Recipe video

재료
단호박 30g, 시금치 10g, 두부 10g

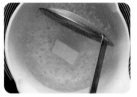

1.
물을 끓입니다. 끓는 물에 두부는 1~2분간 익혀주세요.

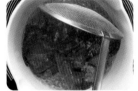

2.
시금치는 2~3분간 익혀주세요.

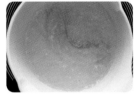

3.
단호박은 5분 정도 익혀주세요.

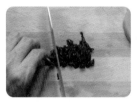

4.
시금치는 잘게 다진 후,

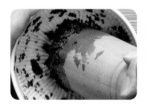

5.
절구에 넣고 으깨주세요.

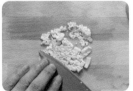

6.
두부는 대충 썬 후 칼등으로 으깨주세요.

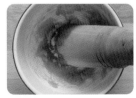

7.
단호박은 절구에 넣고 으깨주세요.

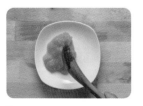

8.
단호박은 물이나 모유로 농도를 조절하며 그릇에 옮겨주고, ⑤와 ⑥을 함께 담아주세요.

한번 들어보세요

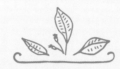

엄마아빠가 함께 하루에 뚝딱
만들기 쉬운 이유식

처음에 이유식을 만들 때는 조심스럽고 서툽니다. 그런데 시간이 지나다 보면 매 끼니 챙겨주는 것이 만만치 않습니다. 이럴 때 음식을 **한꺼번에** 조리해서 보관한 뒤 조합해서 먹이면 매우 편리합니다. 초기 이유식은 찜기를 이용해 재료를 푹 삶고, 믹서나 분쇄기로 갈아주면 됩니다. 이렇게 간 퓌레를 1회분씩 나눠 큐브 형태로 보관해도 좋고, 어울리는 식재료와 한꺼번에 갈아서 보관해도 좋습니다. 재료가 많고 처음이라 조리 시간이 길어질 수 있지만 엄마아빠가 함께 조리하면 일주일 분량 정도는 쉽게 준비해 둘 수 있습니다.

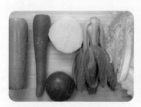

1. 재료 준비
재료를 준비해주세요. 애호박, 당근, 무, 청경채, 배추 등입니다. 무는 앞뒤 부위를 자르고 가운데 부위를 사용합니다.

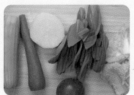

2. 재료 손질
껍질을 벗기고 깨끗이 씻어주세요. 배추와 청경채는 질긴 줄기는 제거하고 이파리 위주로 준비합니다.

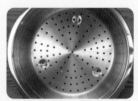

3. 찜기 준비
찜기 바닥에 물을 넣고 통을 덮어주세요.

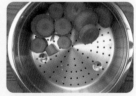

4. 재료 넣기
오래 익혀야 하는 순으로 재료를 넣어주세요. 먼저 당근을 넣어주세요. 역순으로 재료를 꺼낼 예정입니다.

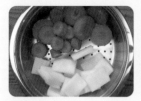

5.
무를 넣어주세요.

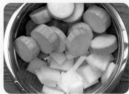

6.
애호박을 넣어주세요.

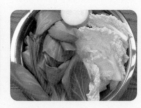

7.
이파리 채소(배추와 청경채)를 넣어주세요.

8. 찌기
찌기 시작합니다. 시간이 지날 때마다 재료를 하나씩 꺼내서 퓌레로 만듭니다.

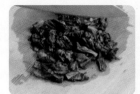

9. 찜기에서 꺼내기

7~8분이 지나면 먼저 청경채와 배추를 꺼내 갈리기 쉽게 적당히 잘라줍니다.

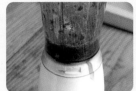

10. 갈기

믹서에 약간의 물을 넣고 청경채를 먼저 갈아줍니다.

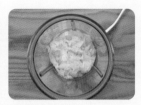

11.

배추도 믹서에 약간의 물과 함께 갈아주세요.

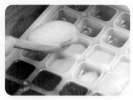

12. 보관하기

아이스큐브에 완성된 청경채퓌레와 배추퓌레를 담아주세요.

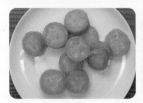

13.

찜기에서 12분 정도 익힌 애호박을 꺼내주세요. (7~8개월 아기가 먹기 좋은 핑거푸드입니다.)

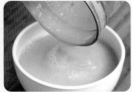

14.

처음에 잘랐던 그대로 믹서에 넣고 갈아주세요. 그릇에 옮겼다가 큐브로 옮겨주세요.

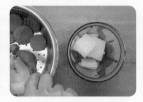

15.

약 15분 동안 찐 당근과 무는 다 익었는지 젓가락으로 찔러보고 꺼내줍니다.

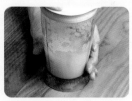

16.

먼저 무를 약간의 물과 함께 갈아줍니다.

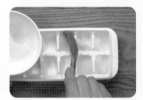

17.

아이스큐브에 완성된 무퓌레를 담아주세요.

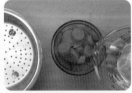

18.

마지막으로 당근을 믹서에 담고 약간의 물도 첨가합니다.

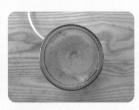

19.

믹서로 갈아주세요.

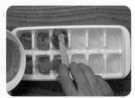

20. 보관하기

아이스큐브에 완성된 당근퓌레를 담아주세요.

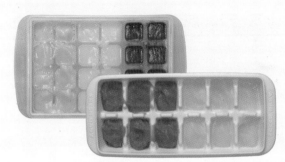

완성된 큐브는 이유식 만들 때 섞어주는 재료로 사용해도 되고, 녹여서 쌀죽 위에 따로 토핑처럼 얹어줘도 되고, 다른 그릇에 담아서 반찬처럼 사용해도 됩니다.

냉동실에서 1~2주일 정도 보관해서 사용하세요. 위쪽 큐브는 1개당 보통 7g이며, 아래 큐브는 1개당 20g입니다. 큐브에 음식을 담기 전에 물을 넣어서 큐브 1개가 몇 g(=cc)인지 확인하고 담으세요.

간편하게 조리하는 큐브 이유식

한번 들어보세요

Recipe video

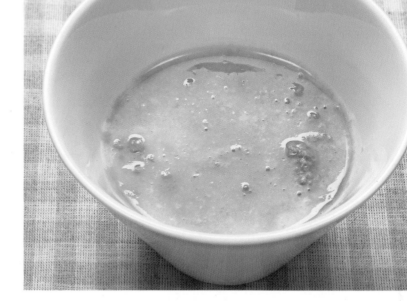

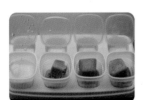

미리 얼려둔 냉동 큐브를 준비합니다.

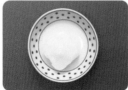

큐브 해동 ➡ 쌀죽

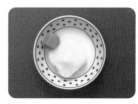

큐브 해동 ➡ 소고기죽

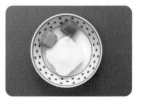

큐브 해동 ➡ 소고기브로콜리죽

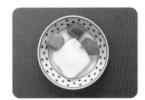

큐브 해동 ➡ 소고기브로콜리당근죽

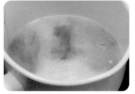

아가에게 먹일 재료를 조합해서 냄비에 넣고 해동합니다.

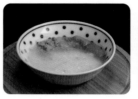

전자레인지에 해동해도 됩니다.

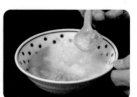

해동한 이유식은 데운 후 섞어서 먹여도 되고 쌀죽 위에 토핑처럼 얹어서 먹여도 좋습니다.

땅콩 알레르기 예방을 위한
땅콩소스 & 땅콩가루

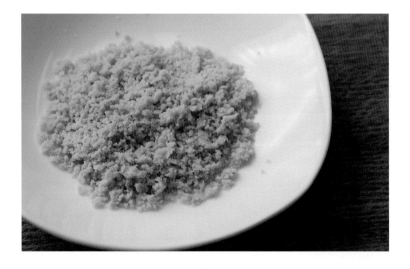

이유식 초기부터 꾸준히 땅콩을 섭취하면 땅콩 알레르기를 예방할 수 있습니다.

땅콩 단백 2g을 일주일에 3번 이상 3-5년 이상 꾸준하게 먹이면 땅콩 알레르기를 줄이는 효과를 기대할 수 있습니다. 어린 아기가 먹기 편하게 땅콩소스나 땅콩가루를 만들어 음식에 섞어서 먹이면 됩니다. 소아청소년과 의사와 상담 후 먹이는 게 좋습니다.

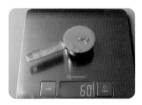

1.
100% 땅콩버터 60g을 계량해 줍니다.

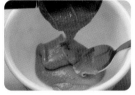

2.
①의 땅콩버터를 희석할 그릇에 옮겨줍니다.

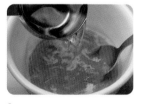

3.
②의 그릇에 뜨거운 물 1~2배를 부으며 녹입니다. 곱게 섞어주세요.

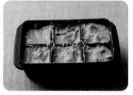

4.
완성된 땅콩소스는 1구 10g짜리 큐브에 나누어 보관합니다. 일주일에 3개 정도 먹입니다.

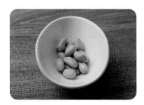

1.
껍질을 제거한 땅콩 10g을 준비합니다.

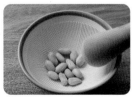

2.
①의 땅콩을 절구에 넣고 갈아줍니다.

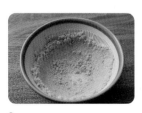

3.
곱게 갈아주세요.

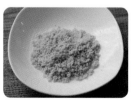

4.
완성된 땅콩가루는 음식을 조리할 때 섞어서 먹입니다.

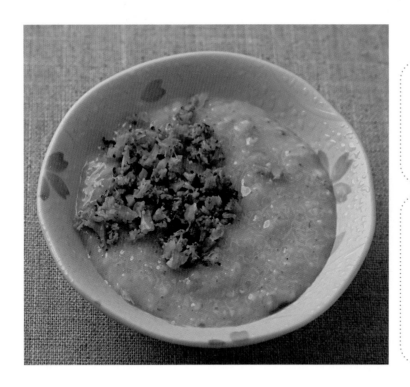

제공 식단 예.
고기 페이스트, 단호박퓌레를
함께 줘도 좋습니다.

+

+핑거푸드 가능
잘 먹는 아기는 6개월부터 핑
거푸드를 추가해줄 수 있습니
다. 하임리히법은 꼭 미리 알아
두세요.

+

초기 메인디쉬

브로콜리죽

재료

밥 15g, 오트밀죽 15g, 브로콜리 10g, 물 60cc

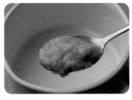

1.
밥을 갈아 냄비에 넣고 센 불에
끓여줍니다. 오트밀죽을 넣고
약한 불로 줄인 뒤 좀더 끓여줍
니다.

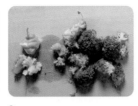

2.
브로콜리는 찜기에 넣고 10분간
쪄준 뒤 꽃 부분만 자릅니다.

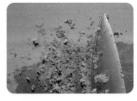

3.
칼등으로 꽃 부분을 부드럽게
다져줍니다.

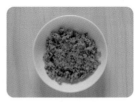

4.
③의 브로콜리를 그릇에 따로
담아 반찬으로 줘도 좋습니다.

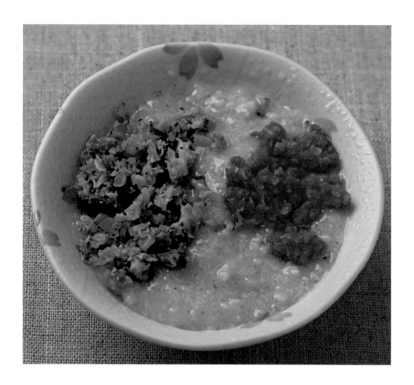

doctor's advice

#
땅콩소스를 추가해서 줄 수 있습니다.

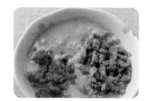

초기 메인디쉬

브로콜리당근죽

재료

밥 15g, 오트밀죽 15g, 브로콜리 10g, 당근 10g, 물 60cc

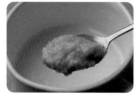 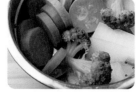 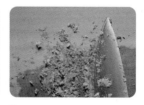 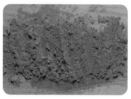

1.
밥을 갈아 냄비에 넣고 센 불에 끓여줍니다. 오트밀죽을 넣고 약한 불로 줄인 뒤 좀더 끓여줍니다.

2.
브로콜리와 당근은 찜기에 넣고 10분간 쪄줍니다. (다른 재료도 한꺼번에 쪄서 다음 이유식 때 사용하면 됩니다.)

3.
찐 브로콜리는 칼등으로 꽃 부분을 부드럽게 다져준 뒤 죽 위에 얹어줍니다.

4.
찐 당근도 다져줍니다. 좀더 부드럽게 줄 때는 칼등으로 으깨줍니다. 죽 위에 얹어줍니다.

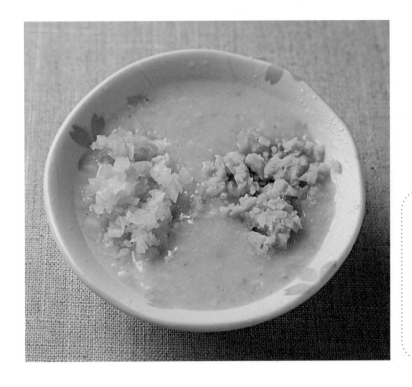

제공 식단 예.
고기 반찬이나 다른 이파리 채소 반찬과 같이 주면 좋습니다.

초기 메인디쉬
고구마양배추죽

채료
8배죽 30g, 고구마 10g, 양배추 10g

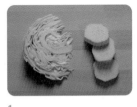

1.
고구마는 송송 썰고 양배추는 심 부위 약간과 함께 이파리를 준비합니다.

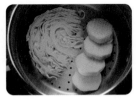

2.
찜기에 넣고 10분 정도 푹 익혀 줍니다.

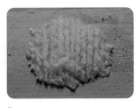

3.
②의 양배추를 칼로 잘게 다진 뒤 죽 위에 얹어줍니다.

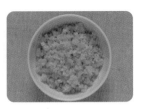

4.
②의 고구마도 잘게 다진 뒤 죽 위에 얹어줍니다. (이대로도 좋은 반찬이 되고 다른 죽 위에 뿌려줘도 좋습니다.)

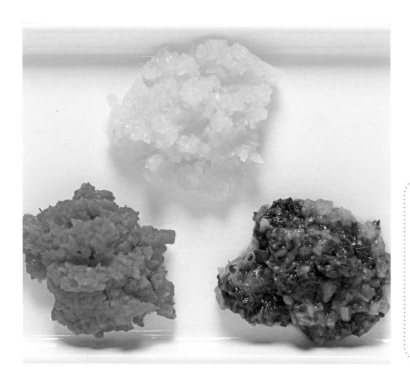

doctor's advice

#

7개월 되기 전에 적어도 이 정도의 질감은 먹이는 것이 좋습니다. 잘 먹으면 더 질감 있게 먹여도 됩니다.

제공 식단 예.

고기 반찬과 함께 밥+반찬 형식으로 식단을 구성해서 주면 좋습니다.

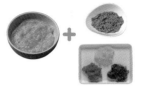

초기 사이드메뉴

삼색 채소 반찬

재료

양배추 10g, 청경채 10g, 당근 10g

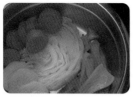 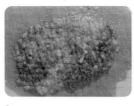 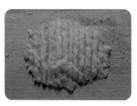 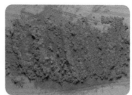

1.
손질한 청경채, 양배추, 당근을 찜기에 넣고 10분 정도 푹 익힙니다. (다른 재료를 함께 넣고 한꺼번에 쪄도 좋습니다.)

2.
①의 청경채는 칼로 다집니다.

3.
①의 양배추는 칼로 잘게 다집니다.

4.
①의 당근은 칼로 다진 뒤 칼등으로 부드럽게 으깨어줍니다.

초기부터 다양하게 쓰이는

달걀 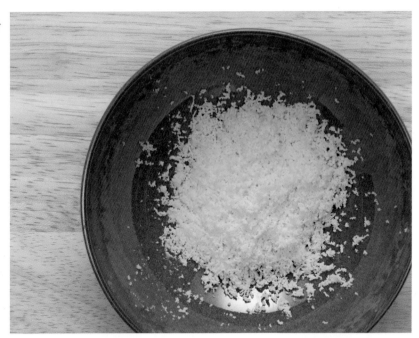 플레이크

doctor's advice

달걀은 이유식 초기부터 사용
할 수 있습니다. 예전에는 노
른자부터 시작해서 1~2개월
후에 흰자를 먹이라고 했지만
이제는 노른자와 흰자를 같이
시작해도 됩니다. 물론 요리에
따라서 노른자나 흰자만을 사
용해도 됩니다.

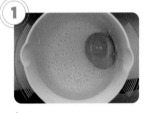

1.
달걀 1개를 약 15분 동안 삶습
니다. 반드시 완전히 익히세요.

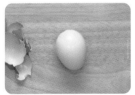

2.
달걀 껍데기를 까주고,

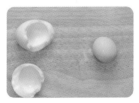

3.
노른자를 분리합니다.

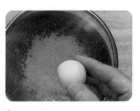

4.
노른자를 체로 쳐주거나 잘게
으깨서 주세요.

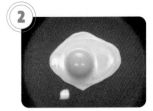

1.
팬에 기름을 살짝 두르고 달걀 1
개를 깨줍니다.

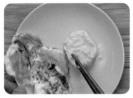

2.
양면을 충분히 익힌 후 노른자
를 분리해주세요.

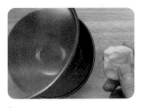

3.
체를 이용해 노른자를 곱게 쳐
주세요.

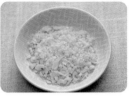

좀더 질감 있는 달걀플레이크
달걀 노른자를 칼로 다져주면
좀더 질감 있는 반찬으로 활용
할 수 있습니다.

달걀당근죽

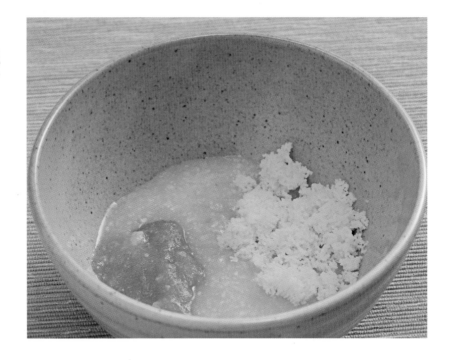

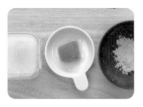

1.
쌀죽큐브 1개, 당근큐브 1개를 준비합니다.

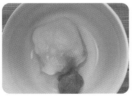

2.
냄비에 큐브를 담고,

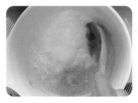

3.
약 5분 동안 끓여줍니다.

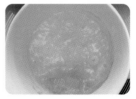

4.
이렇게 해동한 후 그릇에 담고 달걀플레이크를 뿌려주세요.

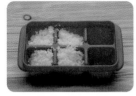

달걀플레이크 보관하기
큐브에 1회분씩 담아서 냉동보관하고, 죽 위에 뿌려서 주면 좋습니다.

유사 레시피
덩어리 음식을 조금씩 먹기 시작한 아가라면 계란지단을 잘게 다져주는 것도 한 방법입니다. 지단은 달걀을 깨서 풀어준 뒤 앞뒤로 노릇하게 구워서 썰면 됩니다.

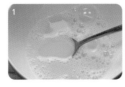

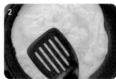

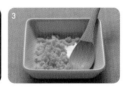

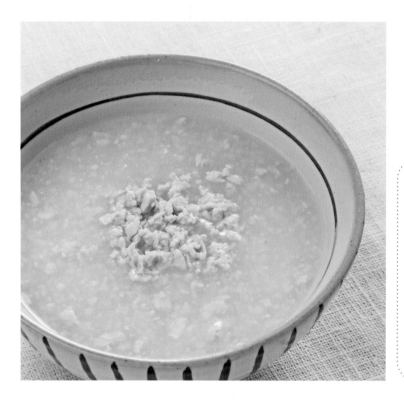

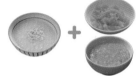

초기 메인디쉬

닭고기죽

밥 15g,

닭가슴살 10g,

물 80cc

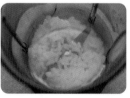

1.
믹서에 약간의 물을 넣고 밥을
대충 갈아주세요.

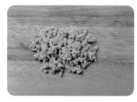

2.
닭가슴살은 분량의 물에 넣고
통째로 삶아서 곱게 다집니다.

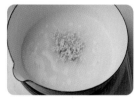

3.
냄비에 ①의 밥, ②의 닭 삶은 물
과 다진 닭고기를 넣고 센 불에
서 끓이다 부르르 끓어오르면
약한 불로 줄인 다음 5분 정도
더 끓입니다.

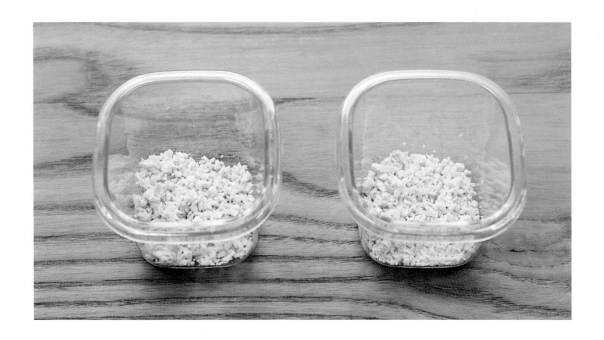

초기 토핑용 사이드메뉴

닭가슴살 플레이크

익힌 닭가슴살을 잘게 다져 보관하면 다른 요리에 뿌려서 사용할 수 있는 좋은 토핑 재료가 됩니다. 닭가슴살을 찌거나 삶아 월령에 맞게 플레이크로 만들어서 사용하고 남은 것은 따로 보관하세요.

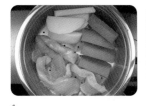 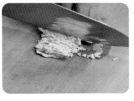 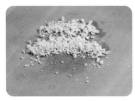 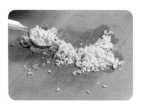

1.
닭가슴살을 찜기에 넣고 익힙니다. 다른 이유식(퓌레나 핑거푸드 등)을 만들 때 찜기 안에 같이 넣어도 됩니다.

2.
초기에 쓸 닭가슴살은 양이 많을 필요가 없습니다. 작은 덩어리를 골라 주세요.

3.
가로세로로 칼질을 해서 잘게 다져주세요.

4.
계량스푼을 이용해 10g씩(1회 분량) 따로 담아주세요.

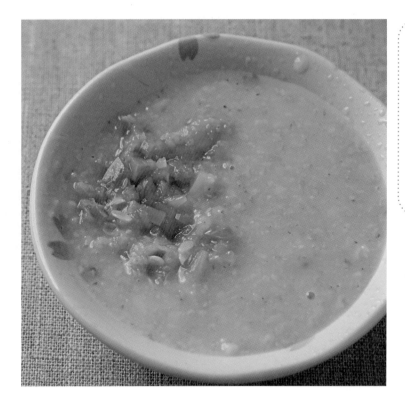

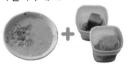

제공 식단 예.
애호박죽만으로 한 끼 식사가
부족해 보이면 고기와 채소를
섞어서 주세요. 냉동해둔 고기
큐브와 단호박 큐브를 해동해
서 같이 주세요.

초기 메인디쉬

애호박죽

7배죽 30g, 애호박 10g

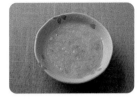

1.
7배죽 정도의 질감 있는 오트밀
쌀죽을 준비해주세요.

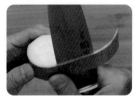

2.
애호박은 껍질을 벗기고 속살만
얇게 썰어주세요.

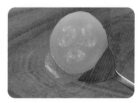

3.
냄비에 애호박을 넣고 익혀주세
요. 애호박이 약간 투명해질 때
까지 익혀주면 됩니다.

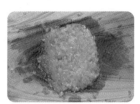

4.
애호박을 건져서 칼로 잘게 다
져주세요. (다진 애호박을 죽 끓
일 때 넣어줘도 됩니다.)

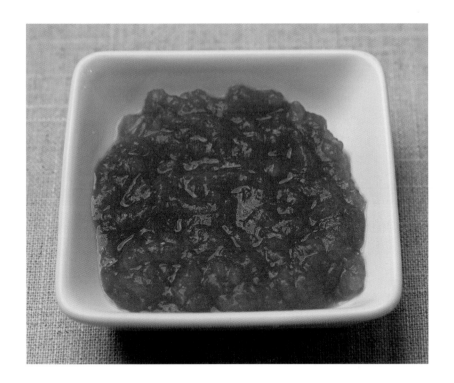

토마토 반찬

 재료
토마토 1개

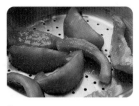

1.
껍질을 제거한 토마토는 과육만
찜기에 충분히 쪄줍니다.

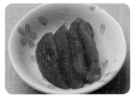

2.
찐 토마토는 얇고 길게 다듬어
서 핑거푸드로 줄 수 있습니다.

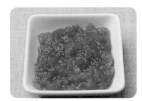

3.
②의 토마토를 대충 다져서 줄
수 있습니다. 맨 위 메인 사진은
좀더 잘게 다진 토마토 반찬입
니다.

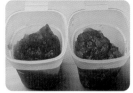

4.
완성된 토마토는 큐브에 보관해
서 뒤에 또 사용할 수 있습니다.

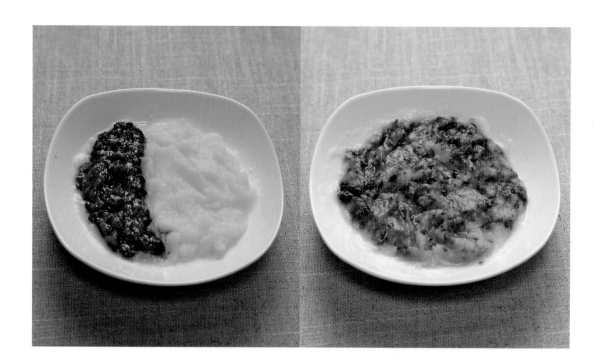

초기 메인디쉬

시금치감자퓌레

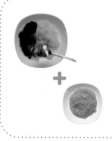

제공 식단 예.

감자는 쌀죽과 마찬가지로 탄수화물이 많아 주식으로 봅니다. 고기와 채소가 부족하지 않게 닭고기당근퓌레를 함께 주면 좋습니다.

재료

 감자 15g,

 시금치 5g,

 물 적당량

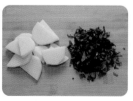

1.
감자는 껍질을 벗기고 얇게 썰어주세요. 시금치는 심을 제거하고 잎만 잘게 썰어줍니다.

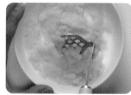

2.
감자를 냄비에 넣고 충분히 익힌 후 꺼내 매셔로 부드럽게 으깨줍니다.

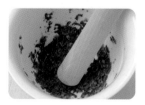

3.
시금치는 끓는 물에 부드럽게 삶아 물기를 빼고 절구로 으깨줍니다. ②와 ③을 그릇에 담아주세요.

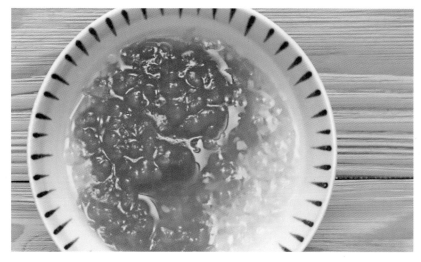

cooking point

\#

이유식 초기에는 대구나 도미 같은 흰살생선부터 시작합니다. 이유식으로 생선을 먹일 때는 간을 하지 말아야 하고, 가시를 잘 발라내고 먹여야 한다는 것도 잊지 마십시오. 완전히 익혀서 먹이는 것도 중요합니다.

\#

냉동 대구살을 사용해도 괜찮습니다.

초기 사이드메뉴

토마토소스 얹은 흰살생선

Recipe video

재료 2회분

 흰살생선 40g,

 토마토 50g,

 녹말물 약간

 물 50cc

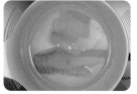

1.
손질한 대구살은 냄비에 넣고 5~7분간 충분히 삶아줍니다.

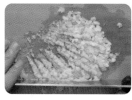

2.
①을 살짝 식힌 후 대구살을 건져서 잘게 다져줍니다.

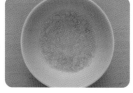

3.
②를 그릇에 담고 따뜻한 물을 살짝 잠길 정도로 붓습니다.

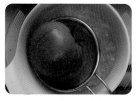

4.
토마토는 열십 자로 칼집을 내서 끓는 물에 데친 후 껍질을 벗기고 과육만 잘게 다져줍니다.

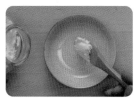

5.
접시에 녹말가루 1작은술과 찬물 2작은술을 담고 잘 개어서 녹말물을 만듭니다.

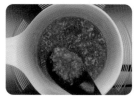

6.
④와 ⑤를 냄비에 붓고 5분 정도 끓입니다. 중간에 물을 더 넣어 주세요.

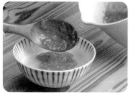

7.
③의 대구살에 ⑥의 토마토소스를 얹습니다.

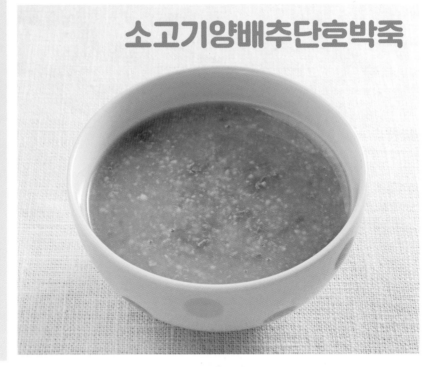

소고기양배추단호박죽

 재료

밥 15g,
소고기 5g,
양배추 10g,
단호박 10g,
물 60cc

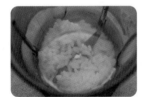

1.
믹서에 약간의 물을 넣고 밥을 대충 갈아주세요.

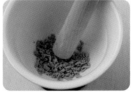

2.
얇게 썬 소고기는 썰어 끓는 물에 5분 정도 삶은 후 곱게 다져 절구에 넣고 으깹니다.

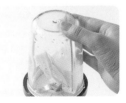

3.
양배추는 이파리 부분만 손질해서 약간의 물과 함께 믹서에 넣고 곱게 갑니다.

응용 레시피

소고기양배추죽에 단호박퓌레를 적당량 첨가해 먹여도 마찬가지입니다.

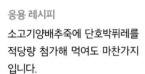 +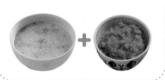

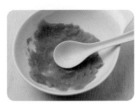

4.
잘 익힌 단호박은 껍질과 씨 부분을 제거하고 속살만 으깨주시면 됩니다.

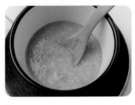

5.
냄비에 ①과 ②, 남은 물을 넣고 센 불에서 끓이다 부르르 끓어오르면 약불로 줄이고 ③과 ④를 넣고 5분 정도 더 끓입니다.

소고기양배추죽

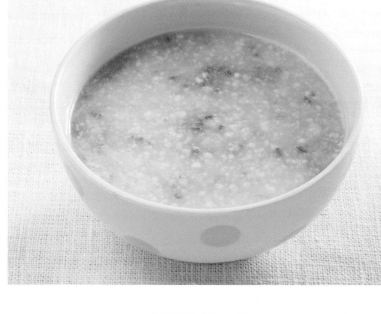

cooking point

#

쌀죽으로 시작해 2~3일 후에 고기를 첨가하고, 다시 2~3일 후에는 이파리 채소를 한 가지 더 첨가한 죽을 만들어 먹일 수 있습니다. 초기 이유식에는 기초 식품군을 골고루 먹이는 것이 중요하므로 그 다음에는 노란 채소인 단호박을 첨가하면 됩니다.

#

양배추의 두꺼운 심 부분은 섬유질이 많아 이유식에는 사용하지 않습니다. 부드러운 이파리 부분만 잘라서 사용하세요.

#

요리할 때는 레시피보다 두세 배 분량을 한번에 요리하면, 요리하기 더 편합니다.

재료

 밥 15g,

 소고기 5g,

 양배추 10g,

 물 60cc

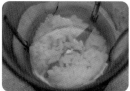

1.
믹서에 약간의 물을 넣고 밥을 대충 갈아주세요.

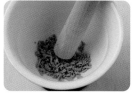
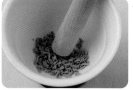

2.
소고기는 얇게 썰어 끓는 물에 5분 정도 삶은 후 곱게 다져 절구에 넣고 으깹니다. 또는 냉동해둔 소고기 페이스트를 해동합니다.

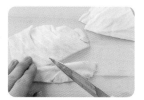

3.
양배추는 심 부분을 제거하고 이파리 부분만 손질합니다.

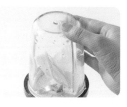

4.
③의 양배추와 약간의 물을 믹서에 넣고 곱게 갑니다.

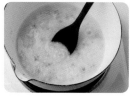

5.
냄비에 ①과 ②, 남은 물을 넣고 센 불에서 끓이다 부르르 끓어오르면 약불로 줄이고 ④를 넣고 5분 정도 더 끓입니다.

사과퓌레

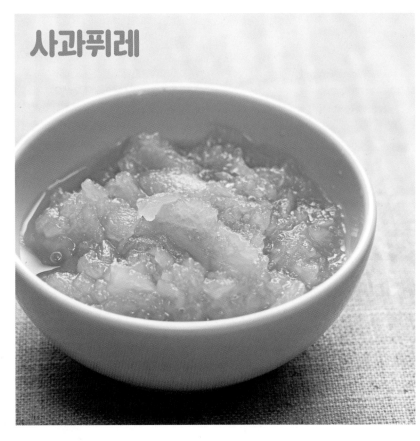

cooking point

\#
쌀죽, 고기, 이파리 채소, 노란 채소를 첨가했다면 이번에는 달지 않은 과일을 줄 수 있습니다.

\#
사과는 자극이 적어 이유식 초기부터 퓌레로 만들어 먹이기에 알맞은 재료입니다.

\#
사과퓌레는 밥 대신 먹이는 것은 아니고 이유식에 넣어도 좋고 퓌레로 만들어 간식으로 먹여도 됩니다.

응용 레시피
사과죽 대신에 쌀죽에 사과퓌레를 적당량 토핑처럼 얹어서 섞어 먹이면 사과죽을 만들어주는 것이나 마찬가지입니다.

재료
사과 1개, 물 100cc

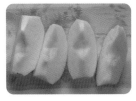

1.
사과는 껍질을 깎고 씨를 제거한 뒤 얇게 썰어주세요.

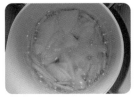

2.
①을 냄비에 넣고 물과 함께 7~8분 정도 충분히 익혀주세요. 사과가 투명하고 부드러워졌는지 확인해 주세요.

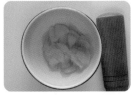

3.
②의 사과를 절구에 담고 으깨주세요.

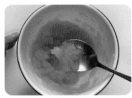

4.
아기가 질감을 느낄 수 있게 적당히 으깨주세요. 너무 갈지는 마세요.

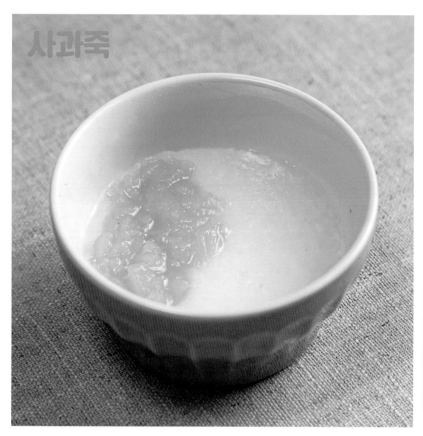

사과죽

doctor's advice

\#
사과죽은 입맛이 없을 때 간혹 한번 사용하면 좋습니다. 사과 너무 많이 넣지 마세요.

제공 식단 예.

사과죽에 오트밀을 첨가해서 주면 좋습니다. 소고기 큐브와 당근 큐브를 해동해서 밥+반찬으로 구성해서 밥상을 차릴 수도 있습니다.

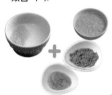

밥 15g, 사과 10g, 물 60cc

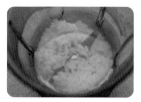

1.
믹서에 약간의 물을 넣고 밥을 대충 갈아주세요.

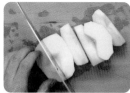

2.
사과는 껍질을 깎고 씨를 제거한 뒤 8조각 정도로 씁니다.

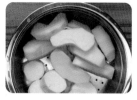

3.
②의 사과를 찜기에 넣고 8분 정도 완전히 익힌 뒤 절구에 넣고 으깨주세요.

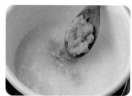

4.
불에서 끓이다 부르르 끓어오르면 약한 불로 줄인 다음 5분 정도 끓이고 마지막에 ③의 사과를 섞어주세요.

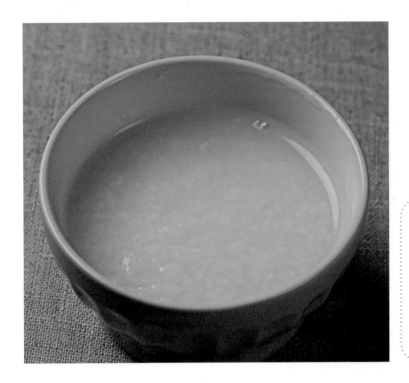

doctor's advice

\#

밀가루는 다섯 가지 식품군이
확보된 후, 이유식 초기부터
첨가하면 알레르기를 줄이는
데 도움이 됩니다. 쌀죽 만들
때 뿌려서 익혀주면 됩니다.
오트밀죽에 밀가루를 넣어줘
도 됩니다.

제공 식단 예.
닭고기당근감자퓌레나 소고기
페이스트와 함께 식단을 구성
해봅시다.

한 꼬집으로 완성하는

밀가루 쌀죽

재료

밥 25g, 밀가루 조금, 물 100cc

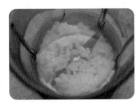

1.
믹서에 약간의 물을 넣고 밥을
대충 갈아주세요.

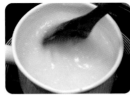

2.
①의 밥과 물을 냄비에 넣고, 남
은 물로 프로세서 벽에 붙은 쌀
도 냄비에 넣고 끓여주세요.

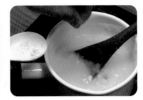

3.
끓어오르기 전에 밀가루를 한두
꼬집 넣고, 끓어오르면 약불로
줄여서 끓이세요.

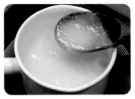

4.
3~5분간 잘 저어주며 끓입니다.
◆ 밀가루를 처음부터 같이 넣
고 조리를 해도 됩니다.

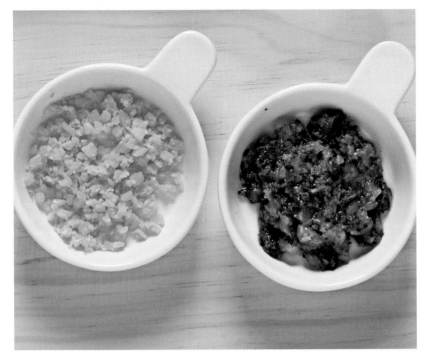

초기 사이드메뉴

고구마청경채

재료

고구마 10g, 청경채 10g

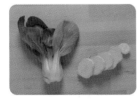 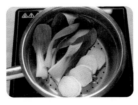 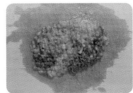 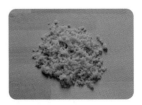

1.
청경채는 심을 제거하고 고구마는 얇게 썹니다.

2.
①을 찜기에 넣고 10~15분간 푹 익혀줍니다.

3.
②의 청경채를 칼로 다진 뒤 그릇에 담습니다.

4.
②의 고구마도 칼로 다진 뒤 그릇에 담습니다.

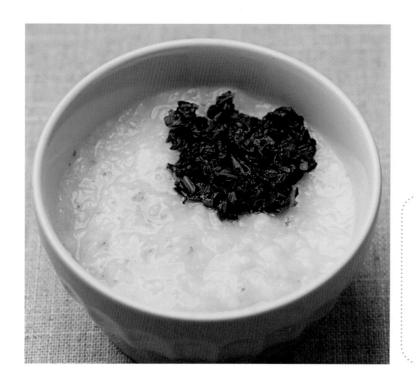

+핑거푸드 가능

잘 먹는 아기는 6개월부터 핑
거푸드를 추가해줄 수 있습니
다. 하임리히법은 꼭 미리 알아
두세요.

+

초기 메인디쉬

시금치죽

재료

7배죽 30g, 시금치 10g

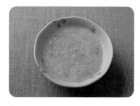

1.
7배죽 정도의 질감 있는 오트밀
쌀죽을 준비해주세요.

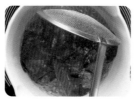

2.
시금치는 2~3분간 익혀주세요.

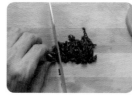

3.
시금치는 잘게 다져주세요.

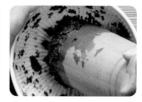

4.
③의 시금치를 절구에 넣고 으
깨준 후 죽 위에 얹어주세요.

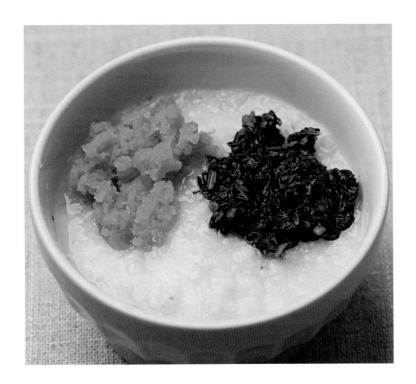

초기 메인디쉬

시금치단호박죽

 재료

7배죽 30g, 양배추 10g, 단호박 10g, 물 약간

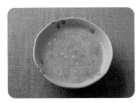

1.
7배죽 정도의 질감 있는 오트밀 쌀죽을 준비해주세요.

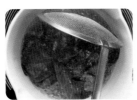

2.
시금치는 2~3분간 익혀주세요.

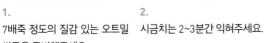

3.
시금치는 잘게 다져주세요.

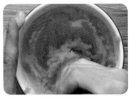

4.
익힌 단호박은 속살만 찜기에 5분간 찐 뒤에 절구에 넣고 으깨줍니다. ③의 양배추와 함께 죽 위에 얹어주세요.

단호박 퓌레

단호박퓌레를 아기에게 먹일 때는 아기가 쉽게 먹을 수 있는 만큼 물이나 모유로 농도를 조절해서 먹이면 됩니다.

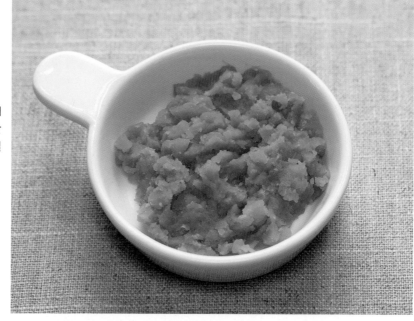

Recipe video

 재료

단호박 1개(320g)

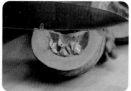

1.
단호박은 껍질이 단단하므로 전자레인지에 3~5분간 돌린 후 6~8등분 해주세요.

2.
단호박의 속을 파내고, 껍질도 깎아줍니다. (다 익힌 후에 깎아도 됩니다.)

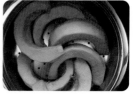

3.
찜기에 넣고 두께에 따라 5~10분 쪄주세요. 젓가락으로 눌러 푹 익었는지 확인합니다.

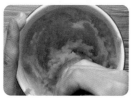

4.
한김 식힌 후 단호박을 꺼내 절구에 넣고 으깨줍니다.

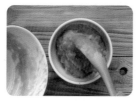

5.
그릇에 옮깁니다. 당장 먹일 단호박퓌레는 물이나 모유나 분유로 농도를 조절해서 먹이면 됩니다.

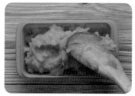

6. 보관하기
두고 먹일 것은 아이스큐브에 담아 보관하세요. 큐브 1개는 약 15g입니다.

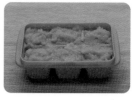

7.
냉장실에서는 1~2일, 냉동실에서는 1~2주일 정도 보관 가능합니다.

당근퓌레

제공 방식.

과일과 채소 퓌레는 이유식할 때 쌀죽 위에 토핑처럼 얹어 줘도 되고 반찬식으로 따로 줘도 됩니다. 물론 간식 삼아서 채소 퓌레만을 아가에게 먹여도 됩니다.

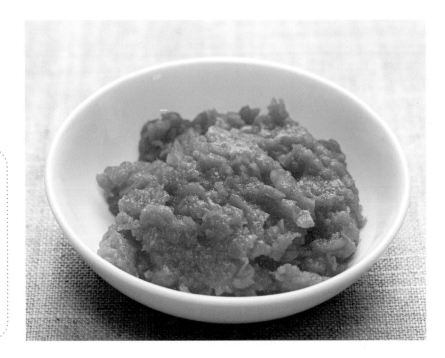

재료

당근 1개, 물 100cc

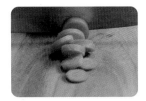

1.
당근은 양끝을 제거하고 얇게 썰어줍니다.

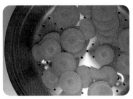

2.
찜기에 당근을 넣고 약 10분간 쪄주세요.

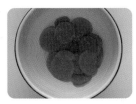

3.
찐 당근은 절구에 담습니다.

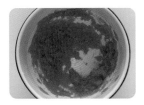

4.
당근을 으깨주세요. 물을 조금씩 첨가하면서 농도를 조절해 주세요.

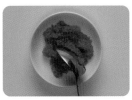

5.
그릇에 옮겨주세요.

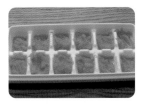

6. 보관하기
두고 먹일 것은 아이스큐브에 담아 냉동실에 얼립니다. 큐브 1개는 약 20g입니다.

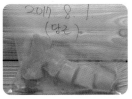

7.
하루 뒤에 큐브에서 꺼내 지퍼백에 만든 날짜를 적고 옮겨 담습니다. 냉동실에서 1~2주 보관 가능합니다.

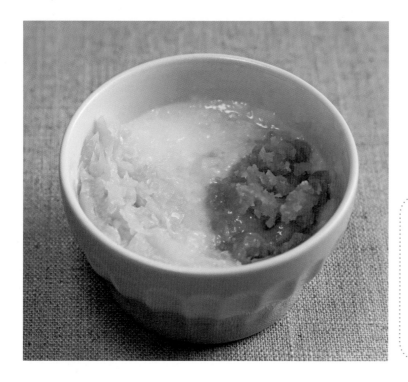

제공 식단 예.
오트밀이나 다른 잡곡, 고기 반
찬을 함께 주면 좋습니다.

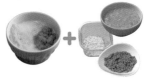

초기 메인디쉬

양배추단호박죽

재료

7배죽 30g, 양배추 10g, 단호박 10g, 물 약간

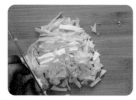

1.
양배추는 질긴 심 부분을 제거
하고, 잎 부분만을 잘게 썰어주
세요.

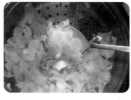

2.
찜기에 넣고 5분간 충분히 익혀
주세요.

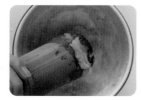

3.
②의 양배추를 절구에 넣고 으
깨줍니다.

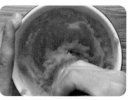

4.
단호박은 속살만 찜기에 5분간
찐 뒤에 절구에 넣고 으깨줍니
다. ③의 양배추와 함께 쌀죽 위
에 얹어주세요.

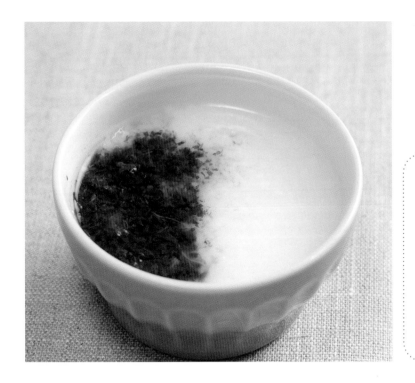

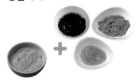

초기 메인디쉬

비타민죽

재료

밥 15g, 비타민 10g, 물 120cc

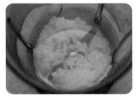 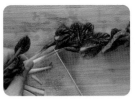 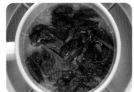 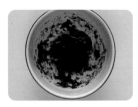

1.
믹서에 약간의 물을 넣고 밥을
대충 갈아주세요.

2.
비타민은 깨끗히 씻은 후 줄기
끝부분을 자르고 이파리만 사용
합니다.

3.
냄비에 물을 붓고 ②의 비타민
을 넣은 후 5~6분 정도 익혀주
세요.

4.
냄비에서 ③의 비타민을 건져
절구에 담고 으깨줍니다. 질긴
심은 제거해주세요.

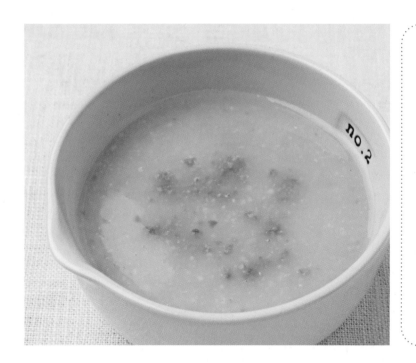

제공 식단 예.

고기를 섞어서 주세요. 고기퓌
레나 닭고기플레이크를 얹어
줘도 좋고, 냉동한 고기큐브를
해동해서 같이 줘도 좋습니다.
경우에 따라서는 당근 큐브를
해동해서 토핑처럼 얹어주는
것도 좋습니다.

혹시 아기가 채소죽을 잘 먹지
않는다면, 바나나퓌레를 소량
섞어서 주세요.

초기 메인디쉬

완두콩죽

재료

밥 15g, 완두콩 5g, 물 60cc

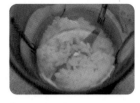

1.
믹서에 약간의 물을 넣고 밥을
대충 갈아주세요.

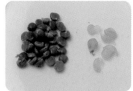

2.
불린 완두콩은 하나하나 껍질을
벗깁니다.
◆ 콩류는 껍질을 벗겨내야 합
니다. 자칫 껍질이 아기 목에 걸
릴 수도 있기 때문입니다.

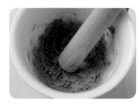

3.
②를 끓는 물에 5분 정도 익힌
뒤 절구에 넣고 으깹니다.

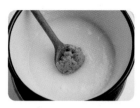

4.
냄비에 ①과 분량의 물을 넣고
센 불에서 끓이다 끓어오르면
약한 불로 줄인 다음 ③의 완두
콩을 넣고 5분 정도 끓입니다.

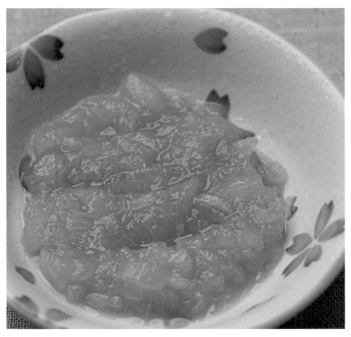

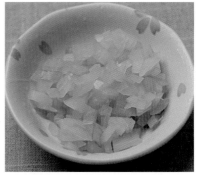

다진 양파 ↑
아기가 양파를 잘 먹으면 질감 있게 사용해도 됩니다.

양파 반찬

양파 1/2개, 물 적당량

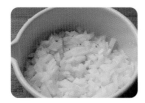

1.
양파를 잘게 다지고, 냄비에 넣습니다.

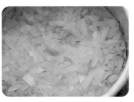

2.
①의 냄비에 물을 적당히 넣고 끓인 후 약한 불에서 서서히 졸입니다. (물이 부족해지면 첨가하면서 졸입니다.) 15분 정도 부드러워질 때까지 익혀주세요.

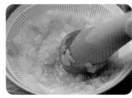

3.
②의 양파를 절구에 넣고 대충 으깹니다.

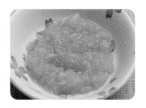

4.
반찬으로 사용하고, 큐브로 만들어도 됩니다.

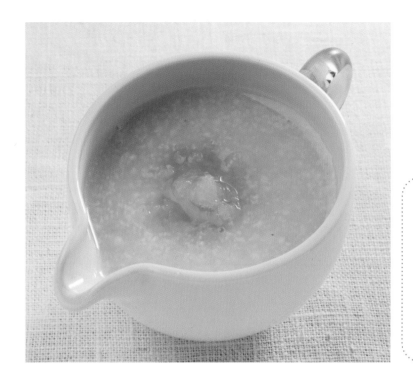

제공 식단 예.
고기의 대용이 되는 좋은 단백
질원, 두부를 요리해서 주면 좋
습니다. 단호박시금치두부 반
찬을 함께 줄 수 있습니다.

초기 메인디쉬
오이죽

재료

밥 15g,

오이 10g,

물 60cc

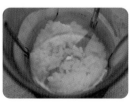

1.
믹서에 약간의 물을 넣고 밥을
대충 갈아주세요.

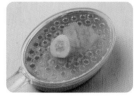

2.
오이는 껍질을 벗기고 강판에
곱게 갑니다.

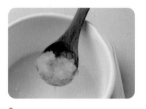

3.
냄비에 ①과 물을 넣고 센 불에
서 끓이다 부르르 끓어오르면
약한 불로 줄인 뒤 ②를 넣고 5
분 정도 끓입니다.

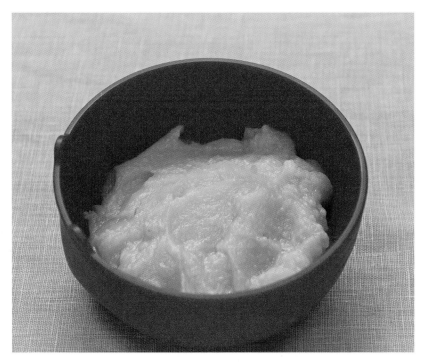

제공 식단 예.

고구마퓌레만으로는 한 끼 식사를 하기에는 부족하므로 미리 얼려 둔 고기와 채소 큐브를 해동해서 같이 주세요.

+

초기 메인디쉬

고구마퓌레

Recipe video

 재료
고구마 1개

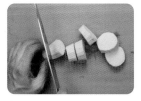

1.
고구마는 껍질을 깨끗이 제거하고 찌기 좋게 송송 썹니다.

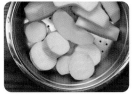

2.
찜기에 ①의 고구마를 넣고 10분 정도 푹 찝니다.
(다른 재료를 함께 쪄서 조리하면 효율적입니다.)

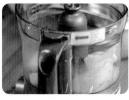

3.
찐 고구마는 한김 식힌 후 찜기에서 꺼내 약간의 물과 함께 푸드프로세서로 곱게 갈아줍니다.

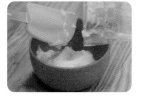

4.
그릇에 담아주세요.

초기 메인디쉬

브로콜리감자퓌레

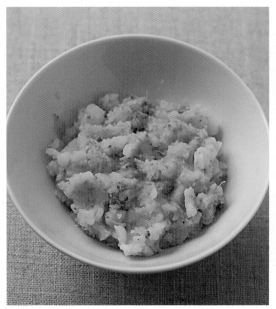 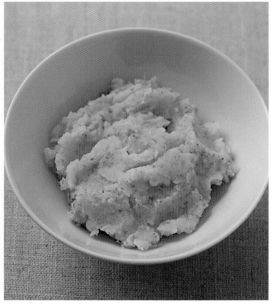

doctor's advice

아기가 잘 먹으면 왼쪽 사진처럼 질감 있게 조리해서 주고, 아기가
잘 못 먹으면 오른쪽 사진처럼 좀더 으깨서 줍니다.

 재료

 브로콜리 30g,

 감자 30g,

 물 150cc

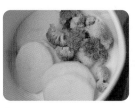

1.
감자는 껍질을 벗기고 얇게 썰
고, 브로콜리는 꽃 부분만 손질
하여 물과 함께 냄비에 넣습니
다.

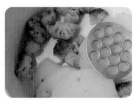

2.
10분 이상 감자와 브로콜리가
부드러워질 정도로 충분히 끓입
니다. 냄비 안에 남은 물은 버립
니다.

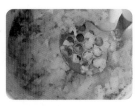

3.
②의 냄비 안에서 그대로 으깨
어줍니다.

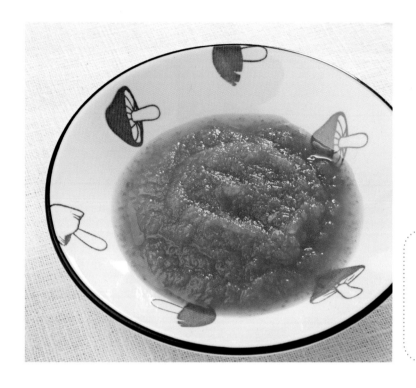

제공 식단 예.
잡곡죽과 함께 고기 큐브를 해
동해서 함께 주세요.

+

초기 사이드메뉴

당근사과퓌레

재료

당근 50g, 사과 50g, 물 100cc

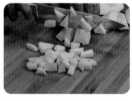

1.
사과는 껍질을 깎고 씨를 제거
한 뒤 송송 썹니다.

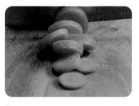

2.
당근도 송송 썹니다.

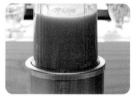

3.
냄비에 물과 당근을 넣고 10분
간 끓이다가 사과를 넣고 7~8분
더 충분히 끓입니다.

4.
③을 믹서에 넣고 간 뒤 아가에
게 먹일 만큼만 그릇에 담고 농
도를 조절합니다. 완전히 갈지
않아도 됩니다.

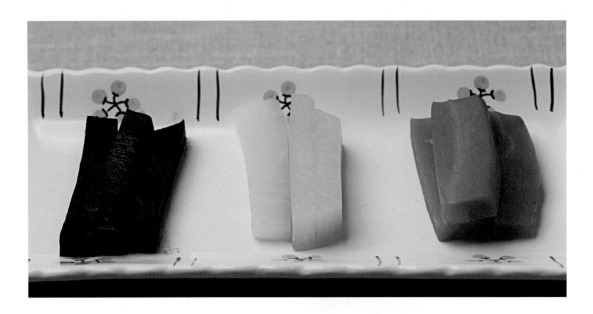

간식으로도 좋고 '아기 주도형'으로도 좋은

삼색 뿌리 핑거푸드

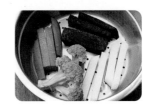

핑거푸드 쉽게 만들기
여러 가지 재료를 얇고 길게, 아기가 잡기 쉽도록 손질하여 찜기에 넣고 한꺼번에 찝니다. 충분히 물러졌으면 식힌 후 아기가 쥐고 먹을 수 있게 해주세요.

비트 핑거푸드

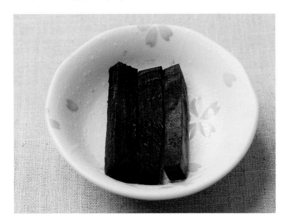

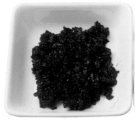 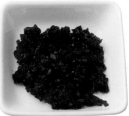

잘게 다진 비트(왼쪽), 굵게 다진 비트(오른쪽)
찐 비트는 다져서 반찬으로 사용할 수 있습니다.
다진 비트를 큐브에 담아 보관해서 큐브 이유식으로 사용하는 것도 좋습니다. (비트를 맨손으로 집으면 붉은 물이 묻는다는 것은 미리 알아두세요.)

무 핑거푸드

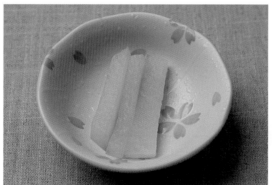

당근 핑거푸드

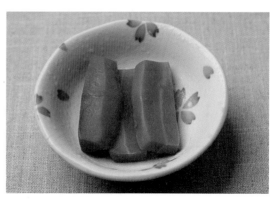

브로콜리 핑거푸드

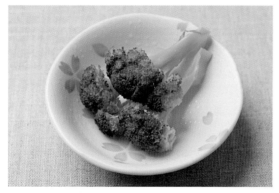

고구마 핑거푸드

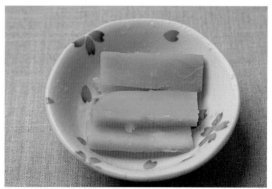

단호박 핑거푸드

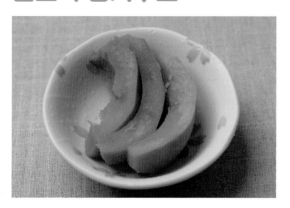

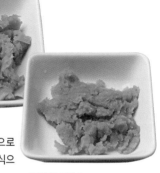

다진 단호박 ↑
찐 단호박은 다져서 반찬으로
사용할 수 있고, 큐브 이유식으
로 사용하는 것도 좋습니다.

으깬 단호박 ↑
으깨서 먹여도 좋습니다.

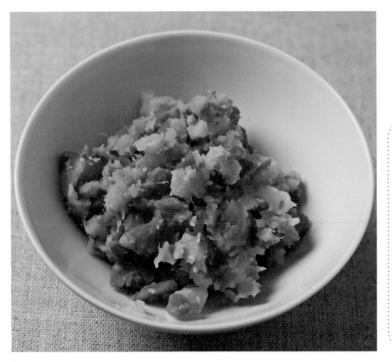

제공 식단 예.

고구마도 주식으로 보고, 두부 토마토와 양배추를 반찬으로 줄 수 있습니다. 두부로 단백질을 보충하고 녹색채소를 곁들여 영양 균형을 맞춰주세요.

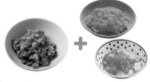

초기 메인디쉬
고구마당근매시

재료

고구마 1개,

당근 1개

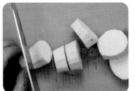

1.
고구마와 당근은 껍질을 깨끗이 깎고 송송 썹니다.

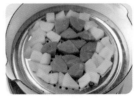

2.
찜기에 넣고 15분 정도 찝니다. 젓가락으로 찔러서 완전히 익었는지 확인해주세요.

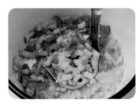

3.
물러진 ②를 매셔로 으깹니다. 아기가 먹기 어려워하면 물이나 모유(분유물)를 섞어 농도를 조절해주세요.

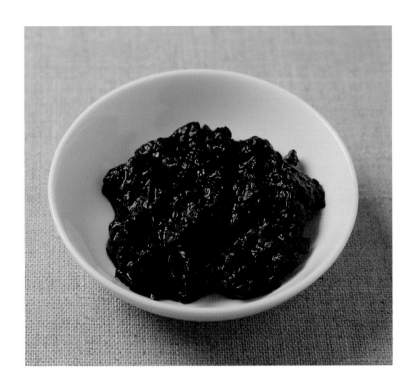

블루베리사과매시

사과 1/4개, 블루베리 15g

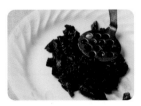

1.
잘게 다진 사과는 부드럽게 익을 정도로 10분 정도 익히고, 블루베리는 물에 잠길 정도로 냄비에 넣고 끓입니다. 이후 매시로 다집니다.

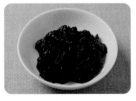

2.
간식으로 줘도 좋고,

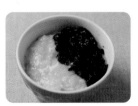

3.
오트밀쌀죽 먹을 때 반찬으로 줘도 좋습니다. 고기를 곁들여도 좋습니다.

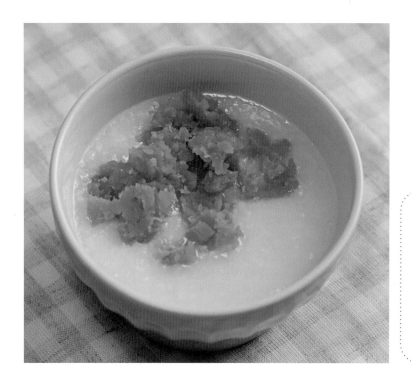

cooking point

\#
냉동 단호박을 사서 사용해도
됩니다.

제공 식단 예.
단호박죽에 잡곡 큐브나 소고
기 큐브, 브로콜리 큐브를 해동
해서 밥상을 차려주면 좋아요.

 +

초기 메인디쉬

단호박죽

재료

쌀죽 큐브 1개 50g, 단호박 15g, 물 약간

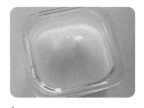

1.
냉동한 쌀죽 큐브 1개를 해동합
니다.

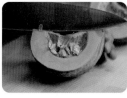

2.
단호박은 껍질이 단단하므로 전
자레인지에 3~5분간 돌린 후
6~8등분 해주세요.

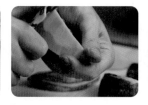

3.
단호박의 속을 파내고 껍질도
깎아준 후 찜기에 두께에 따라
5~10분 쪄줍니다. (젓가락으로
눌러 다 익었는지 확인합니다.)

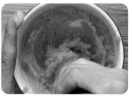

4.
한김 식힌 후 단호박을 꺼내 절
구에 넣고 으깨준 후 쌀죽 위에
얹어줍니다.

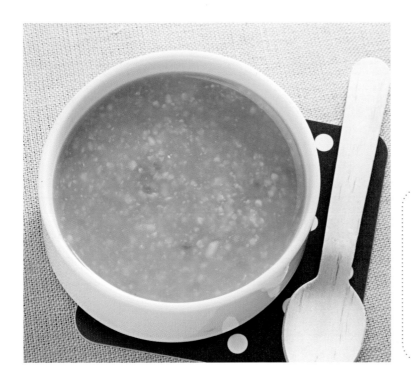

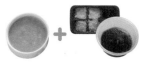

제공 식단 예.
냉동 보관한 달걀 플레이크나 토마토소스를 해동해서 토핑식으로 얹어서 함께 주세요.

초기 메인디쉬

완두콩단호박죽

 재료

 7배죽 15g

 단호박 10g

 완두콩 5g

 물 120cc

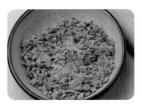

1.
완두콩은 하루 전에 물에 담가 두었다가 껍질을 벗긴 뒤 끓는 물에 삶아 절구에 넣고 으깨 주세요.

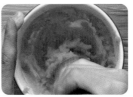

2.
단호박은 찜기에 찐 뒤 속살만 절구에 넣고 으깹니다.

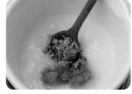

3.
냄비에 죽을 끓일 때 ①의 완두콩과 ②의 단호박을 넣고 약한 불로 5분 정도 더 익힙니다.

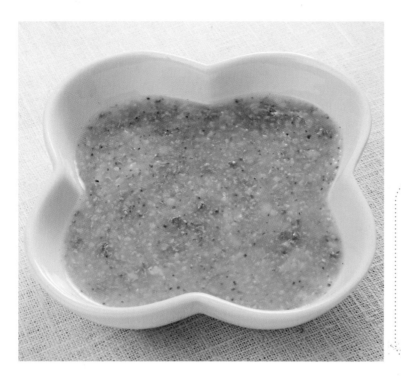

큐브이유식 활용 예.

쌀죽을 끓일 때 얼려둔 소고기 큐브와 브로콜리 큐브를 함께 넣어주면 됩니다. 사진의 큐브 1개는 보통 10~15g입니다.

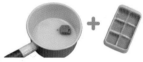

초기 메인디쉬

소고기브로콜리죽

재료

밥 15g, 소고기 10g, 브로콜리 10g, 물 60cc

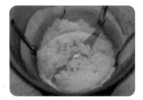

1.
믹서에 약간의 물을 넣고 밥을 대충 갈아주세요.

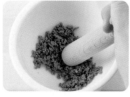

2.
소고기는 얇게 썰어 5분 정도 삶아서 곱게 다진 다음 절구에 넣고 으깹니다.

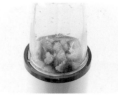

3.
브로콜리는 꽃 부분만 잘라서 질감이 부드러워지도록 3분 정도 데친 뒤 믹서로 갈아주세요.

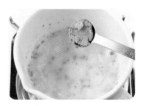

4.
냄비에 ①의 밥과 물, ②의 소고기를 넣고 센 불에서 끓이다 부르르 끓어오르면 약한 불로 줄인 다음 ③을 넣고 5분 정도 끓입니다.

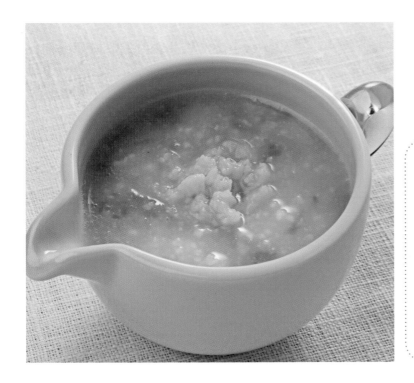

제공 식단 예.
생선토마토나 소고기페이스트,
청경채퓌레를 토핑식으로 얹
어 주거나 반찬으로 같이 먹일
수 있습니다.

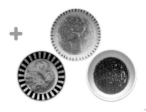

초기 메인디쉬

콜리플라워사과죽

재료

밥 15g, 사과 10g, 콜리플라워 5g, 물 60cc

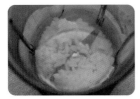

1.
믹서에 약간의 물을 넣고 밥을
대충 갈아주세요.

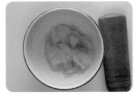

2.
사과는 얇게 썰어 익힌 후 절구
에 넣고 으깨줍니다.

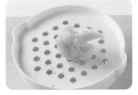

3.
콜리플라워는 꽃송이 부분만 손
질해 5분 정도 삶은 뒤 강판에
갑니다.

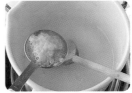

4.
냄비에 ①의 밥과 물을 넣고 센
불에서 끓이다 부르르 끓어오르
면 약한 불로 줄인 다음 ②와 ③
을 넣고 3분 정도 끓입니다.

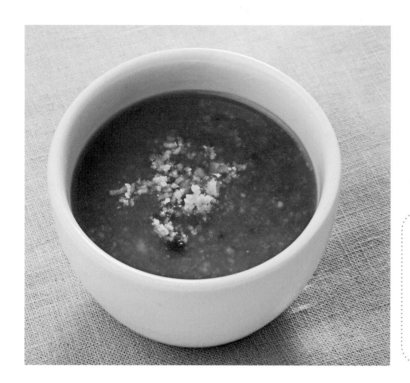

비트

비트는 무과의 뿌리채소로 무와 비슷한 맛을 내기 때문에 구하기 어려우면 무로 대체할 수 있습니다. 붉은색 천연색소로도 쓰이며, 이유식에 색을 낼 때도 좋습니다.
비트는 붉은 물이 들기 때문에 썰 때 위생장갑을 끼고 도마 위에 호일이나 우유팩을 까는 게 좋습니다.

제공 식단 예.
흰살생선토마토나 두부토마토를 사이드디쉬로 같이 줄 수 있습니다.

초기 메인디쉬

고구마비트죽

재료

밥 15g, 고구마 20g, 비트 5g, 물 60cc

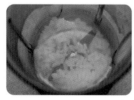

1.
믹서에 약간의 물을 넣고 밥을 대충 갈아주세요.

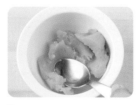

2.
고구마는 따로 찌거나 어른 밥할 때 같이 넣어 익힌 것을 숟가락이나 매셔로 으깹니다.

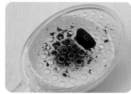

3.
비트는 끓는 물에 3분 정도 삶은 뒤에 강판에 갑니다.

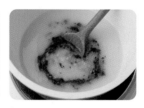

4.
냄비에 ①과 나머지 물을 넣고 센 불에 끓이다 부르르 끓어오르면 약한 불로 줄인 뒤 ②와 ③을 넣고 5분 정도 더 끓입니다.

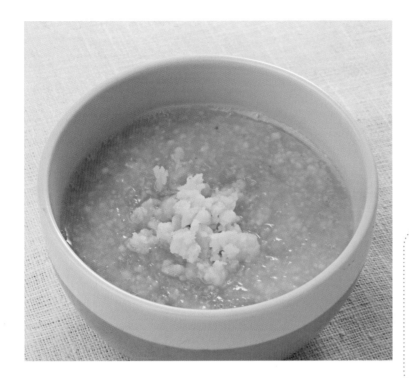

doctor's advice

\#

쌀로 죽을 만들 경우는 밥으로 대체 가능합니다. 사실 밥을 이용해서 죽을 만드는 것이 더 편하기 때문에 저는 밥으로 죽을 만드는 것을 더 권장합니다. 밥으로 죽을 만들 경우 흰쌀밥은 쌀밥 50과 오트밀 50으로 반반 섞은 것으로 만들어도 좋습니다.

제공 식단 예.
흰살생선토마토나 닭고기고구마퓌레를 사이드디쉬로 같이 줍니다.

+

초기 메인디쉬

감자오이죽

밥 15g, 감자 10g, 오이 5g, 물 60cc

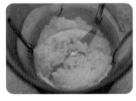

1.
믹서에 약간의 물을 넣고 밥을 대충 갈아주세요.

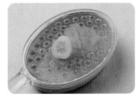

2.
오이는 껍질을 벗기고 강판에 갑니다.

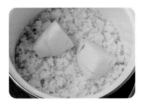

3.
감자는 껍질을 벗기고 어른 밥을 할 때 같이 넣어 찐 뒤 매셔로 으깨줍니다.

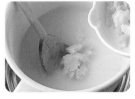

4.
냄비에 ①과 물을 넣고 센 불에서 끓이다 부르르 끓어오르면 약한 불로 줄인 다음 ②와 ③을 넣고 5분 정도 끓입니다.

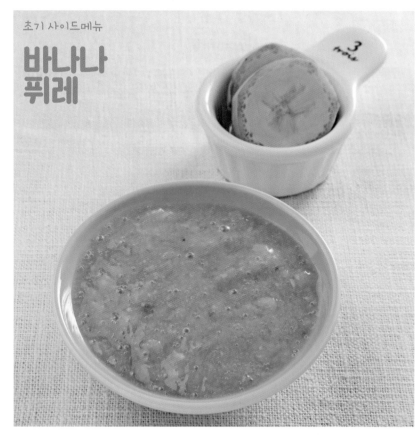

초기 사이드메뉴

바나나 퓌레

doctor's advice

\#

이유식으로 쓰는 바나나는 잘 익은 것을 사용하세요. 노란색이 선명하고 검은 점이 있는 것이 익은 것입니다. 녹색 빛이 도는 것은 덜 익은 것이므로 실온에서 수일간 숙성시키세요.

바나나는 가능하면 당도가 낮은 것으로 사용하세요.

바나나 1개

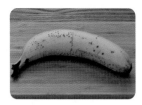

1.
몸에 검은 점이 많은 잘 익은 바나나를 준비해주세요

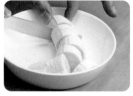

2.
껍질을 벗기고 송송 자르세요.

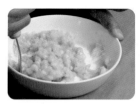

3.
매셔나 포크로 으깨주세요.

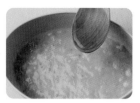

4.
되직하다 싶으면 모유나 분유물로 농도를 조절하면 됩니다.

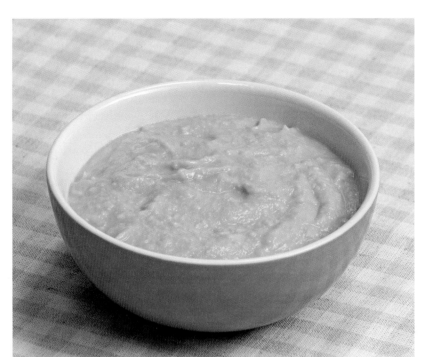

\#
아보카도와 바나나는 잘 익은
것을 사용하는데 다른 과일과
는 달리 익히지 않고 조리해서
먹일 수 있는 과일입니다.
\#
잘 익은 아보카도를 준비하기
힘든 경우가 많습니다. 이런
경우는 냉동 아보카도를 사용
해도 됩니다.

초기 사이드메뉴

아보카도퓌레

아보카도 1개, 물 50cc

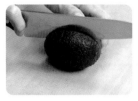

1.
잘 익은 아보카도는 세로로 칼
집을 깊숙이 낸 후 손으로 비틀
어 절반으로 나눕니다.

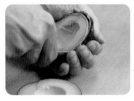

2.
숟가락으로 씨를 제거하고 과육
을 파냅니다.

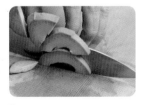

3.
②의 아보카도 과육은 송송 썰
어주세요. 아보카도는 점성이
높아 믹서 벽에 들러붙을 수 있
으므로 큼직하게 잘라주세요.

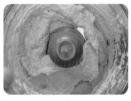

4.
분쇄기나 믹서에 약간의 물과
함께 갈아주세요. 벽에 붙은 것
은 확인해서 떼고, 물을 첨가하
며 부드럽게 갈아주세요.

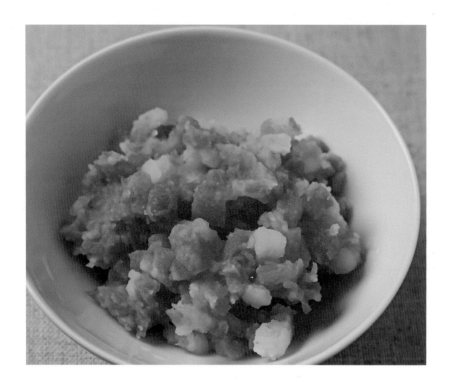

초기 메인디쉬

감자당근매시

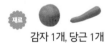
감자 1개, 당근 1개

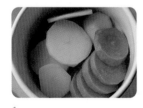

1.
감자와 당근은 껍질을 깨끗이 깎고 얇게 썰고 찝니다. 당근을 먼저 넣고 5분 정도 찐 뒤 감자 넣고 12분 정도 더 찝니다.

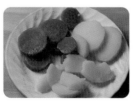

2.
젓가락으로 찔러서 익었는지 확인하고 그릇에 옮겨줍니다.

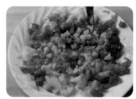

3.
②를 매셔로 으깹니다.

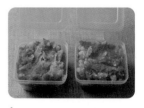

4.
먹을 만큼 아기에게 주고, 나머지는 큐브에 담아 보관합니다.

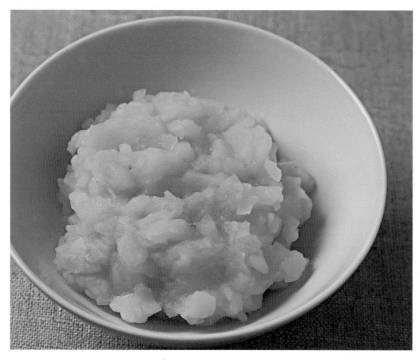

\#
서양 대파로 불리는 릭(leek)
은 잘 알려져 있지는 않지만,
대파보다 매운 맛이 적고 달아
서 이유식으로 사용할 수 있습
니다.
\#
릭 대신 대파의 흰 부분을 사
용해도 됩니다.

초기 메인디쉬

감자릭매시

재료 감자 1개, 릭 1개

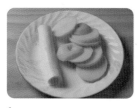

1.
감자와 릭은 껍질을 깨끗이 깎
아주세요.

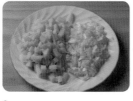

2.
잘게 썰어준 감자를 찜기에 넣
고 7분 정도 찌다가 다진 릭을
넣고 7분 정도 더 쪄줍니다.

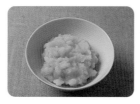

3.
②를 매셔로 으깹니다.

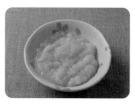

4.
분유나 모유를 섞어서 농도를
조절할 수 있습니다. 조리할 때
생우유나 분유를 적당량 넣고
조리할 수도 있습니다.

초기 이유식 Q&A

Q 모유를 먹이고 있어서 6개월에 이유식을 시작합니다. 처음에는 새로운 음식을 첨가할 때 일주일 정도 상태를 두고 보는 게 좋다는데, 그런 식으로 쌀죽 일주일, 쌀죽에 단호박 하나 넣고 또 일주일……, 이런 식으로 하다 보면 우리 아기는 7개월이 되어도 초기 이유식을 끝내지 못할 것 같아요. 이렇게 이유식이 늦어도 순서를 밟아서 채소부터 하나씩 넣어 먹이고 그 다음 고기를 넣고 그렇게 해야 하나요? 아니면 7개월이 되면 그냥 보통 아가들처럼 중기에 맞는 이유식을 해주어야 하나요?

A 이유식이 늦은 경우 포기하지 말고 오늘이라도 바로 시작하는 것이 중요합니다. 쌀죽을 먹이고, 2~3일 후에 고기를 시작하고, 다시 2~3일 후에 이파리 채소를 첨가하고, 다시 2~3일 후에 노란 채소를 첨가하는데 채소 종류는 두 종류를 한 번에 첨가해도 좋습니다. 이후 2~3일 후에 과일을 먹이면 됩니다. 이유식 처음부터 쌀죽에 오트밀을 반반 섞어 먹일 수 있는데 이때는 간격을 두지 않고 첨가할 수 있습니다. 그리고 7개월 전에 덩어리 있는 음식을 먹기 시작해야 하기 때문에 이유식이 늦은 경우 처음에는 음식을 갈아서 주다가 1~2주 후부터 바로 덩어리가 조금씩 있는 음식부터 시작해 점점 덩어리 크기를 키워가야 합니다. 진행을 빨리하라는 것은, 5가지 식품군을 빨리 첨가하라는 의미와 덩어리 있는 음식으로의 진행을 빨리 하라는 두 가지 의미입니다. 참고로 모유를 먹이는 아기는 만 6개월에 고기를 첨가하는 것이 철분과 아연같이 필수적인 영양소를 섭취하는 데 정말 중요합니다. 고기는 육수만 주지 말고 고기 자체를 갈아서 주어야 합니다.

Q 4개월 조금 지나서부터 이유식을 시작한 분유 먹는 아기입니다. 조금 있으면 6개월이 되고요. 처음엔 이유식을 정말 잘 먹었는데, 요즘은 이유식을 주면 안 먹으려고 난리를 칩니다. 과일 같은 걸 줘도 안 먹고요. 분유 외에는 아무것도 먹으려 하질 않네요. 어떻게 해야 하나요?

A 이유식을 잘 먹던 아가가 갑자기 이유식을 먹지 않을 때는 여러 가지 원인이 있습니다. 가장 흔한 경우가 분유나 모유를 먹이는 양이 줄지 않아서입니다. 이유식을 시작하는 시기인 5, 6, 7개월은 하루에 아가가 먹는 에너지 총량은 거의 마찬가지입니다. 이유식으로 하루 15%의 에너지를 먹으면 수유량은 그만큼 줄어야 합니다. 그런데 이유식을 하고도 수유량을 줄이지 않으면 조만간 이유식을 잘 안 먹게 될 수밖에 없습니다. 간혹 수유량이 더 늘어나는 경우도 있는데 이런 경우 모유나 분유만으로 충분한 영양을 섭취하게 되면 배가 불러서 더 이상 이유식을 먹기 힘들 것입니다. 분유를 적게 줘봐도 이유식을 안 먹는다고 말씀을 하지만, 아가들도 이제는 엄마가 조금 있으면 포기하고 분유를 줄 거란 사실을 빤히 알기 때문에 그렇게 한두 번 적게 주는 것으로 잘 먹게 될 것을 기대하진 마십시오. 모유나 분유도 지나치게 많이 먹으면 그게 바로 편식입니다. 또 다른 경우는 밤에 안 먹거나 적게 먹던 아가가 갑자기 밤에 더 먹는 경우입니다. 이 경우 역시 모유나 분유로 충분한 영양을 섭취하기 때문에 더 이상 먹지 않는 경우인데, 이 경우는 밤에 수유하는 것을 줄이다가 끊는 것이 좋은데, 그게 바로 되는 게 아닙니다. 밤에 열심히 먹는 아가는 우선 낮에 많이 먹이기 위해 노력하고, 잘 때 먹으면서 잠드는 버릇이 들지 않게 먹고 난 후에 혼자 누워 잠드는 습관을 들이도록 하십시오. 밤에 깼을 때도 바로 젖부터 물리지 말고 혼자서 다시 잠들 수 있게 기회를 주십시오. 그래도 아가가 먹고자 할 때는 일단 물리되 서서히 먹이는 양을 줄이면서 잠들게 해주는 것이 좋습니다. 이렇게 밤에 먹는 양을 줄이면서 서서히 모유나 분유의 양을 줄이면 서서히 이유식의 양이 늘게 됩니다. 이유식을 잘 먹지 않는다고 모유나 분유를 더 먹일 생각은 절대로 해서는 안 됩니다.

물 먹이기

Q 물은 언제부터 얼마나 먹일까요?

A 이유식을 시작하기 전에는 아기가 먹는 모유나 분유만으로 아기에게 필요한 수분은 충분히 보충할 수 있으므로 물을 따로 먹일 필요는 없습니다. 일반적으로 권장되는 물의 양은 6개월부터 돌까지는 하루 120-240cc 정도입니다. 이걸 이유식 먹은 후나 중간중간에 조금씩 나누어서 먹이시면 됩니다. 돌부터 세 돌까지는 모유나 우유, 주스를 포함해서 물을 하루 4컵 정도 먹이시면 됩니다. 다시 이야기하면 우유를 2컵 먹으면 물은

2컵 먹으면 됩니다. 물론 이 수치는 절대적인 수치는 아닙니다. 조금 더 먹는다고 문제가 되는 것은 아니고 날이 더워 땀을 많이 흘리는 경우나 아이가 목말라하는 경우는 물을 더 먹여도 좋습니다. 만 6개월부터는 안전한 물이라면 끓였다 식힌 물을 먹이지 않아도 되지만, 돌까지는 끓였다 식힌 물을 먹이는 것이 좋을 겁니다. 정수기 물 그대로 먹이는 것은 권장하지 않습니다.

Q 아가가 6개월이 되어서 이제 이유식을 시작하려 하는데요. 저는 꼭 만든 이유식으로 해주고 싶은데, 직장 때문에 쉽지가 않네요. 뭐 좋은 방법이 없을까요? 일주일 치를 만들어서 냉동해 놓고 먹여도 되나요?

A 제일 좋은 것은 매일 만들어주는 것이고, 그게 안 되면 일주일치 만들어서 2일치는 냉장해서 먹이고 나머지는 냉동을 해서 먹이면 됩니다. 쌀죽도 미리 만들어 1회 먹을 분량씩 얼려두었다 녹여서 바로 주시면 됩니다. 이유식에 들어가는 재료도 각각 미리 조리해서 1회 분량을 얼려두고 먹일 때 같이 녹여서 먹이면 간단하게 먹일 수 있답니다.

Q 이유식 먹일 때 엄마 젖이나 분유를 먼저 주어야 할까요, 아니면 이유식을 먼저 주어야 할까요?

A 어느 것을 먼저 주든 큰 문제 없습니다만 초기에는 이유식을 먼저 주고 수유를 하는 경우가 많습니다. 다만 처음 이유식을 먹일 때는 잘 안 먹는다면 모유나 분유를 조금 준 후에 반 스푼 정도의 이유식을 주고 다시 모유나 분유를 주는 것이 좋습니다. 적응이 되면 모유나 분유를 주기 전에 먼저 이유식을 먹이는 것이 더 좋습니다. 그리고 이유식 초기에는 이유식을 먹자마자 수유를 하는 것이 좋습니다. 다만 젖이 줄어 고민인 엄마라면 이유식을 먹이기 전에 엄마 젖을 주는 것이 도움이 됩니다.

Q 이유식을 먹일 때 이유식과 수유를 붙여서 먹여야 하는 이유가 있나요? 수유 후 2시간쯤 지나서 배가 좀 꺼진 다음 이유식을 주면 더 잘 먹을 것 같은데요?

A 이유식 초기에 이유식의 양이 아직 많지 않고 수유를 많이 할 때 수유하고 한참이 지난 후 이유식을 먹이겠다는 것은 좀 곤란한 이야기입니다. 그렇게 시간을 띄우

다 보면 자칫 하루 종일 먹는 것에만 시간을 보내는 사태가 발생할 수도 있습니다. 아가들은 한 번에 충분한 양을 먹는 것도 배워야 합니다. 한 번에 많이 먹고 시간 간격이 벌어져야 적당히 배고파져서 시장을 반찬으로 다시 잘 먹게 됩니다. 양이 적을 때부터 같이 먹이는 습관을 잘 들여야 양이 좀 늘어도 같이 먹일 수 있습니다. 하지만 한 번에 충분한 양의 이유식을 먹게 되는 이유식 중기인 7~8개월에는 이유식과 수유를 따로 먹이게 됩니다. 다시 말하면 처음에는 이유식과 수유를 붙이다가 이유식의 양이 충분하게 늘어나면 따로 먹이는 것이 좋습니다.

Q 이유식 시작한 지 한 달이 조금 넘었는데, 아가가 요즘 변을 항상 묽게 하루에 2번 정도 보네요. 이유식을 시작하면서 그런 것 같은데 괜찮은 건가요?

A 이유식을 하면 변을 묽게 보는 경우가 있습니다. 대개의 경우는 별 문제가 없고, 하루 2회 변을 보는 경우 변 그 자체가 나쁘지 않고 아가에게 다른 이상이 없다면 별 문제가 없는 경우가 많습니다.

Q 이유식을 먹일 때, 아가용 식탁을 꼭 사용해야 하나요? 또 어떤 자세로 먹이는 게 가장 좋은지 알고 싶습니다.

A 이유식은 처음부터 한자리에 앉아서 먹는 습관을 들이는 것이 좋습니다. 아가용 식탁을 사용하는 것이 무난합니다. 만일 제대로 앉지 못한다면 일시적으로 안고 먹일 수는 있습니다. 가능하면 안전벨트가 부착된 아가용 의자를 준비해서 가족과 함께 식사를 할 수 있도록 하는 것이 올바른 식습관을 익히는 데 좋습니다. 식사 중에 돌아다니면서 먹는 버릇은 바로 이 시기에 만들어집니다. 이유식을 먹을 때 의자를 사용하면 다음과 같은 장점이 있습니다. 첫째, 일정한 자리에 앉아 식사를 할 수 있습니다. 따라서 훗날 밥을 먹이기 위해 아가 뒤를 계속 따라다녀야 하는 일을 막을 수 있습니다. 둘째, 아가의 눈높이가 높아져 식탁 위를 내려다볼 수 있기 때문에 시각적으로 식욕을 돋우는 데 도움이 됩니다. 셋째, 어른들이 사용하는 식탁에 의자를 갖다 놓고 이유식을 먹이는 것만으로도 아가는 가족들과 함께 식사를 하는 것이라고 인식하게 됩니다. 실제로 아가들은 다른 사람들과 함께 식사하는 것을 무척 좋아합니다.

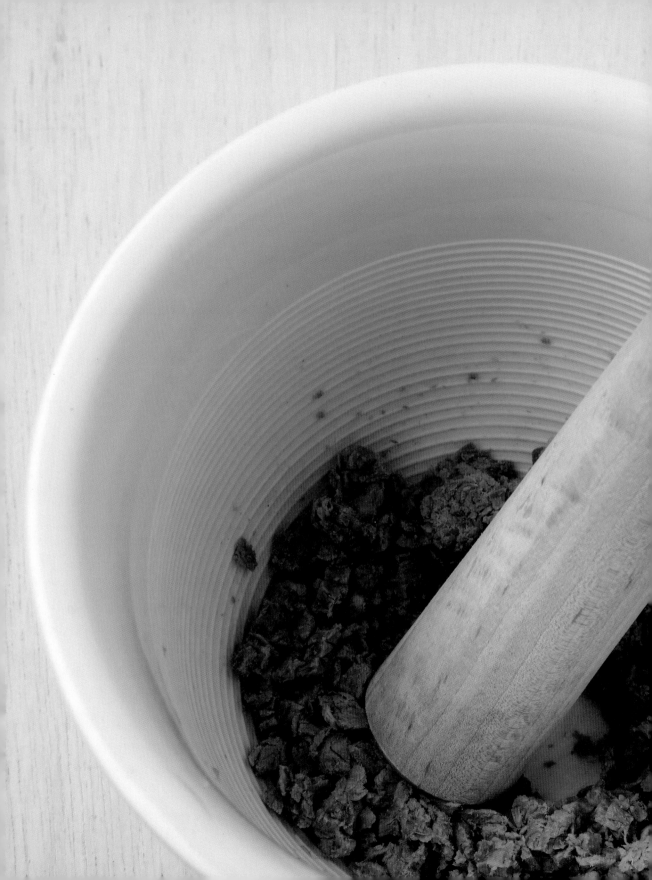

PART 4

중기 이유식
생후 7~8개월

음식의 맛과 질감을
느끼고 배우는 시기예요.
흘리고 묻히고 엎고 쏟더라도
아기에게 숟가락과 컵을
쥐여 주고 격려해 주세요~!

한번 들어보세요
▶

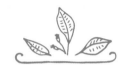

한눈에 보는 중기 이유식 전반

- **시기** 7개월

이유식 시작 시기와 상관없이 이유식 진행이 제대로 된 아기들은 7개월에 중기 이유식을 먹을 수 있습니다. 잘 먹는 아기들은 중기에 후기 이유식을 시도해보셔도 됩니다. 몸무게가 정상이고 하루 수유량이 500~600cc 이상만 되면 이유식 횟수도 2~3번으로 먹일 수 있습니다.

- **수유와 이유식** 병행

아직은 수유와 이유식을 붙이는 것이 일반적입니다. 하지만 이유식 진행이 빨라 한끼에 충분한 양의 이유식을 먹게 되면 이유식 후 수유를 붙여 먹이지 않아도 됩니다.

- **수유와 수면** 수유량이 줄면서 밤중 수유 중단

이유식을 하면 수유량이 조금씩 줄어듭니다. 아직도 밤중 수유를 하고 있다면 서서히 줄여서 끊으세요.

- **수유 대 이유식 칼로리 비율** 7 : 3

중기 전반의 수유 대 이유식 칼로리 비율은 아기마다 약간 다릅니다. 보통 8 : 2 ~ 7 : 3 정도로 보면 됩니다.

모유(분유) 수유	이유식

- **이유식의 질감**

연한 두부 정도의 굳기

갈지 말고 잘게 다져주면 됩니다. 손으로 으깨지는

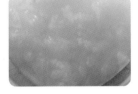

연한 두부 정도의 굳기로 주는데 채소도 손가락으로 쥐면 으깨질 정도의 굳기가 좋습니다.

- **하루 이유식 횟수** 2~3회

- **이유식의 양** 70~100g

7배죽 내지 5배죽의 쌀죽만으로는 50~70g 정도 됩니다. 채소와 고기를 더 첨가하면 100g 이상을 먹기도 합니다. 아기가 먹는 정도에 따라 질감과 양은 가감할 수 있습니다. 잘 먹는 아기의 경우 하루 100g 정도를 3회 먹기도 합니다.

- **시간** 오전 9시, 오후 5시

엄마가 오후 시간이 편하면 오후에 시작해도 됩니다. 2회를 먹이면 오전 9시와 오후 5시, 3회를 먹이면 오전 9시, 오후 1시와 5시에 먹입니다.

- **새로운 음식 첨가 간격** 2~3일

- **이유식 진행 방법과 식품군별 한 끼의 양**
  - 초기 이유식 후반과 같이 7배죽을 먹일 수 있지만 빠른 아기들은 질감이 좀더 큰 5~2배죽을 먹어도 됩니다. 초기 후반보다 질감이 더 있는 것이 좋으며, 서서히 물의 양을 줄여 5배죽이나 그보다 더 빨리 진행해도 좋습니다
  - 고기는 매일 주고, 생선은 일주일에 두 번 넘기지 말고, 기름 많은 생선은 피하세요. 두부와 계란도 간혹

- **중기 전반의 이유식 사례** 당근시금치소고기죽 (쌀죽에 고기가 들어 있어도 상관없습니다.)

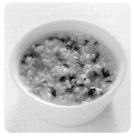
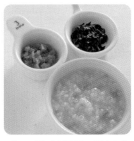
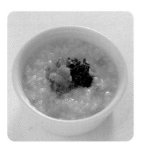

재료를 한꺼번에 넣고 조리하기　　소고기죽과 반찬을 따로 주기　　반찬을 토핑식으로 얹어 주기

주는 것이 좋습니다. 소고기를 주로 먹이지만 돼지고기 먹여도 되는데 기름이 적은 부위를 선택하세요.
- 이파리 채소와 노란 채소도 매일 주세요. 과일도 주는데, 당도가 높은 과일은 피하는 것이 좋습니다.

- **식사 방법** 식탁 의자에 앉혀서 숟가락으로 먹이기
이제는 식탁에 앉혀놓고 먹이는 것이 좋습니다.
이유식은 숟가락으로 먹이는데, 너무 깊숙이 넣어주면 아기는 그냥 삼켜버립니다. 아기가 질감을 느끼면서 먹을 수 있도록 벌린 입 안에 숟가락을 살짝 넣어주세요. 그 다음 윗입술로 숟가락과 음식을 먹으려고 입을 다물면서 숟가락에 든 이유식을 먹을 수 있도록 손잡이를 살짝 들면서 빼면 됩니다. 한 입을 다 먹고 나면 다음 이유식을 줘야 합니다. 핑거푸드도 줄 수 있습니다.

- **유의할 점**
  - 이유식 질감의 변화에 신경 써야 합니다.
  - 하루의 일과가 일정해야 하므로 이유식도 대략 시간을 정해놓고 주는 것이 좋습니다.
  - 음식에 대한 기호가 생기는데, 잘 안 먹는다고 포기하지 말고 반복해서 주면 다시 먹게 됩니다.
  - **오트밀 같은 잡곡을 50% 정도 섞어주는 것이 좋습니다. 가루 대신 퀵이나 롤드 오트밀을 사용하는 것이**

좋습니다.
  - 하루 식사에 기초 식품군을 골고루 포함시키는 것이 중요합니다.
  - 소고기는 매일, 닭고기는 어쩌다, 생선은 일주일에 2회 이하로 주세요. 돼지고기 먹여도 됩니다.
  - 한자리에 앉아서 식사를 해야 한다는 것을 이 시기부터 가르쳐야 합니다. 가족과 함께 먹는 것은 즐거운 일이라는 것을 가르쳐주세요.
  - **치아가 나는 것과 상관없이 이유식을 진행합니다.**
  - 아기마다 이유식 진행이 조금씩 다르다는 점을 기억하고 무리하지 않게 꾸준히 진행해야 합니다.
  - 모든 식품을 한꺼번에 넣고 갈아서 만든 죽을 먹여도 되지만 이제는 쌀죽, 채소, 고기를 각각 준비해 따로 또는 죽 위에 얹어주는 것도 병행하는 것이 좋습니다.
  - 이제는 절구에 넣어 갈거나 으깨 음식의 질감을 좀더 살려서 주어야 합니다.
  - 변에 먹은 음식이 그대로 나오는 것 같아도 걱정하지 말고 계속 주세요.
  - 물 수시로 챙겨 먹이는 것 잊지 마세요.

★ **초기에 사용한 레시피는 재료의 굵기와 질감만 조절하면 그대로 중기와 후기에 사용할 수 있습니다.**

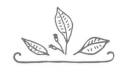

한눈에 보는 중기 이유식 **후반**

- **시기** 8개월

  이 시기 아기는 손가락으로 집어 먹는 핑거푸드를 잘 먹을 정도입니다. 턱과 잇몸으로 으깰 수 있는 부드러운 음식이라면 덩어리 크기가 어느 정도 되어도 먹을 수 있습니다. 가족이 식사할 때 아기도 음식을 먹으려고 하면 스스로 먹을 수 있도록 기회를 줘야 합니다.

- **수유와 이유식** 점차 띄웁니다

  한 번에 먹는 이유식의 양이 많은 아기는 이제 이유식 후에 수유를 붙여서 먹이지 않아도 됩니다. 그러나 아직 먹는 이유식의 양이 적은 아기는 수유와 이유식을 붙여서 먹여도 됩니다.

- **수유와 수면** 밤중 수유 중단

  이제 밤중 수유는 중단하는 것이 좋고, 이유식의 양이 늘면 낮에 먹이는 수유량도 서서히 줄여 나갑니다.

- **수유 대 이유식 칼로리 비율** 6.5 : 3.5

  중기 후반의 수유 대 이유식 칼로리 비율은 아기마다 약간 다릅니다. 7 : 3 ~ 6 : 4 정도로 보고 진행하면 됩니다.

모유(분유) 수유	이유식

- **이유식의 질감**

  잘게 썰고 푹 익혀서 절구에 넣고 한번 쳐주면 됩니다. 잘 익은 바나나

  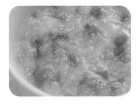

같은 질감으로 해주세요.

- **하루 이유식 횟수** 2~3회, 간식 1회

- **이유식의 양** 80~120g

  5배죽만으로는 80g 정도, 채소와 고기를 첨가하면 120g 이상을 먹기도 합니다. 아기가 먹는 정도에 따라 질감과 양은 가감할 수 있습니다.

- **시간** 오전 9시, 오후 1시, 5시

  2회를 먹이면 오전 9시와 오후 5시, 3회를 먹이면 오전 9시, 오후 1시, 5시에 먹입니다. 식사와 식사 사이에 간식을 1회 정도 먹입니다.

- **이유식 진행 방법과 식품군별 한 끼의 양**

  - 쌀죽 5배죽을 먹입니다. 하지만 아기가 잘 먹으면 질감이 제법 큰 3배죽으로 먹어도 됩니다. 질감은 바나나 정도면 됩니다. 중기 초반보다 질감이 더 있는 것이 좋으며, 서서히 물의 양을 줄여 5배죽에서 3배죽으로 진행해도 좋습니다. (5배죽 80g)

  - 고기는 매일 주는 것이 좋습니다. 생선은 일주일에 두 번을 초과하지 말고, 기름이 많은 생선은 피하는 것이 좋습니다. 두부와 계란을 간혹 주는 것이 좋습니다. 고기는 다양하게 먹이되 아직은 기름이 적은 부위를 선택하세요.

  - 이파리 채소와 노란 채소도 매일 주세요. 과일도 주는데, 당도가 높은 과일은 피하는 것이 좋습니다.

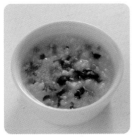

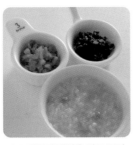

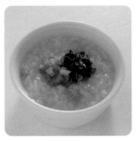

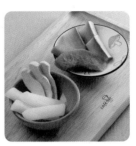

재료를 한꺼번에 넣고 조리하기 　 소고기죽과 반찬을 따로 주기 　 반찬을 토핑식으로 얹어 주기 　 아가 스스로 골라 먹는 핑거푸드

• **새로운 식품 첨가 간격** 2~3일

이제는 파, 마늘 등 향신료를 조금씩 사용해 아기가 새로운 음식의 맛을 탐구하도록 도와주세요.

• **식사 요령**

질감을 늘이고 스스로 먹는 연습을 시켜주는 것이 중요합니다. 이 시기를 놓치면 아기가 잘게 간 음식만 먹으려 하기 쉽고, 이유식 진행에 큰 문제가 생기게 됩니다. 흘리고 그릇을 뒤집고 떨어뜨려 식탁이 지저분해지지만 태연하게 받아들이세요. 아기 식탁 밑에 미리 비닐을 깔아두고 흘릴 테면 흘려 봐라는 식으로 태연하게 반응하세요. **늦어도 이제는 핑거푸드를 먹고 있어야 합니다.**

• **유의할 점**

- 음식을 흘려도 신경 쓰지 말고 아기 스스로 먹도록 가르치세요.
- 이유식을 좀더 질감 있게 조리하는 데 신경 쓰고, 쌀로 이유식을 만들 때 너무 푹 삶아 밥알이 흐물거리지 않도록 주의하세요. 밥을 이용할 때는 절구에 넣고 찧거나 칼로 다져 덩어리를 나누어 주면 됩니다.

- 하루 식사에 기초 식품군을 골고루 포함시키는 것이 중요합니다.
- 소고기는 매일, 닭고기는 어쩌다, 생선은 일주일에 2회 이하로 주세요. 돼지고기 먹여도 됩니다.
- 잡곡을 50% 정도 섞어주는 것이 좋습니다.
- 하루의 일과가 일정해야 하므로 이유식도 대략 시간을 정해놓고 주는 것이 좋습니다. 식사 3회에 간식을 1~2회 정도 먹입니다.
- 음식에 대한 기호가 생기는데, 잘 안 먹는다고 포기하지 말고 반복해서 주면 다시 먹게 됩니다.
- 한자리에 앉아서 식사를 해야 한다는 것을 이 시기부터 가르쳐야 합니다. 가족과 함께 먹는 것이 즐거운 일이라는 것을 가르쳐주세요.
- 치아가 나는 것과 상관없이 이유식을 진행합니다.
- **모든 식품을 한꺼번에 넣어서 만든 죽을 먹여도 되지만, 이제는 쌀죽, 채소, 고기를 각각 준비해 따로 또는 죽 위에 얹어서 주는 것이 좋습니다.**
- 주로 칼로 자르거나 다져서 크기를 조절하고, 질감을 좀더 살려서 주어야 합니다.

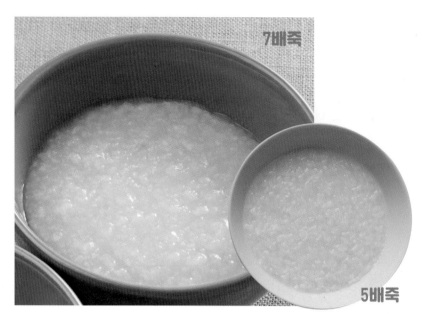

7배죽

5배죽

cooking point

#
한꺼번에 만들어서 냉동 또는 냉장 보관해도 됩니다.

#
밥으로 믹서에 약간의 물을 넣고 갈아준 뒤 쌀로 죽 만들 때의 반의 물로 끓이면 됩니다. 7배죽은 밥 50g에 물 170cc, 5배죽은 밥 50g에 물 120cc를 넣어 만들면 됩니다. 5cc 어디 갔냐고 묻지 마세요.

#
5배죽을 아기가 잘 못 먹으면 죽을 좀더 익혀서 부드럽게 해주세요. 입자가 균일할 필요는 없습니다.

중기 메인디쉬

쌀죽

 재료

중기 전반 7배죽
쌀 50g, 물 350cc
중기 후반 5배죽
쌀 50g, 물 250cc

◆ 맨날 듣는 질문!
이거 1회 분량 아니므로 한 번에 먹는 양이 아닙니다. 이렇게 한번에 만들어서 아가가 먹는 만큼 덜어서 먹이면 됩니다.

  Recipe video

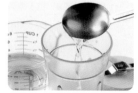

1.
20분 정도 불린 쌀을 믹서에 넣고 4~5큰술 정도 물을 첨가해 갈아주세요. 5배죽일 때는 2~3초간 드륵, 7배죽일 때는 좀더 길게 돌립니다.

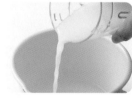

2.
냄비에 ①의 쌀과 물을 넣고 끓입니다. 남은 물로 믹서를 헹궈주세요.

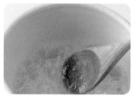

3.
②의 쌀죽이 부르르 끓어오르면 약한 불로 줄이고 숟가락으로 저어가며 완전히 익을 때까지 5분 정도 끓입니다.

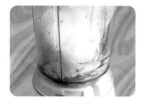

믹서로 밥 갈기
믹서로 밥을 갈 때는 첨가하는 물의 양으로 입자 크기를 조절할 수 있습니다. 물 많이 넣고 갈면 잘 안 갈립니다.

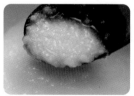

7배죽 입자
밥 30g에 물 40㏄를 넣어 간 7배죽 용 입자입니다.
(죽을 끓일 때는 이를 냄비에 넣고 물 65㏄를 더 첨가합니다.)

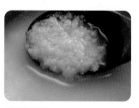

5배죽 입자
밥 30g에 물 60㏄를 넣어 간 5배죽 용 입자입니다.
(죽을 끓일 때는 이를 냄비에 넣고 물 15㏄를 더 첨가합니다.)

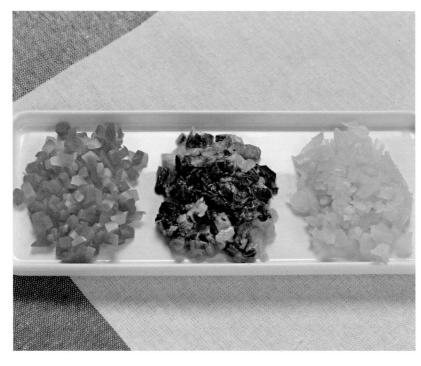

cooking point

\#

아기가 먹는 만큼 양껏 주시
고, 1회분씩 소분해서 보관해
주세요.

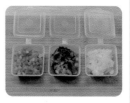

\#

잘 익은 아보카도를 잘게 썰어
반찬처럼 사용하셔도 됩니다.

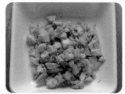

중기 사이드메뉴

삼색 채소 반찬

3회분 당근 50g, 청경채 50g, 양배추 50g

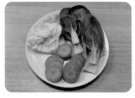

1.
재료를 준비합니다. 다른 재료
보다 익는 데 오래 걸리는 당근
은 얇게 썰어 주세요.

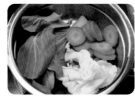

2.
찜기에 ①의 재료를 넣고 10분
간 충분히 쪄 줍니다.

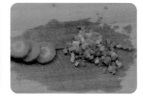

3.
한김 식히고 나서 꺼냅니다. 당
근은 3~4㎜ 크기로 썹니다.

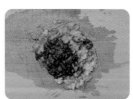

4.
청경채와 양배추도 3~4㎜ 크기
로 썰어 주세요. 채소들을 그릇
에 플레이팅 합니다.

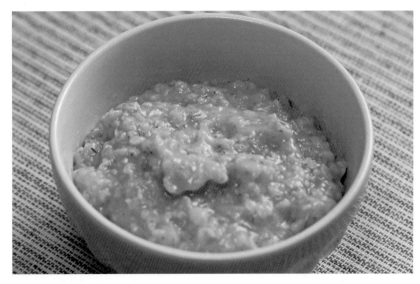

중기 메인디쉬

오트밀죽

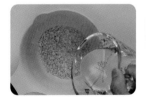 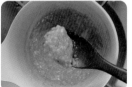 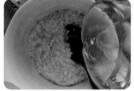 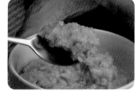

1.
오트밀 30g을 냄비에 넣고 물
240cc를 부어주세요.

2.
3~5분 정도 끓여주세요. 부르르
끓어오르면 약불로 줄여주세요.

3.
물이 금방 졸아버리면 물을 첨
가하면서 저어주세요.

4.
완성된 뒤에도 물이나 분유물을
첨가해서 아기가 먹기 적당하게
농도를 맞춰주세요.

2분 만에 완성하는 초간단 메인디쉬

퀵 롤드 오트밀죽

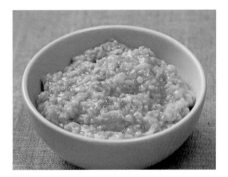

퀵 롤드 오트밀은 입자가 작기 때문에 불릴 필요 없이 물을 넣고 전자레인지에 돌
려주기만 하면 됩니다. 레시피는 다음과 같습니다. 큰 그릇에 퀵 롤드 오트밀 20g
에 100cc의 물을 붓고 전자레인지에 2분간 돌려주세요. 중간에 넘칠 수 있으니
일단 끓으면 절반 나누어서 돌려줍니다. 전자레인지에서 꺼낸 이후 뜨거운 부분
이 있을 수 있기 때문에 잘 저어서 골고루 식힌 다음 그릇에 담아주세요.

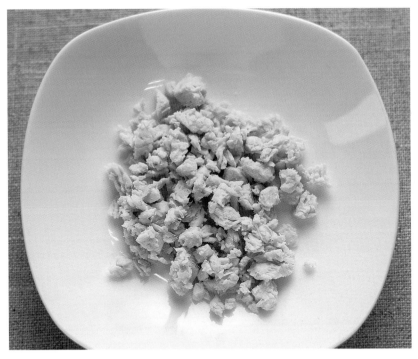

cooking point

#
아기가 먹는 만큼 양껏 주시고, 1회분씩 소분해서 보관해 주세요.

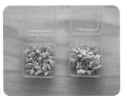

중기 사이드메뉴

닭고기 반찬

재료

닭가슴살 50g, 우유 200cc, 물 적당량

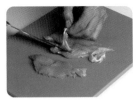

1.
닭가슴살은 힘줄을 제거하고 큼직하게 썰어주세요.

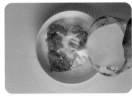

2.
①의 재료를 흰 우유에 30분간 담가주세요. 육질이 부드러워지고 잡내가 사라져요.

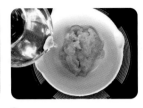

3.
닭가슴살을 건져내서 냄비로 옮겨 담고 물을 넣은 후 충분히 익혀주세요.

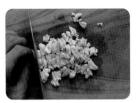

4.
③의 닭가슴살을 건져내서 4mm 정도 크기로 썰어 주세요.

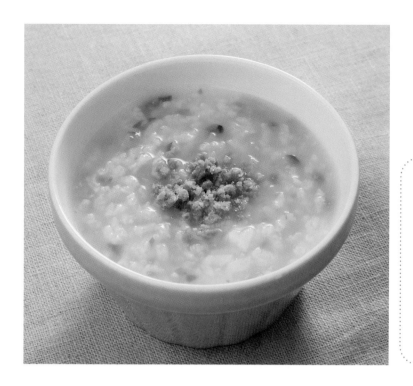

제공 식단 예.

하루 이유식을 채소만 들어가 있는 쌀죽으로만 먹이지 마십시오. 적어도 한두 번은 고기플레이크를 토핑처럼 얹어주거나 토마토두부와 같은 단백질 반찬으로 상을 차려주십시오.

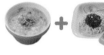

중기 메인디쉬

완두콩애호박죽

재료

밥 30g,

완두콩 10g,

애호박 10g,

채소국물 120cc

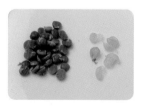

1.
완두콩은 하루 정도 찬물에 담가 불려서 껍질을 벗깁니다.

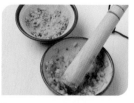

2.
완두콩과 애호박은 5분 정도 삶아서, 완두콩은 절구로 으깨고, 애호박은 3㎜ 크기로 썬 뒤 절구에 넣고 살짝 쳐줍니다.

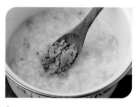

3.
믹서에 넣고 살짝 간 밥을 채소국물과 함께 냄비에 넣고 끓입니다. 어느 정도 퍼질 때쯤 ②의 완두콩과 애호박을 넣고 5분 정도 더 끓여줍니다.
◆ 완두콩 간 것을 같이 넣어서 끓이지 말고 토핑처럼 얹어줘도 좋습니다.

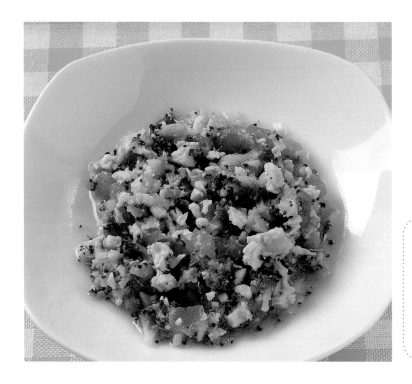

제공 식단 예.
오트밀죽과 함께 밥상을 차려
주면 좋습니다.

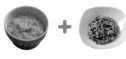

중기 사이드메뉴

닭고기브로 토마토조림

재료

3회분 **닭가슴살** 50g, **브로콜리** 30g, **토마토** 30g, **닭고기 육수** 200cc

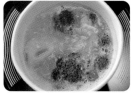

1.
닭고기 육수를 냄비에 넣고 끓
이다가 브로콜리와 닭가슴살을
넣고 5분 정도 익힙니다.

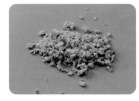

2.
닭가슴살은 3mm 정도로 잘게 다
져 줍니다.

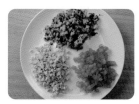

3.
브로콜리는 심 부위를 제거하고
꽃 부위만 3mm 정도로 다져 줍니
다. 토마토는 껍질과 씨를 제거
한 뒤 3mm 정도로 다져 줍니다.

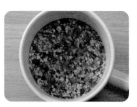

4.
①의 육수에 ②의 닭가슴살과
③의 토마토를 넣고 끓이다가 5
분 후에 ③의 브로콜리를 넣고 3
분 정도 더 끓입니다.

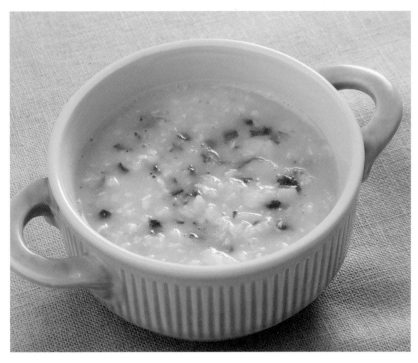

cooking point

#
밥을 그대로 익혀서 사용할 때
는 입자가 굵은 만큼 익혀서
사용하는데, 너무 퍼지지 않게
해야 합니다.

중기 메인디쉬

닭살달걀죽

 재료

🍚 밥 30g,

🍗 닭가슴살 20g,

🥬 청경채 10g,

🥔 감자 10g,

🥚 달걀노른자 15g,

🧊 채소국물 120cc

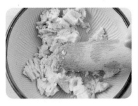

1.
닭가슴살은 통째로 삶아 살의
결과 직각이 되게 잘게 썬 뒤 절
구에 넣고 대충 잘게 부숩니다.

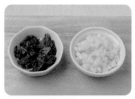

2.
손질한 청경채와 감자는 삶습니
다. 청경채를 먼저 꺼내 3mm 크
기로 썰고, 다 익은 감자도 3mm
크기로 썹니다.

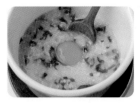

3.
냄비에 채소국물과 밥을 넣고
끓입니다. 밥알이 어느 정도 퍼
지면 약한 불로 줄인 뒤 ①과 ②
를 넣고 3분 정도 더 끓이다가
달걀노른자를 풀어 2분 정도 더
끓입니다.

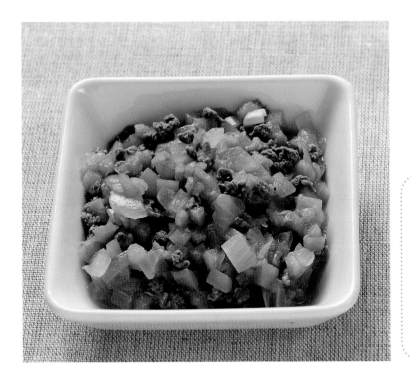

제공 식단 예.
오트밀죽에 삼색 채소 반찬을
곁들여 밥상을 차려서 줄 수도
있습니다.

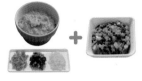

중기 사이드메뉴

소고기가지양파조림

재료

3회분 소고기 30g, 가지 30g, 양파 30g, 채소국물 100cc

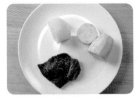

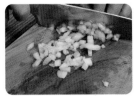

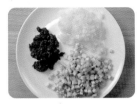

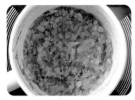

1.
재료를 준비합니다. 가지는 껍
질을 벗겨 주세요.

2.
양파는 3~4㎜ 정도로 썹니다.
아기가 먹을 수 있다면 5~7mm
크기로 썰어도 됩니다.

3.
가지도 3~4㎜ 정도로 썰어 주
고, 소고기는 아기가 먹을 수 있
는 정도의 크기로 다져 줍니다.

4.
냄비에 ③의 소고기와 가지, 채
소국물을 넣고 끓입니다. 5분
뒤 양파를 추가하고 나서 5분
정도 더 끓여 줍니다.
◆ 끓어오르는 거품은 걷어내
주세요.

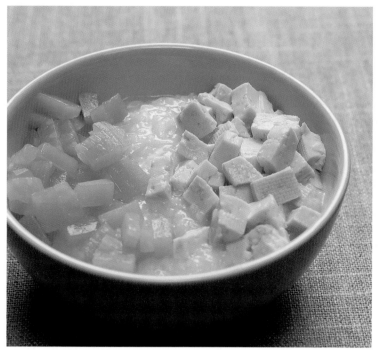

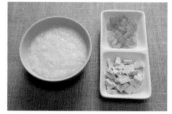

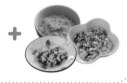

제공 식단 예.
오트밀죽이나 브로콜리연두부
수프나 도미살토마토와 함께
밥상을 차리면 좋습니다.

중기 메인디쉬

두부애호박죽

재료
5배죽 25g, 두부 20g, 애호박 10g

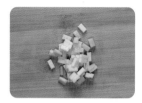
1.
껍질 깐 애호박은 3mm 크기로 썰어주세요.

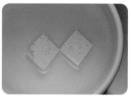
2.
두부를 끓는 물에 익혀주세요.

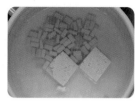
3.
애호박도 끓는 물에 5분 이상 충분히 익혀주세요.

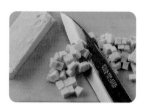
4.
두부는 3~4mm 크기로 썰어주세요. 애호박과 두부를 쌀죽 위에 얹어주세요.

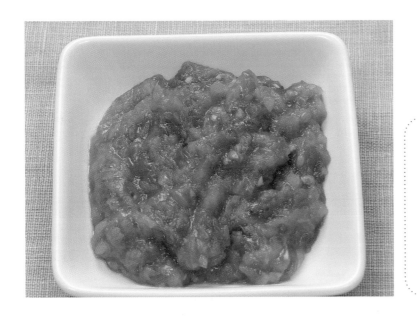

제공 식단 예.
소고기죽에 반찬으로 활용해도 좋고 토핑식으로 죽 위에 올려 줘도 좋습니다.

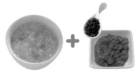

중기 사이드메뉴

토마토소스

재료

토마토 2개,
사과 1/2개,
양파 1/4개,
다진 마늘 1작은술,
올리브유 약간,
녹말가루 1큰술

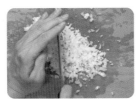

1.
양파와 마늘은 잘게 다집니다.

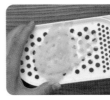

2.
사과는 강판에 곱게 갑니다.

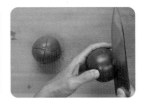

3.
토마토는 칼로 열 십(十) 자를 내서 끓는 물에 데친 뒤 껍질과 씨를 제거하고 잘게 다집니다.

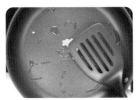

4.
프라이팬을 달군 뒤 올리브유를 두르고 다진 마늘과 양파를 먼저 볶습니다.

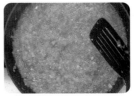

5.
토마토와 사과를 넣고 10분 정도 끓입니다.

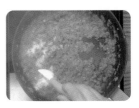

6.
보관할 토마토소스는 덜고, 먹일 만큼만 남겨 녹말가루 푼 물을 적당히 넣고 좀더 조립니다.

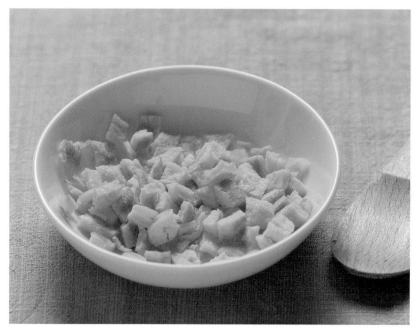

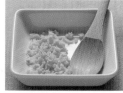
토핑으로 뿌려 먹기 좋은

계란지단 플레이크

   재료
달걀 2개, 식용유 약간

Recipe video

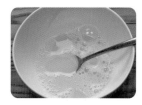

1.
달걀을 깨서 흰자와 노른자를 잘 섞어 풀어줍니다.

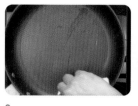

2.
팬에 식용유를 살짝 떨어뜨리고 키친타월로 얇게 도포합니다.

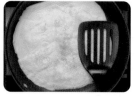

3.
달궈진 팬에 ①의 달걀을 넣고 앞뒷면을 노릇하게 구워줍니다.

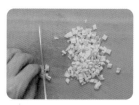

4.
한김 식힌 후 사방 5mm 정도로 썰어줍니다.

중기 메인디쉬

소고기
배추죽

Recipe video

 재료

2회분

불린 쌀 40g, 물 200cc,
소고기 20g, 배추 20g,
당근 20g

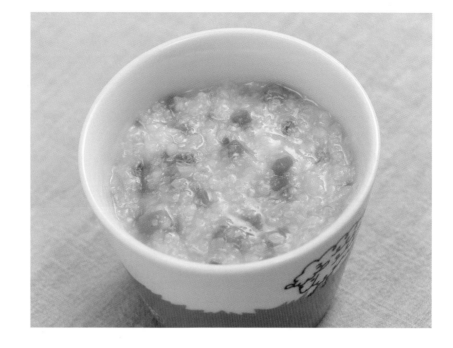

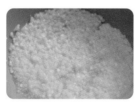

1.
20분 정도 불린 쌀을 믹서에 넣
고 4~5큰술 정도 물을 첨가해
사진처럼 갈아주세요.

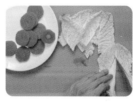

2.
당근은 얇게 썰고 배추는 줄기
부분을 잘라주세요.

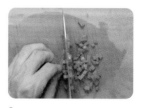

3.
당근은 끓는 물에 푹 익힌 후에
3mm 정도의 크기로 다져주세요.

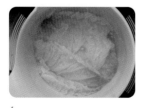

4.
배추은 끓는 물에 데친 후에 3mm
정도의 크기로 다져주세요.

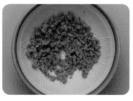

5.
소고기는 끓는 물에 익힌 후에
2~3mm 정도로 다지고 절구로 부
드럽게 쳐주세요.

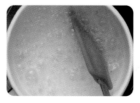

6.
냄비에 ①의 쌀과 물을 넣고 끓
입니다. 부르르 끓어오르면 약
불로 줄이고 저어주세요.

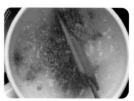

7.
⑥에 ③, ④, ⑤의 재료들을 넣고
5분 정도 푹 끓여주세요.

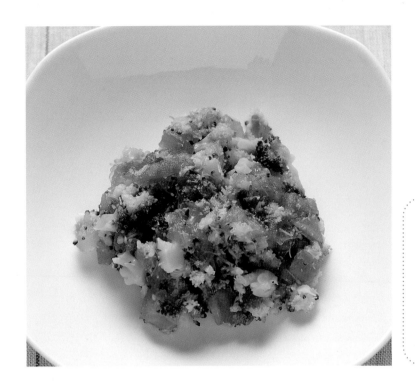

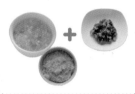
제공 식단 예.
소고기죽, 오트밀죽과 함께 밥
상을 차려 주면 좋습니다.

중기 사이드메뉴

브로콜리토마토무침

재료

3회분 **토마토** 50g, **브로콜리** 50g

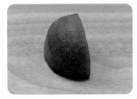

1.
토마토는 칼로 껍질을 벗깁니다
(칼집을 내 끓는 물에 데친 후 껍
질을 벗겨도 됩니다).

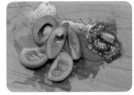

2.
토마토의 씨를 제거해 주세요.

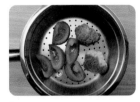

3.
②의 토마토와 브로콜리를 찜기
에 넣고 약 10분간 쪄 줍니다.

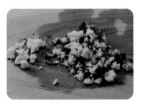

4.
브로콜리는 굵은 심을 제거하고
꽃 부위만 잘게 다져 주고, 토마
토는 3㎜ 정도로 다져 준 뒤, 둘
을 조물조물 무쳐 주세요.

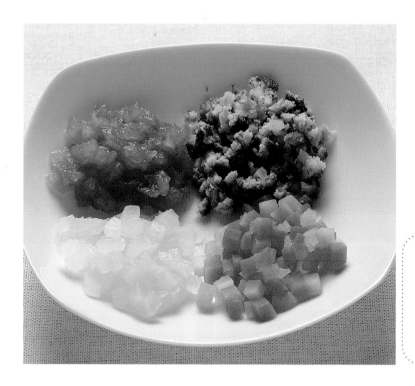

제공 식단 예.
소고기죽과 함께 밥상을 차려 주면 좋습니다.

중기 사이드메뉴

당근무 채소반찬

    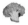

3회분 당근 50g, 무 50g, 토마토 50g, 브로콜리 50g

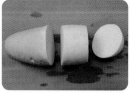

1.
재료를 준비합니다. 무는 가운데 부위를 껍질을 제거하고 사용해 주세요. 토마토는 껍질과 씨를 제거해 주세요.

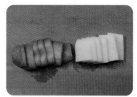

2.
당근과 무는 잘 익히기 위해 얇게 썰어 줍니다.

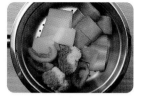

3.
브로콜리, ①의 토마토, ②의 당근과 무를 찜기에 넣고 약 10분간 쪄 줍니다.

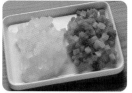

4.
한김 식힌 뒤 당근과 무를 3~4㎜ 크기로 썰어 줍니다. 브로콜리는 굵은 심을 제거하고 꽃 부위만 잘게 다져 주고, 토마토도 3㎜ 정도로 다져 주세요.

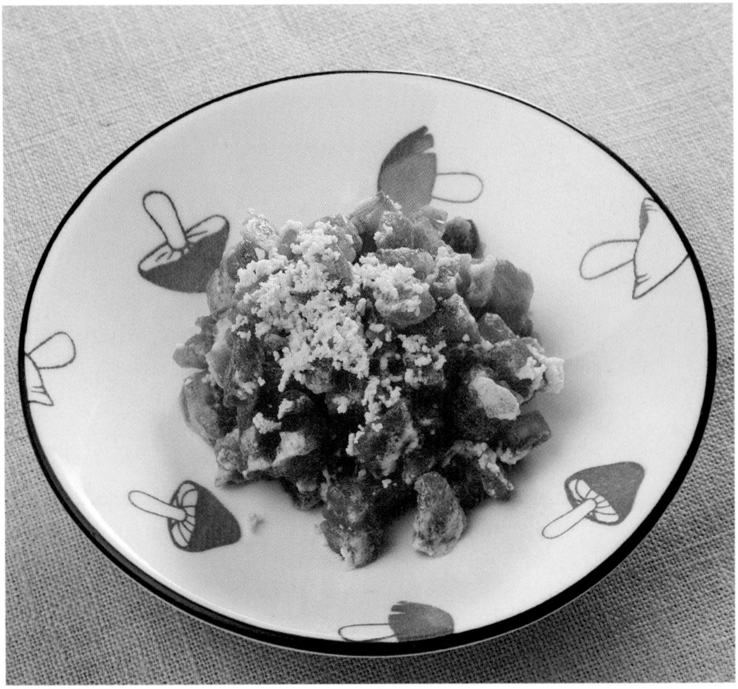

제공 식단 예.
완두콩애호박죽에 반찬으로 활용하면 좋습니다.

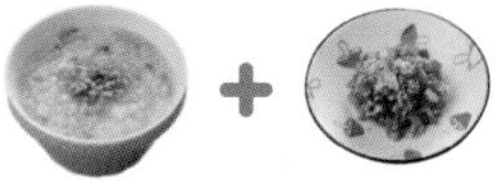

중기 사이드메뉴

달걀토마토무침

재료

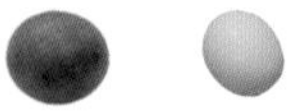

토마토 20g, 완숙 달걀노른자 1/2개

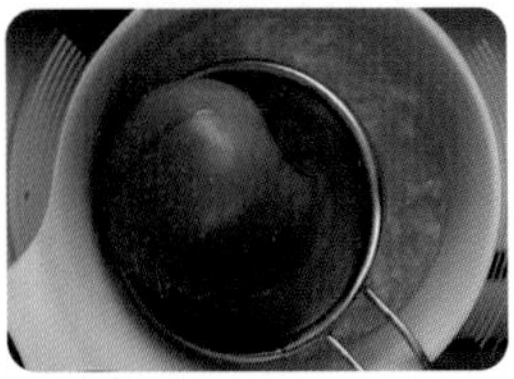

1.
토마토는 열십 자로 칼집을 내서 끓는 물에 데칩니다.

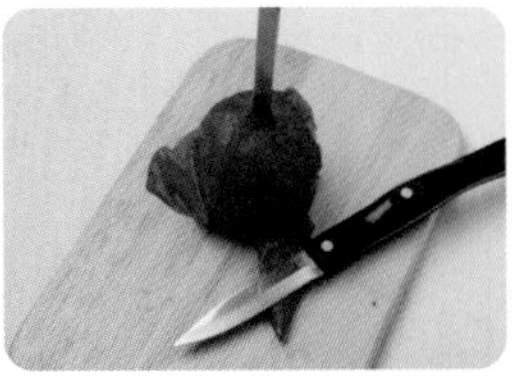

2.
껍질을 벗기고 씨와 하얀 심 등을 제거하고 과육만 5~7㎜ 정도로 썰어주세요.

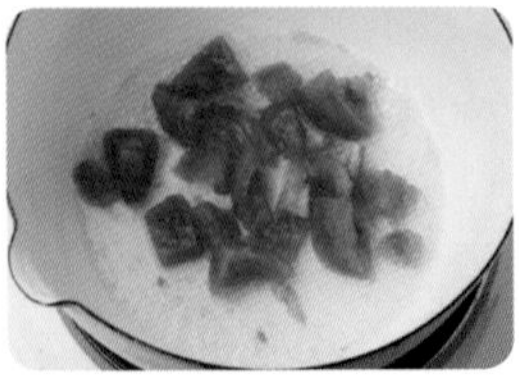

3.
끓는 물에 5분 정도 삶습니다.

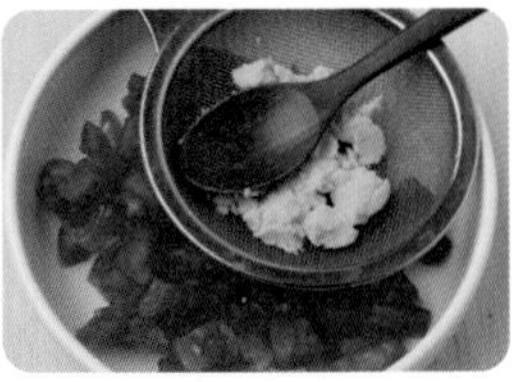

4.
완숙으로 삶은 달걀노른자를 체로 쳐서 뿌려줍니다.

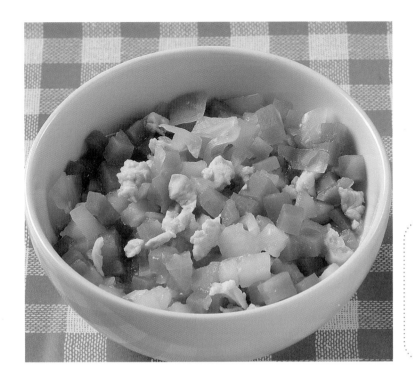

제공 식단 예.
채소죽(쌀죽)과 함께 밥상을 차
려 주면 좋습니다.

 +

중기 사이드메뉴

닭고기채소조림

3회분 닭가슴살 50g, 감자 30g, 당근 30g, 양배추 30g, 닭고기 육수 80cc

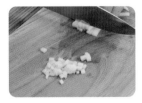

1.
감자는 3~4㎜ 크기로 썰어 줍니다.

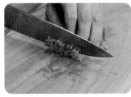

2.
당근도 3~4㎜ 크기로 썰어 주세요.

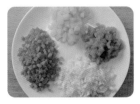

3.
양배추는 3~4㎜ 크기로 다져 주고, 닭가슴살도 부드럽게 다져 주세요.

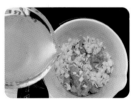

4.
닭가슴살과 채소, 닭고기 육수를 냄비에 넣고 끓입니다. 끓어 오르면 약한 불로 줄여 주고, 닭고기는 엉기지 않게 중간중간 골라 주세요. 12분 정도 충분히 익혀 줍니다.

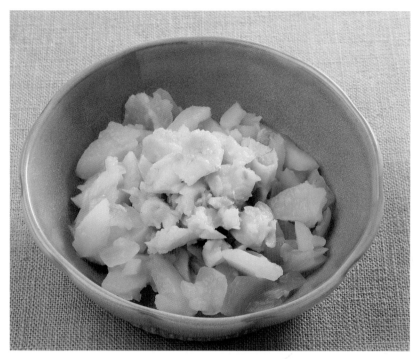

중기 사이드메뉴

도미살감자양파조림

재료

 도미살 10g,

 감자 40g,

 양파 15g,

 물 150g

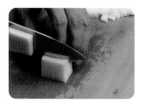

1.
감자는 껍질을 벗긴 뒤 얇게 썰
고, 양파는 껍질을 벗기고 잘게
다집니다.

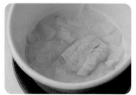

2.
냄비에 ①과 물을 넣고 끓이다
가 감자가 부드러워지면 도미살
을 넣고 익힙니다.

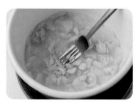

3.
②가 식으면 포크 등으로 으깹
니다.

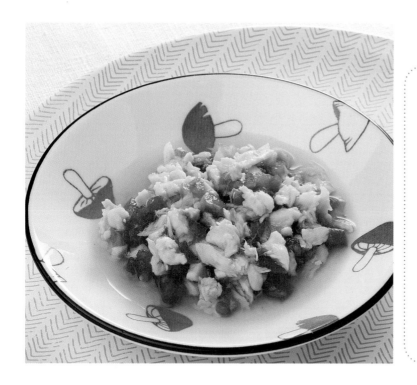

제공 식단 예.
완두콩애호박죽과 같이 채소가 들어간 쌀죽에 반찬으로 활용하면 좋습니다.

응용 레시피.
냉동해둔 다진 토마토와 흰살 생선을 해동해서 만들 수 있습니다.

중기 사이드메뉴

도미살토마토

재료
도미살 5g, 토마토 10g, 물 50cc

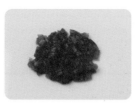

1.
껍질을 벗기고 씨를 빼고 하얀 심을 제거한 뒤 잘게 다집니다.

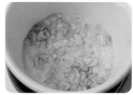

2.
냄비에 도미살과 물을 넣고 삶기 시작합니다.

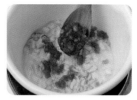

3.
②의 다진 토마토도 넣고 5분 정도 끓입니다. 좀 부드러운 맛을 원한다면 녹말가루 1작은술을 찬물에 개어서 냄비에 넣고 끓여주세요.

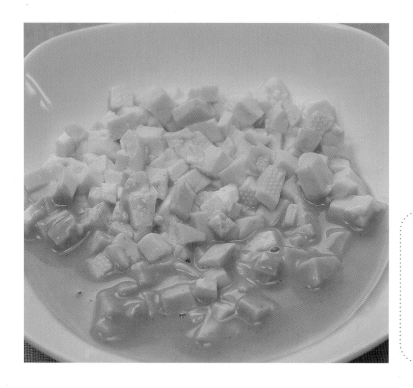

제공 식단 예.
채소죽의 반찬으로 따로 줘도
좋고, 채소죽 위에 얹어서 덮밥
처럼 줘도 좋습니다.

 +

땅콩소스를 활용한 사이드메뉴

땅콩소스두부

재료
두부 50g, 땅콩소스 약 2큰술

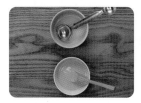

1.
땅콩소스는 땅콩버터 1큰술을
뜨거운 물 1큰술 반으로 풀어서
만듭니다. 땅콩버터는 100% 땅
콩버터를 사용하시면 됩니다.

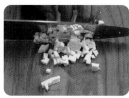

2.
두부는 5~7㎜로 썰어줍니다.

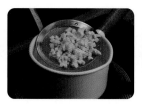

3.
②의 두부는 끓는 물에 데쳐줍
니다.

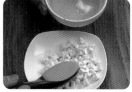

4.
③의 두부를 그릇에 담고 ①의
땅콩소스를 얹습니다.

돼지고기 토마토조림

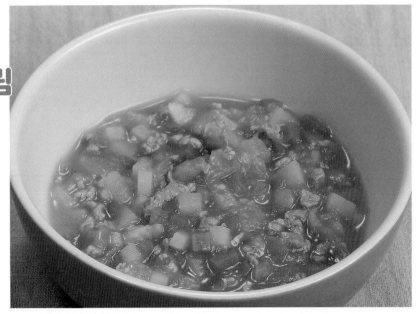

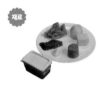

재료

돼지고기 15g, 토마토 25g,
당근 15g, 감자 15g,
양파 15g, 마늘 1/2개,
채소국물 100cc

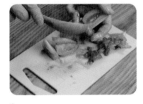

1.
토마토는 칼로 껍질에 열십 자를 내서 데친 뒤 껍질을 벗깁니다. 씨와 하얀 심을 제거하고 3㎜ 크기로 썰어주세요.

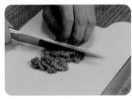

2.
돼지고기는 3㎜ 크기로 썬 뒤 좀 더 부드럽게 다져줍니다.

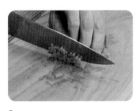

3.
당근은 3㎜ 크기로 썰어주세요.

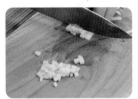

4.
감자는 3㎜ 크기로 썰어주세요.

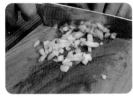

5.
양파도 3㎜ 크기로 썰어주세요.

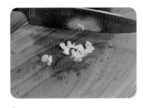

6.
마늘은 칼등으로 짓이긴 후 잘게 다져주세요.

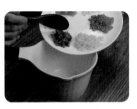

7.
냄비에 ①~⑥의 재료와 채소국물을 넣고 끓여주세요. 15분 정도 충분히 끓여주고, 당근이 다 익었는지 확인합니다.

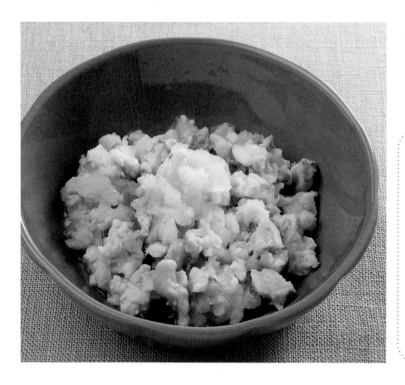

제공 식단 예.
쌀죽과 이파리 채소로 식단을
구성해 봅시다. 완두콩애호박
죽이나 고구마당근죽의 반찬
으로 도미무조림을 활용해 볼
수 있습니다.

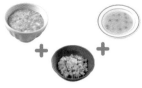

중기 사이드메뉴
도미무조림

 재료

 도미살 10g,

 무 20g,

 채소국물 1/2컵

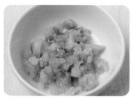

1.
도미살은 씻고 뼈가 남아 있는
지 확인해서 살만 발라주세요.

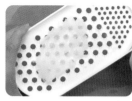

2.
무는 강판에 갈아주세요.

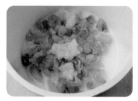

3.
냄비에 다진 도미살과 간 무, 채
소국물을 넣고 중불로 끓이다
부르르 끓어오르면 약한 불로
줄여 2분간 더 끓입니다.

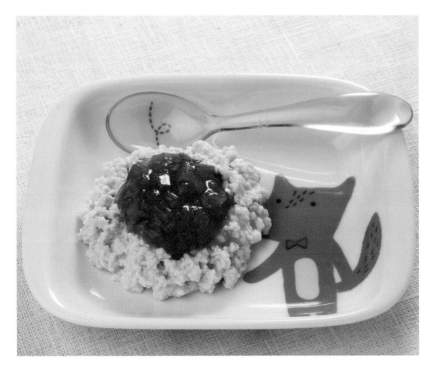

#

전분(녹말가루)은 재료를 부드럽게 하고 응고작용을 일으키는 탄수화물입니다. 물컹물컹한 점성을 주기 위해 사용하므로 아기가 삼키기 좋은 정도로 조절해주세요.

중기 사이드메뉴

토마토소스두부

토마토 20g, 두부 사방 3㎝ 1개, 녹말가루 1작은술, 끓인 물 1~2큰술

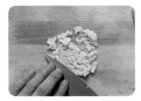

1.
두부는 살짝 데치고 칼등으로 으깬 뒤 그릇에 담습니다. 여기에 끓인 물을 넣고 불립니다.

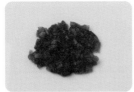

2.
토마토는 껍질을 벗기고 씨와 하얀 심 등을 제거한 뒤 다져줍니다.

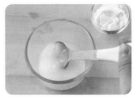

3.
녹말가루 1작은술에 찬물 1큰술 정도를 넣고 개어줍니다.

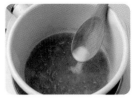

4.
냄비에 ②의 토마토를 넣고 5분 정도 끓인 후 녹말물을 넣고 한 번 더 끓이고 ①의 두부 위에 얹습니다.

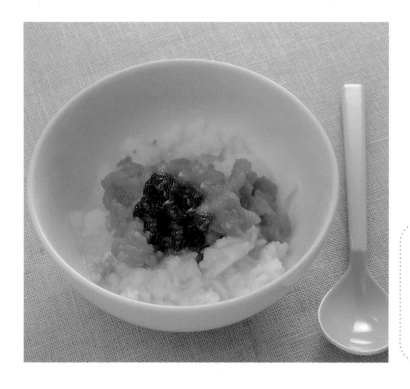

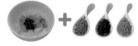

제공 식단 예.
소고기 플레이크와 이파리 채
소 등을 함께 곁들여 주세요.

중기 사이드메뉴 & 간식

단호박감자매시

재료

단호박 50g, 감자 30g, 건포도 3g, 분유물 5cc

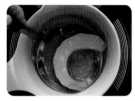

1.
단호박은 껍질과 씨를 제거하고
끓는 물에 7분 정도 익혀줍니다.
감자는 어른 밥 할 때 같이 넣고
익혀줍니다.

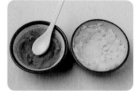

2.
①의 단호박과 감자는 절구에
넣고 으깹니다.

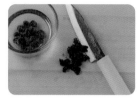

3.
건포도는 물에 담가 불린 뒤 잘
게 다집니다.

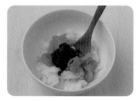

4.
볼에 ②의 단호박과 감자, ③의
건포도를 넣고 분유물(모유)로
농도를 조절합니다.

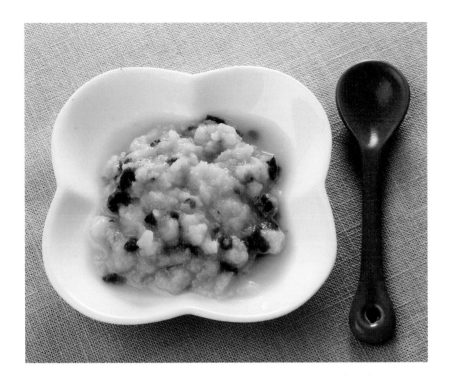

고구마사과매시

고구마 20g, 사과 10g, 건포도 3g, 분유물 5cc

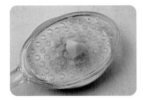

1.
사과는 껍질과 씨를 제거한 뒤
강판에 갈아줍니다.

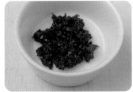

2.
건포도는 물에 불린 다음 잘게
다집니다.

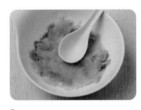

3.
고구마는 20분 정도 쪄서 껍질을
벗기고 숟가락으로 으깨줍니다.

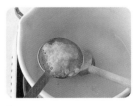

4.
냄비에 ①, ②. ③과 분유물을 넣
고 5분 정도 끓여줍니다.

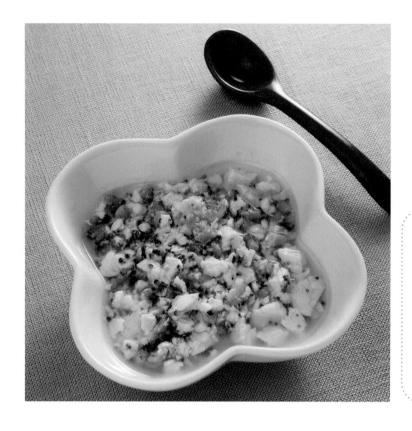

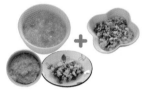

제공 식단 예.
소고기죽이나 오트밀죽, 도미
살토마토와 함께 밥상을 차리
면 좋습니다.

중기 사이드메뉴 & 간식

브로콜리연두부수프

 재료

 브로콜리 15g,

 연두부 30g,

 물 80cc,

 참기름 약간

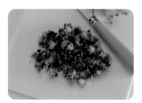

1.
브로콜리는 꽃송이 끝부분만 자
릅니다.

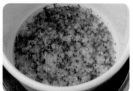

2.
냄비에 ①의 브로콜리와 물을
넣고 약한 불에 10분 정도 부드
러워질 때까지 익힙니다.

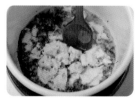

3.
연두부를 ②에 넣어 으깨고 참
기름을 넣고 섞습니다. 수분이
부족하면 물을 보충합니다.

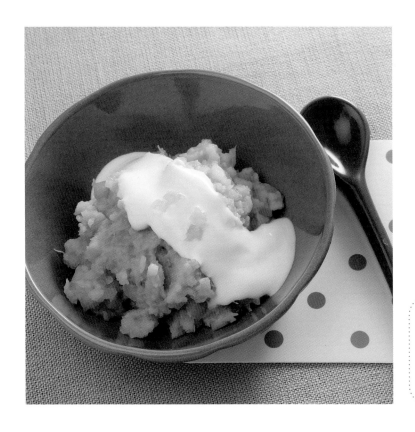

레시피 활용 예.
고구마 대신 감자를 사용해도
되고, 단호박을 사용해도 됩
니다.

중기 간식

고구마사과요구르트

재료

 고구마 40g,

 사과 10g,

 플레인 요구르트 3큰술

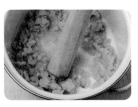

1.
고구마는 껍질을 두껍게 벗기고
5분 정도 물에 담가 떫은맛을 뺀
다음 부드럽게 삶아 으깹니다.

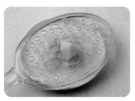

2.
사과는 껍질과 씨를 제거하고
부드럽게 삶은 뒤 잘게 다져 ①
에 넣고 섞습니다.

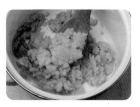

3.
접시에 플레인 요구르트를 담고
②를 올려 섞습니다.

계란찜

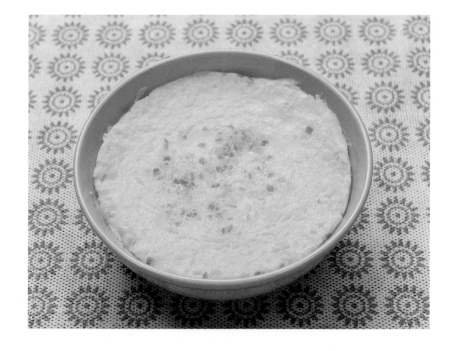

Recipe video
▶

재료

계란 3개, 파 5g,
마늘 3g, 물 100cc
(새우 5g)

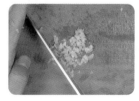

1.
마늘은 칼등으로 으깬 뒤 잘게
다져주세요.

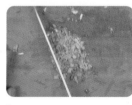

2.
파도 잘게 다져주세요.

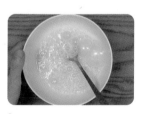

3.
계란 3개를 깨서 흰자와 노른자
가 잘 섞이게 휘저어주세요.

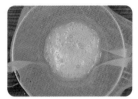

4.
③을 면포에 내려주세요.

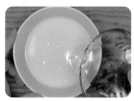

5.
④에 물을 부어주세요.

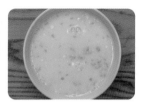

6.
①의 마늘과 ②의 파도 넣고 잘
섞어줍니다. (새우를 넣고 싶으
면 이때 다져서 넣어주시면 됩
니다.)

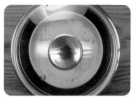

7.
⑥을 중탕으로 10분 정도 충분
히 익혀주세요. (전자레인지를
사용해도 됩니다.)

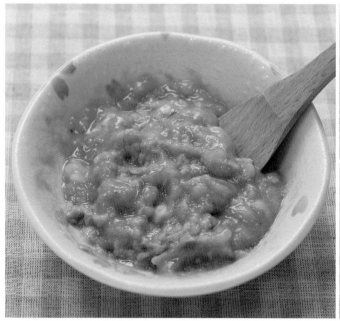

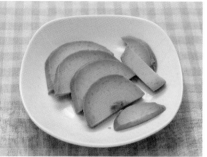

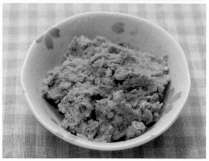

바나나아보카도매시

   제료

아보카도 1개, 바나나 1개

Recipe video

아보카도 핑거푸드 & 아보카도 매시

잘 익은 아보카도를 매셔로 으깨어 줘도 좋고, 과육을 잘라서 핑거푸드로 줘도 좋습니다. 크게 잘라서 주고, 아기에게 좀 크다 싶으면 조금 길게 잘라서 주세요. 아이들은 큰 것이 집기 쉽습니다. 아보카도는 덜 익은 상태로 구입했을 경우 2~3일 숙성시켜 주세요. 시간이 지날수록 초록색에서 검정색으로 변합니다.

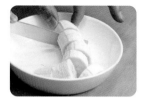
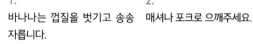

1.
바나나는 껍질을 벗기고 송송 자릅니다.

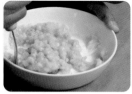

2.
매셔나 포크로 으깨주세요.

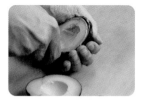

3.
아보카도는 세로로 깊게 칼집을 내고 손으로 비틀어 반으로 나눈 뒤 숟가락으로 씨를 파내고 과육을 꺼냅니다.

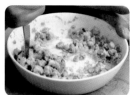

4.
송송 자른 뒤 매셔로 으깨어 준 뒤 ②를 적당량 섞어 농도를 맞춰 그릇에 담아줍니다.

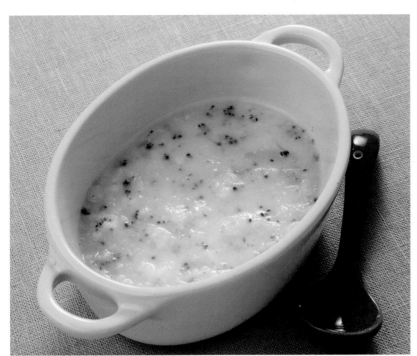

\#

간식은 초기에도, 중기 전반에
도 먹일 수 있지만, 본격적으
로 간식을 활용하기 좋은 시기
는 중기 후반입니다. 여러 가
지 맛에 익숙해진 아기에게 조
금 다른 방법으로 조리한 간식
을 먹여 음식을 즐길 수 있는
기회를 주세요.

\#

전자레인지를 사용한 경우 반
드시 잘 섞어 주거나 수분 정
도 두어서 열이 골고루 퍼지게
해준 후 먹여야 합니다.

중기 간식

브로콜리수프

재료

 감자 30g,

 브로콜리10g,

 양파 10g,

 분유물 100cc

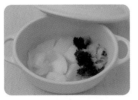

1.
브로콜리 꽃 부분과 잘게 썬 감
자와 양파를 내열 용기에 담고
약간의 물을 부어 전자레인지에
3~5분간 충분히 익을 만큼 돌립
니다.

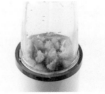

2.
감자는 으깨고, 채소는 믹서나
프로세서에 넣어서 적당한 크기
로 잘라줍니다.

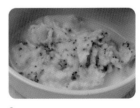

3.
②에 분유물이나 모유를 넣어
잘 섞은 후 냄비에 넣고 충분히
끓이거나 내열 용기에 담아 전
자레인지에 넣고 1~2분 정도 돌
립니다.

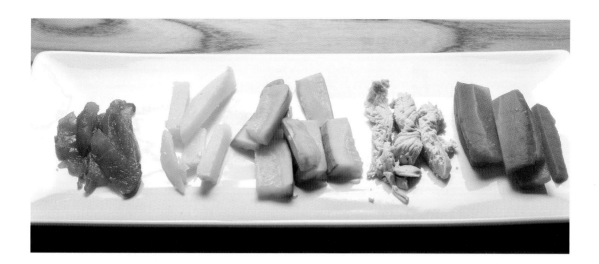

중기 간식
핑거푸드

한번 들어보세요
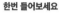

재료 토마토, 감자, 애호박,
닭가슴살, 당근 등

Recipe video

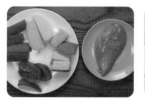

1.
각각의 재료는 찌기 좋게 손질해줍니다.
◆ 토마토는 껍질과 씨를 제거하고 과육만 사용합니다. 씨가 있어
도 아기가 잘 먹으면 문제가 되지 않습니다.

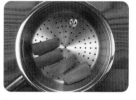

2.
익는 시간이 오래 걸리는 순서
로 재료를 하나씩 넣어줍니다.
먼저 당근부터 넣고 5분 정도 찝
니다.

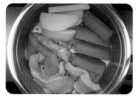

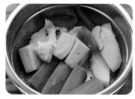

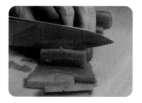

3.
뚜껑을 잠시 열고 감자와 닭가
슴살을 넣은 뒤 5분 정도 더 찝
니다.

4.
마지막으로 토마토와 애호박을
넣고 5분 정도 더 찌고, 모든 재
료들이 완전히 익었는지 확인합
니다.

5.
하나씩 꺼내 아기가 쥐기 쉽게 7㎜ 정도의 폭으로 썰어줍니다.
◆ 핑거푸드에 익숙하지 않은 아가에게는 5㎜ 정도로 썰어주고, 애
호박은 껍질을 벗겨서 사용하고, 감자는 목이 매이지 않게 조심하
세요.

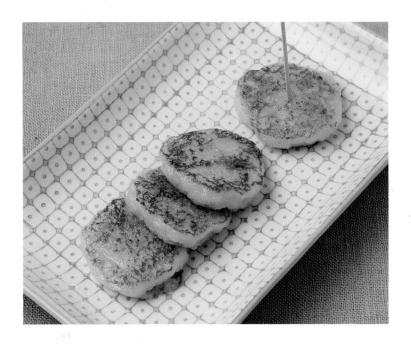

감자전

감자 2개,
물 약간

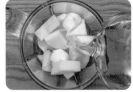

1.
깨끗하게 손질한 감자는 송송
썬 뒤 약간의 물과 함께 믹서에
넣고 갑니다.

2.
①의 감자를 면포에 내립니다.

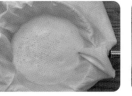

3.
면포를 꽉 짜 물을 다 내려 감자
가루와 물을 분리합니다.

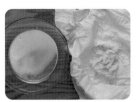

4.
감자 내린 물을 조심히 따라 버
리면 아래에 녹말이 남습니다.

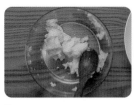

5.
④의 감자와 녹말을 잘 섞으며
치댑니다. 녹말이 있어야 반죽
이 잘 됩니다.

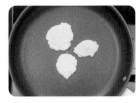

6.
프라이팬에 앞뒤로 노릇하게 구
워줍니다.
◆ 키친타월로 프라이팬을 살짝
코팅할 정도로만 기름을 소량
사용할 수 있습니다.

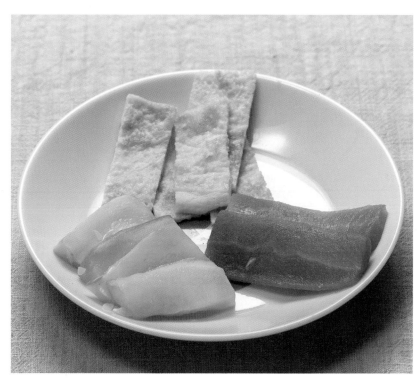

doctor's advice

#
아가가 먹고 싶은 것을 골라 먹을 수 있게 다른 핑거푸드와 함께 준비해 주세요.

#
계란은 후라이를 해서 먹일 수 있습니다. 반드시 완숙으로 해야 하며, 노른자를 터뜨려서 익히면 좀더 빨리 조리할 수 있습니다.

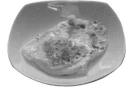

중기 간식

계란지단 핑거푸드

재료

달걀 2개, 식용유 약간

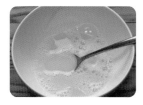

1.
달걀을 깨서 흰자와 노른자를 잘 섞어 풀어줍니다.

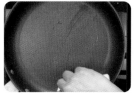

2.
팬에 식용유를 살짝 떨어뜨리고 키친타월로 얇게 도포합니다.

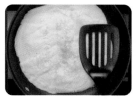

3.
달궈진 팬에 푼 달걀을 넣고 앞 뒷면을 노릇하게 구워줍니다.

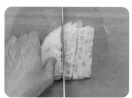

4.
아가가 쥐기 쉽게 7㎜ 정도의 폭으로 썰어줍니다.

중기 이유식 Q&A

Q 8개월 아가입니다. 우리 아가는 아토피가 있어서 6개월에 이유식을 시작했습니다. 이유식 시작한 지 아직 두 달밖에 안 되었으니 초기인 셈이죠. 그럼 우리 아가는 언제부터가 중기인 건가요? 8개월에는 이유식을 4~5개월에 시작한 아가를 따라잡아야 한다고 써 있는 걸 봤는데, 그럼 우리 아가도 이제 중기로 넘어가야 하는 건가요?

A 이유식을 늦게 시작한 경우 빨리 다른 아가들을 따라가는 것이 중요합니다. 다른 아가들이 8개월에 먹는 음식을 먹고 있는 것이 중요합니다. 덩어리 많은 죽에 고기, 채소, 과일도 먹고 있어야 합니다. 당연히 중기에 들어가 있는 것이 좋습니다. 이제는 아토피피부염이 있어도 다른 아이들과 똑같이 모유수유아든 분유수유아는 6개월에 이유식을 시작하시면 됩니다.

Q 이유식 중기면 육류를 먹을 수 있다는데 단백질과 무기질이 풍부한 사골국물로 이유식을 만드는 것은 어떨까요? 물론 기름을 싹 걷어내고 주려고 합니다.

A 사골을 아가에게 먹이는 것은 별로 권할 만한 방법이 아닙니다. 분유가 없던 시절에는 엄마 젖이 떨어지면 아가 성장에 필수적인 칼슘을 보충하기 힘들었으므로 사골국물을 이유식으로 이용하는 것이 지혜로운 방법 중 하나였을 겁니다. 하지만 요즘은 누구나 먹일 수 있는 모유나 분유에 가장 많이 들어 있는 것이 칼슘입니다. 그리고 기름을 걷어낸 사골국이라도 몸에 나쁜 포화지방이 너무 많고 미네랄도 너무 많아 아가가 소화시키기 어렵습니다. 또 하나 염두에 둘 것은 뼈의 지방에는 환경호르몬이나 중금속 등이 많이 함유될 수 있으므로 아가에게 사골을 고아 먹이는 것은 권장하지 않습니다.

Q 7개월이 막 지났습니다. 엄마 아빠가 다 알레르기 체질이라 6개월에 이유식을 시작했구요. 6개월부터는 철분 보충을 위해 고기를 먹어야 한다는데, 저는 아직 고기는 시도도 못하고 있습니다. 6개월에 쌀죽으로 시작해서 알레르기라 조심한다고 일주일 정도 상태를 살펴보고 그 다음 양배추, 단호박, 감자 순으로 하나씩 넣어 주면서 일주일씩 상태를 보다 보니 어느새 7개월이 되었습니다. 이제는 채소를 두 가지씩 넣은 죽을 주려고 하는데, 그러면 고기는 언제 주어야 하나요? 그리고 아무래도 알레르기 체질이다 보니 고기를 주면 아가 체질에 더 안 좋은 게 아닐까 하는 걱정도 됩니다.

A 이유식은 알레르기가 있는 아가라도 6개월에 시작하고, 고기 역시 6개월에 첨가하면 됩니다. 아니 고기를 첨가하는 것이 무엇보다도 중요합니다. 성장기 아가에게는 동물성 단백질과 고기 속의 철분과 아연이 꼭 필요합니다. 쌀죽부터 시작해서 2~3일 후에 고기를 첨가하고 그 다음에 이파리 채소, 그 다음에 노란 채소, 그리고 과일을 첨가해서 이유식을 진행하시면 됩니다. 만일 4~6개월에 이유식을 시작한 경우라면, 6개월 전에도 고기를 시작할 수 있습니다.

Q 참기름은 고소하고 몸에 좋은 식물성 기름인데 왜 아가에게 먹이면 안 되나요?

A 먹이지 못하는 것은 아닙니다. 이유식 초기나 중기라도 이유식에 참기름을 넣어 익혀 준다면 분해가 되기 때문에 아가가 먹는 데 큰 지장은 없습니다. 다만 너무 일찍 고소한 맛에 익숙해지면 다른 음식을 잘 안 먹게 될 우려가 있습니다. 어릴 때 식습관은 평생 가므로 충분히 신경 써야 합니다. 또 이유식을 만든 후 참기름을 한두 방울 넣어 먹이는 경우가 있는데, 이때 사레가 들려 지방이 폐로 들어가면 위험할 수 있기 때문에 피하는 것이 좋습니다. 조리할 때 아주 소량의 식용유나 버터를 사용하는 것은 이유식 중기 후반(8개월)부터 아주 조금씩 사용할 수 있습니다.

Q 이유식을 꼬박꼬박 만들어 먹이고 있습니다. 그런데 이번에 아가 아빠랑 아가랑 같이 2박 3일로 여행을 가려 합니다. 콘도를 빌리기는 했지만, 여행 가서 이유식 만들어 먹이기는 좀 힘들 것 같아요. 이런 때는 그냥 시판 이유식을 사 먹여도 되지 않나요?

A 이유식은 일관성 있는 것이 중요합니다. 여행을 간다고 이 리듬을 한번 깨면 다시 돌아오기 엄청나게 힘들 수 있습니다. 취사시설이 된다면 너무 잘 만들어 먹일 생각 하지 마시고 단순하게 음식을 익혀서 먹인다고 생각하시면 좋습니다. 조리를 간단히 해서 만들어 주세요. 아침에 한번 만들어서 냉장고에 넣어 두고 데워 먹이는 것도 좋습니다. 크게 생각해 보면 그게 엄마가 아가를 쉽게 키우는 것이 됩니다. 한번 먹는 리듬이 깨지면 다시 돌리는 데 정말 눈물나게 고생하는 엄마들이 많습니다. 또 하나의 방법으로는 미리 이유식을 만들어 얼려서 가져가는 것입니다. 밥해먹기도 힘들면 쌀죽까지 다 냉동을 해서 가지고 가서 끓여주시면 쉽습니다.

Q 7개월입니다. 이유식 시작한 지는 두 달 좀 넘었구요. 지금까지는 잘 먹었는데 며칠 전부터 갑자기 먹기 싫어해요. 입에 넣었다가 도로 뱉기도 하고요. 어떻게 해야 할까요?

A 이런 경우 다른 이상은 없는지 확인하여야 합니다. 감기 같은 병에 걸린 경우 갑자기 잘 먹지 않는 경우가 많습니다. 어쨌든 아가가 잘 먹지 않는 경우 포기해서도 안 되고 먹이려고 아가와 전쟁을 해서도 안 됩니다. 강제로 먹이려는 전쟁은 이겨도 지는 전쟁입니다. 이런 경우 꾸준하게, 그것도 아가가 좋아하는 음식을 잘 선택해 주면서 잘 먹게 되기를 기다려야 합니다. 이유식을 잘 먹지 않는다고 주지 않거나 모유나 분유를 왕창 늘려 버리면 아가가 다시 이유식으로 돌아오기 힘들게 됩니다. 다만 아파서 잘 먹지 않는 경우는 일단 일시적으로 모유나 분유를 더 먹이다가 아픈 것이 회복되는 징조가 보이면 이유식을 열심히 주면서 모유나 분유를 전에 먹던 수준으로 서서히 줄여 가야 합니다. 이 시기를 놓치면 계속 모유나 분유만 먹으려 할 수도 있으니 주의하십시오.

Q 아가에게 유난히 철분 섭취를 강조하는 이유가 있나요?

A 물론입니다. 아가에게 빈혈이 있으면 IQ가 떨어질 수 있습니다. 아가 때 생긴 빈혈로 머리가 나빠진 경우는 나중에 아무리 철분을 보충해도 좋아지지 않을 수 있기 때문에 어릴 때의 빈혈은 무서운 것입니다. 또 빈혈이 생기면, 빈혈 그 자체로 인해서 식욕이 떨어져 안 먹게 되기 때문에 아가의 빈혈은 점점 더 심해질 수 있습니다. 우리나라에는 빈혈에 시달리는 아가가 많습니다. 이유식을 하면서 6개월부터 고기가 들어간 이유식을 먹이는 엄마가 별로 없다는 것이 한 가지 원인일 것입니다. 사실 이유식은 고기와 채소를 잘 챙겨 먹이는 것만으로도 영양의 목적을 달성하는 것입니다. 그렇다고 철분이 많은 영양제까지 먹이라는 이야기는 아닙니다. 철분을 지나치게 많이 먹으면 중독의 위험성도 있습니다. 고기와 채소를 이용한 이유식이면 충분합니다. 고기가 성장과 두뇌발달에 중요하기 때문에 아기는 완전채식으로 먹이는 것은 정말 신중해야 하는 겁니다.

Q 예전에 엄마들은 맵지 않은 미역국이나 무국 등을 끓이면 거기에 밥을 적셔 주었다고 합니다. 그래도 건강하게 잘 자랐다고 하는데, 왜 요즘은 안 된다는 걸까요?

A 이유식에 관한 이론들은 20세기 동안 극과 극을 달렸습니다. 20세기 초기에는 이유식을 돌이 지나서 먹이라고 권장했습니다. 또 심지어 생후 1~2개월부터 이유식을 시작하라고 소아과 의사가 권장한 적도 있습니다. 이처럼 예전과 지금은 이유식의 원칙에 있어서 큰 차이를 보이는 것이 사실입니다. 하지만 요즘은 소아 알레르기 질환이나 소아 성인병의 발병률이 점점 높아지고 있어 아가 때부터 건강한 체질을 만들어 주지 않으면 안 되는 상황에 이르렀습니다. 따라서 알레르기를 일으킬 수 있는 상황을 피하고 음식을 가려 주며, 성인병에 걸리지 않도록 건강한 체질의 기초를 마련해 주는 일에 소홀해서는 안 됩니다. 이유식 책을 보면 이유식에는 간을 하지 말라고 되어 있습니다. 아가 때부터 짜고 자극적인 입맛에 길들여지면 앞으로 더욱더 짠맛을 찾게 될 것입니다. 짠 것을 많이 먹으면 입맛을 버리게 될 뿐 아니라 고혈압과 같은 성인병에 걸릴 위험도 높아집니다. 식습관은 어릴 때부터 잘 들여야 한다는 점을 기억한다면 아마 엄마 국에 적신 밥을 아가에게 먹일 수 없을 것입니다.

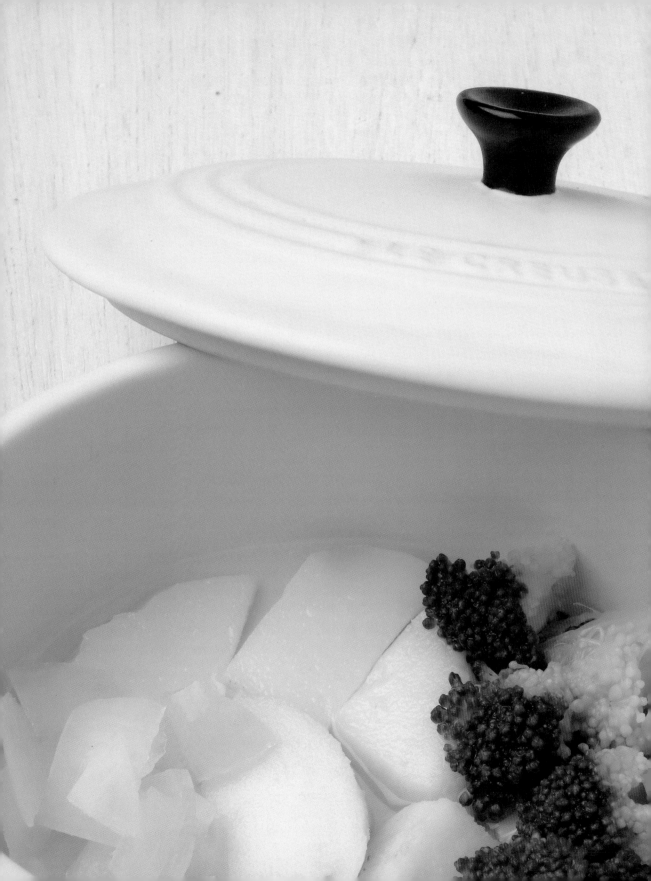

PART 5

후기 이유식
생후 9~11개월

하루 세 끼 이유식과 간식 2~3회로
5가지 식품군을 골고루~!
핑거푸드로 선택의 기회를~!
어른 국에 밥을 말아 주면 안 돼요.
너무 짜니까요!

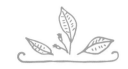

한눈에 보는 후기 이유식

- **시기** 9~11개월

  이유식의 시작 시기와 상관없이 이유식 진행이 제대로 된 아기들은 9개월에 후기 이유식을 먹을 수 있습니다. 아직 중기 이유식을 하는 아기는 진행을 조금 서둘러 후기 이유식에 맞는 질감과 크기로 점차 변화를 주세요. 이 시기에는 아기가 음식을 선택해서 먹을 수 있도록 다양한 핑거푸드를 활용하는 것이 좋습니다.

- **수유와 이유식** 띄웁니다

  9개월이나 그 전이라도 한 번에 이유식 먹는 양이 많아지고 수유 횟수가 줄면 이제는 이유식과 수유를 따로 하는 것이 좋습니다.

- **수유와 수면** 밤중 수유 중단

  이유식의 양이 늘면서 수유량이 더 줄어 이제는 대개 밤중 수유를 하지 않게 됩니다. 밤에 깰 때 재우려고 먹이면 점점 더 밤중 수유가 늘어나니 주의하세요. 이제 낮에 먹는 수유량도 서서히 줄게 됩니다.

- **수유 대 이유식 칼로리 비율** 6 : 4 ~ 5.5 : 4.5

  후기 전반의 수유 대 이유식 칼로리 비율은 6 : 4 정도이며, 후기 후반은 5.5 : 4.5 정도입니다.

모유(분유) 수유	이유식

- **이유식의 질감**

  약간 큰 알갱이가 있게

  밥은 무른밥 정도로 죽보다는 좀더 씹을 수 있는 형태, 으깨 먹어야 하는 바나나 정도의 무르기입니다.

  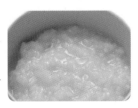

- **하루 이유식 횟수** 3회, 간식 2~3회

- **이유식의 양**

  3배죽의 무른밥으로는 80g 정도, 채소와 고기가 더 첨가되면 양은 150g 이상 먹기도 합니다. 아기가 잘 먹는 경우 물을 적게 첨가하고 너무 퍼지지 않게 익혀 좀더 질감 있는 진밥으로 먹일 수 있습니다.

- **시간** 오전 9시, 오후 1시, 오후 5시

  오전 9시, 오후 1시와 5시에 먹이고 끼니 사이에 간식을 줍니다.

- **이유식 진행 방법과 식품군별 한 끼의 양**

  - 3배죽 정도의 무른밥을 먹입니다.(무른밥 80g)
  - 고기는 매일 주는 것이 좋습니다. 닭고기, 소고기, 돼지고기 등 다양하게 먹이되 아직은 기름이 적은 부위를 주세요. 생선은 일주일에 두 번 이하로 주는데 기름이 많은 생선은 피하는 것이 좋습니다.
  - 이파리 채소와 노란 채소도 매일 주세요. 과일도 주는데, 당도가 높은 과일은 피하는 것이 좋습니다.

• **후기 이유식 사례** 양송이새우반찬 & 식판이유식

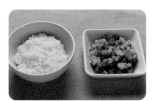

무른밥과 반찬을 따로 주기

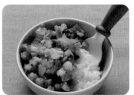

반찬을 얹어 덮밥으로 주기

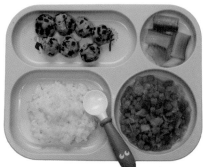

식판을 이용해서 밥상을 차려주면 더 좋습니다.

• **새로운 음식 첨가 간격** 2~3일

• **식사 요령**

밥(3배죽)과 고기(생선, 두부), 채소 등이 골고루 포함된 균형 잡힌 식단을 만들어 이유식 중심의 식사를 정착합니다. 다만 이유식을 잘 먹더라도 하루에 수유량이 500~600cc 정도는 넘어야 합니다. 정해진 시간과 장소에서 식사를 하도록 습관을 기르고, 아이 스스로 음식을 고를 수 있게 핑거푸드를 자주 주세요. 흘리더라도 놀라지 마시고 느긋하고 태연하게 반응하세요.

• **유의할 점**

– 스스로 먹도록 가르치세요. 흘려도 신경 쓰지 말고요.
– 이유식의 질감이 좀더 있게 신경 쓰고, 쌀로 이유식을 만들 때 너무 푹 익혀 밥알이 흐물거리지 않도록 주의하세요. 밥으로 이유식을 만들 때도 절구에 넣고 찧거나 믹서로 살짝 갈면 밥알 입자를 줄일 수 있고 너무 푹 익히지 않을 수 있답니다.

– 하루 식사에 기초 식품군이 골고루 포함되도록 먹이는 것이 중요합니다.
– 고기는 매일 줘야 합니다.
– 음식에 대한 기호가 생기는데, 잘 안 먹는다고 포기하지 말고 반복해서 주면 다시 먹게 됩니다.
– **오트밀 같은 잡곡을 50% 정도 섞어 주는 것이 좋습니다.** 다른 잡곡도 충분히 불려서 먹이면 아기들이 소화시키는 데 지장이 없습니다. 변에 잡곡이 좀 나와도 상관없습니다.
– 식사 시간에는 한자리에 앉아서 가족과 함께 먹는 것이 좋습니다.
– 치아가 나는 것과 상관없이 이유식을 진행합니다.
– 스스로 음식을 선택해서 먹게 해주세요. 이제는 가능하면 밥과 반찬을 따로도 줘서 아가가 먹고 싶은 음식을 자신이 선택해서 스스로 먹게 해줘야 합니다. 음식을 보고 판단하고 선택해서 먹는 실행으로 옮기는 것 이것은 평생 아이들에게 바른 선택을 하는 능력을 길러주는 중요한 기회가 됩니다.

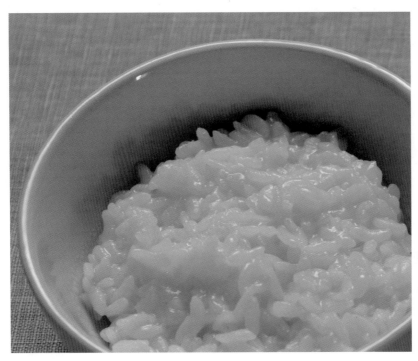

doctor's advice

\#

이것이 후기 초반의 기본 쌀죽입니다. 아기가 입자 있는 죽(무른밥)에 익숙해지면 2배죽의 진밥을 주어도 좋습니다.

\#

후기 초반에 죽의 입자를 줄이고 싶다면 믹서를 사용할 수 있습니다. 다만 균일하게 갈려면 물을 적게 넣고 짧게 갈면서 확인해보세요.

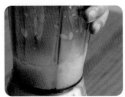

후기 메인디쉬

3배죽(무른밥, 진밥)

Recipe video

재료

2회분
밥 80g,
물 120cc

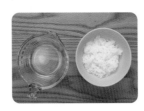

1.
지어놓은 밥 80g에 물 120cc를 준비합니다.

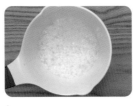

2.
냄비에 밥과 물을 넣고 약 3분간 끓여주세요.

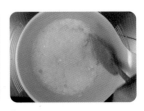

3.
수저로 저어가며 밥이 물 먹은 정도를 확인하고 너무 질어지기 전에 옮겨 담아 주세요.

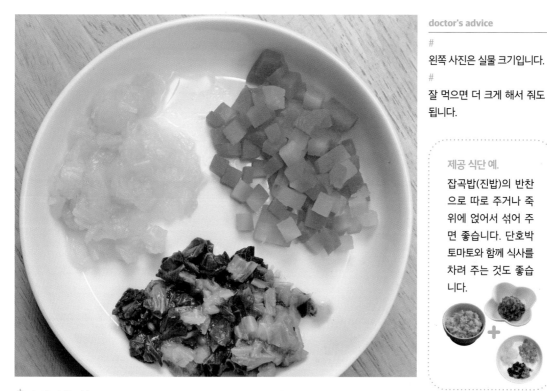

doctor's advice

#
왼쪽 사진은 실물 크기입니다.

#
잘 먹으면 더 크게 해서 줘도
됩니다.

제공 식단 예.

잡곡밥(진밥)의 반찬
으로 따로 주거나 죽
위에 얹어서 섞어 주
면 좋습니다. 단호박
토마토와 함께 식사를
차려 주는 것도 좋습
니다.

후기 사이드메뉴

삼색 채소 반찬

재료

2~3회분 **배추** 30g, **청경채** 30g, **당근** 50g

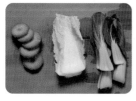

1.
재료를 준비합니다. 당근은 익
히는 데 시간이 오래 걸리므로
얇게 썰어 주세요.

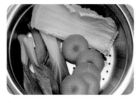

2.
①의 채소를 찜기에 넣고 10분
정도 찝니다.

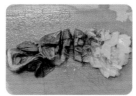

3.
한김 식힌 후 꺼내 청경채와 배
추, 당근을 5mm 정도의 크기로
썹니다.

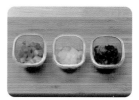

4.
아기가 먹을 만큼 담아서 주고,
나머지는 1회분씩 나눠 보관해
주세요.

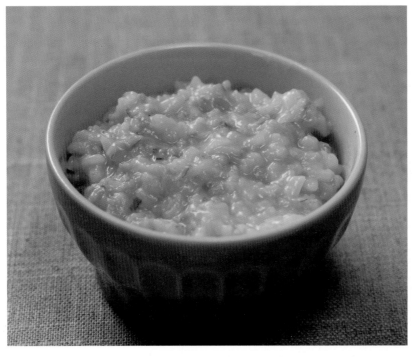

doctor's advice

\#
오트밀이 부드럽게 익혀져야 아기가 먹기 편합니다. 밥이 뻑뻑하거나 지나치게 질면 물을 첨가하여 좀더 부드럽게 해서 먹이세요.

\#
이유식에 쓰는 오트밀은 압착된 오트밀을 사용합니다. 아래 사진의 왼쪽은 입자가 큰 롤드 오트밀이고, 오른쪽은 잘게 부순 퀵 롤드 오트밀입니다. 둘 다 이유식으로 사용할 수 있습니다.

후기 메인디쉬

오트밀진밥

재료

 불린 쌀 0.5인분,

 롤드 오트밀 0.5인분,

 물 1.2인분

후기 오트밀죽 쉽게 만드는 법

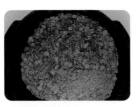

전기밥솥 레시피
전기밥솥 안에 불린 쌀과 롤드 오트밀을 1 : 1로 넣고 일반 밥을 할 때보다 물을 20~50% 더 넣어주고, 밥을 짓습니다.

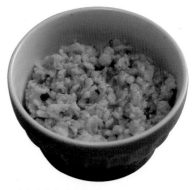

전자레인지 레시피
부드러운 롤드 오트밀은 쌀죽 없이 오트밀만 3배죽으로 먹일 수 있습니다. 롤드 오트밀 30g을 30분간 불린 뒤 물 90cc를 붓고 랩이나 뚜껑으로 막은 후 전자레인지에 약 2분간 돌려주세요. 골고루 식도록 잘 저어준 후 그릇에 담아주면 됩니다. 여기에 쌀죽을 섞어서 먹여도 됩니다.

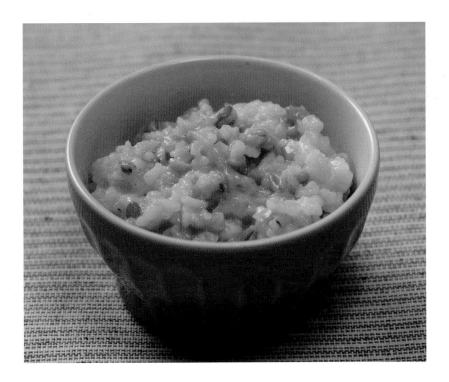

잡곡밥

재료

- 불린 쌀 0.5인분,
- 불린 현미 0.5인분,
- 불린 압맥 0.5인분,
- 불린 귀리 0.5인분,
- 물 3인분

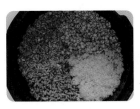

1.
밤새 불린 현미와 압맥, 귀리를 전기밥솥 안에 불린 쌀과 함께 넣습니다.

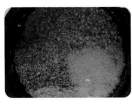

2.
일반 밥을 할 때보다 물을 20~50% 더 넣고 밥을 짓습니다.

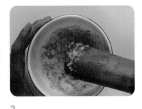

3.
밥이 완성되면 절구로 살짝 으깨주세요. 너무 뻑뻑하면 물이나 분유물을 첨가해주세요.

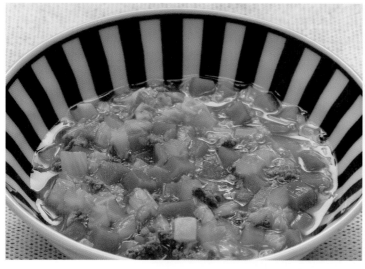
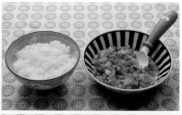
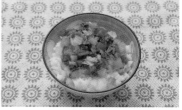

후기 사이드메뉴

소고기채소조림

Recipe video

재료

3회분
소고기 30g, 당근 30g,
무 30g, 배추 30g, 파 12g,
물(채소국물) 300cc,
녹말가루 푼 물 2스푼

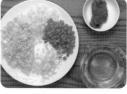

1.
배추, 무, 당근, 파는 5㎜ 크기로
썰고, 소고기는 부드럽게 다집
니다.

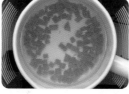

2.
익히는 데 오래 걸리는 당근부
터 물과 함께 냄비에 넣고 끓입
니다.

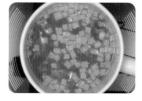

3.
그로부터 10분 후에 무와 소고
기를 넣습니다.

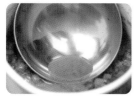

4.
떠오르는 고기 거품은 제거해
주세요.

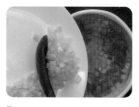

5.
5분이 지난 후에 배추와 파를 넣
습니다.

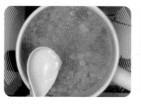

6.
녹말물 2스푼(녹말가루 1스푼을
찬 물 2스푼으로 개어 만듦)을 넣
습니다.

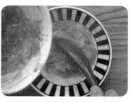

7.
조금 더 끓여서 조린 후에 그릇
에 담습니다.

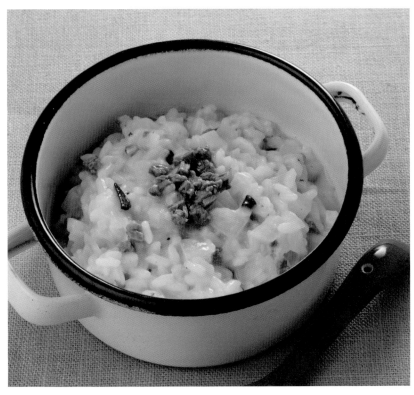

cooking point

\#

소고기의 질감 때문에 잘 안 먹고 뱉는 아이의 경우 소고기를 키위나 파인애플 간 것에 재워서 1~2시간 둔 후에 요리하면 잘 먹기도 합니다.

후기 메인디쉬

소고기버섯무른밥

재료

 밥 50g,

 소고기 15g,

 표고버섯 5g,

 양파 5g,

 참기름 3g,

 분유물 80cc

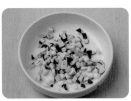

1.
소고기는 3mm 정도로 곱게 다지고, 양파는 5mm 크기로, 표고버섯은 5mm 크기로 썹니다.

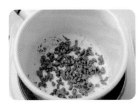

2.
냄비에 참기름을 두르고 소고기를 넣어 젓가락으로 뒤적이며 약한 불에서 볶습니다.

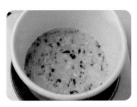

3.
②에 버섯과 양파를 넣고 볶다가 분유물을 넣고 끓이고, 버섯이 익었다 싶으면 밥을 넣고 3~5분 정도 더 끓입니다.

cooking point

\#
닭고기를 생우유에 20~30분 정도 담갔다가 사용하면 더 좋아하는 아가도 있습니다. 우유가 없으면 그냥 닭가슴살을 잘라 쓰면 됩니다.

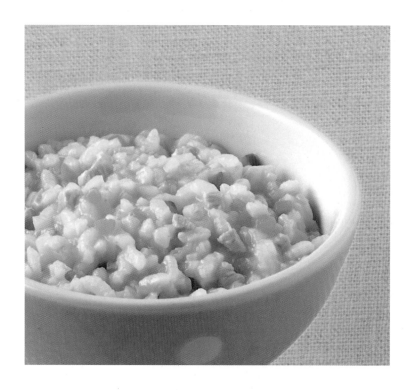

후기 메인디쉬

닭고기채소무른밥

재료

밥 50g, 닭가슴살 20g, 완두콩 10g, 애호박 10g, 배추 20g, 양파 5g, 닭고기육수 80cc, 생우유 적당량

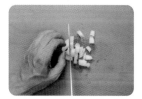

1.
양파와 애호박은 5mm 크기로 사각썰기를 합니다.

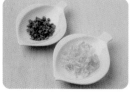

2.
완두콩은 하루 정도 물에 담가 불려두었다가 껍질을 벗겨 살짝 으깨고, 배추는 잎 부분만 채 썹니다.

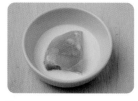

3.
닭가슴살은 우유에 20~30분 정도 담가두었다가 건져 5mm 크기로 썹니다. (닭가슴살은 우유에 담가두지 않고 그냥 사용해도 됩니다.)

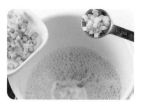

4.
냄비에 닭고기육수와 ③의 닭가슴살을 넣고 끓이다 부르르 끓어오르면 ①②의 채소와 밥을 넣고 7~8분 정도 끓이면서 잘 섞어줍니다.

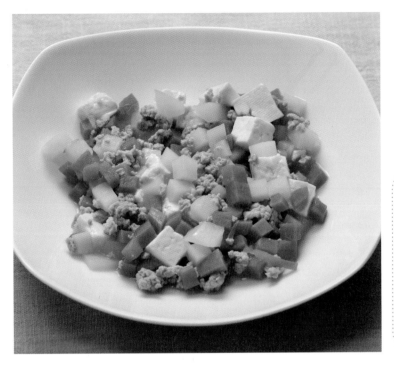

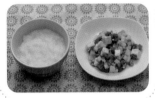

제공 식단 예.
무른밥(3배죽)을 만들어 반찬
으로 제공하면 좋습니다.

돼지고기두부감자조림

Recipe video

 재료 3회분
돼지고기(안심) 30g, 두부 45g, 감자 45g, 당근 45g, 채소국물 200cc, 녹말가루 푼 물 1스푼

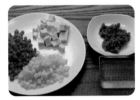

1.
당근과 감자는 4~5㎜ 크기로, 두부는 1㎝ 크기로 썰어주고, 돼지고기는 잘게 다져줍니다.

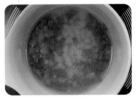

2.
냄비에 채소국물과 함께 ①의 당근과 감자를 넣고 15~20분간 충분히 끓입니다.

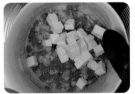

3.
약불로 줄인 후 돼지고기를 넣고 조금 뒤 두부를 넣어줍니다.

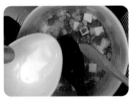

4.
질감이 걸쭉하지 않으면 녹말가루 푼 물을 넣어주고 조립니다.

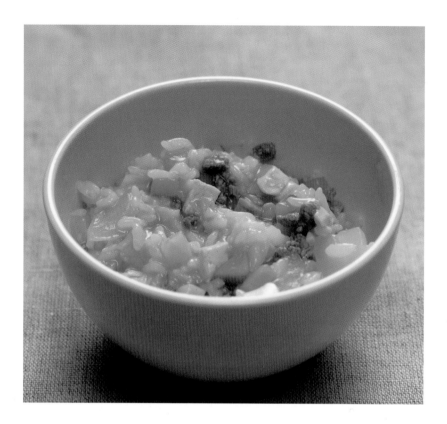

후기 메인디쉬

소고기두부밥

재료

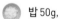 밥 50g,

소고기 15g,

두부 10g,

애호박 10g,

양파 5g,

소고기 육수 80cc

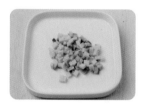

1.
양파는 잘게 다지고, 두부는 7㎜ 크기로, 애호박은 5㎜ 크기로 썰어줍니다.

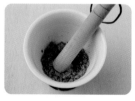

2.
소고기는 얇게 썰어 끓는 물에 데친 뒤 3㎜ 크기로 썰어 절구에 넣고 한두 번 찧어줍니다.

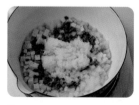

3.
냄비에 양파와 애호박, ②의 소고기, 소고기 육수를 넣고 5분 정도 끓이다 두부와 밥을 넣고 3분 정도 더 끓입니다.

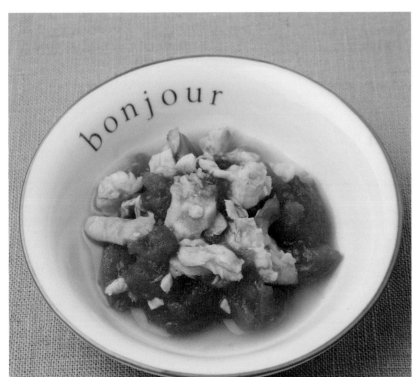

#
제가 토마토를 좀 좋아합니다.
그러다 보니 토마토 요리가 좀
있습니다. 그리고 토마토는 당
도가 낮고 건강에 좋은 영양소
가 많으므로 아가 이유식에 아
주 좋은 재료이며, 초기·중기·
후기 다 사용해도 좋은 식재료
입니다.

후기 사이드메뉴

토마토도미조림

재료

 토마토 20g,

 도미살 10g,

 물 1큰술

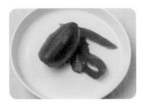

1.
토마토는 껍질과 씨를 제거하고
다집니다.

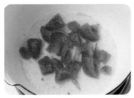

2.
냄비에 ①과 물을 넣고 약한 불
에 익힙니다.

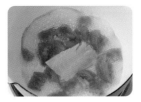

3.
부르르 끓어오르면 도미살을 넣
고 숟가락이나 포크로 짓이겨
가며 조립니다.

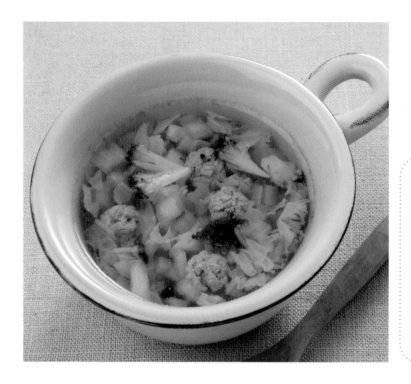

제공 식단 예.
잡곡진밥, 단호박토마토볶음과 함께 식단을 구성해서 차려주면 좋습니다.

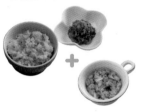

후기 사이드메뉴

소고기브로콜리완자탕

소고기 40g, 브로콜리 10g, 양파 10g, 배추 10g, 참기름 3g, 양파즙 5g, 소고기육수 200cc

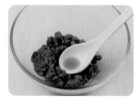 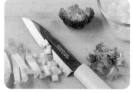 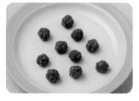 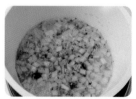

1.
소고기는 곱게 다져 참기름과 양파즙으로 밑간합니다.

2.
브로콜리는 꽃 부분만 손질해 데친 뒤 5㎜ 크기로 썰고, 양파와 배추도 5㎜ 크기로 썹니다.

3.
①의 소고기를 지름 1㎝보다 작은 크기로 동그랗게 완자를 빚습니다.

4.
냄비에 소고기육수를 넣고 끓이다 부르르 끓어오르면 ③의 완자를 넣고 끓이다가 ②의 채소를 넣고 5분 정도 더 끓입니다.

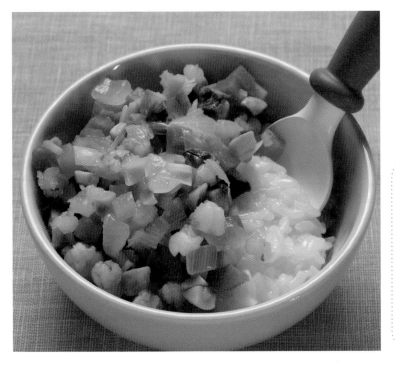

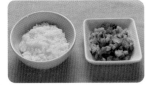

먹이기.
그릇에 따로 담아서 반찬으로
먹이기도 하고, 진밥 위에 얹어
덮밥으로 먹여도 좋습니다.

후기 사이드메뉴

양송이새우조림 & 덮밥

Recipe video

 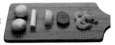 2회분
새우 30g, 양송이버섯 30g, 당근 20g, 양파 20g, 파 10g, 채소국물 100cc

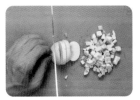

1.
양송이버섯과 양파는 7㎜ 크기
로 썰고, 새우는 살만 7㎜ 크기
로 썹니다.

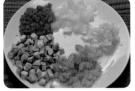

2.
당근은 익히는 데 시간이 오래
걸리므로 5㎜ 정도로 좀더 잘게
썰어도 좋습니다. 파는 잘게 다
집니다.

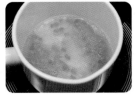

3.
냄비에 채소국물을 붓고 당근을
먼저 익힙니다.

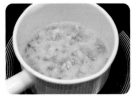

4.
끓기 시작하면 약불로 줄이고 7
분 정도 더 끓이다가 나머지 채
소와 새우를 넣고 8분 정도 더
끓입니다.

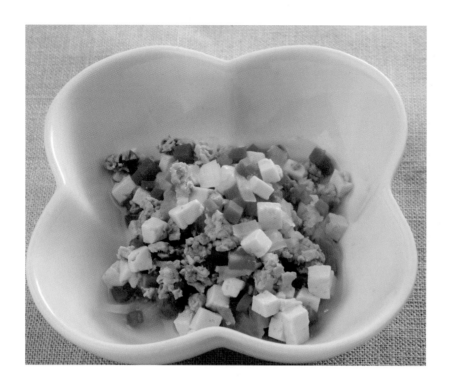

후기 사이드메뉴

돼지고기당근조림

재료

돼지고기 10g, 두부 10g, 당근 20g, 양파 10g, 채소국물 50cc

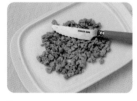 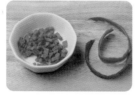 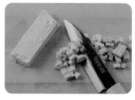 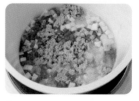

1.
돼지고기는 살코기만 얇게 썰어 삶은 뒤 잘게 다집니다.

2.
당근은 껍질을 벗기고 얇게 썰어 삶은 뒤 3~5㎜ 크기로 다집니다.

3.
양파는 잘게 다지고, 두부는 5~7㎜ 크기로 큼직하게 썰어주세요.

4.
냄비에 양파와 채소국물을 먼저 넣고 끓이다가 돼지고기, 당근, 두부를 모두 넣고 약한 불로 물이 졸아들 때까지 끓여주세요.

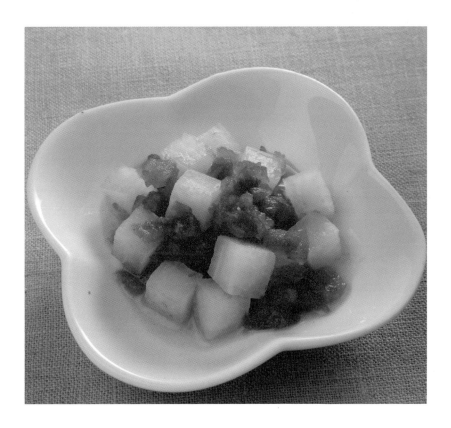

후기 사이드메뉴

무토마토조림

 재료

 무 20g,

 토마토 20g,

 물 200cc,

 녹말가루 1작은술

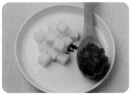

1.
무는 껍질을 두껍게 벗긴 뒤 7㎜ 크기로 깍둑 썰고, 토마토는 껍질과 씨를 제거하고 다집니다.

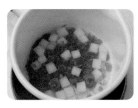

2.
냄비에 ①과 물을 넣고 15분 정도 끓입니다. 무를 먼저 넣고 끓이면 무가 좀 더 부드러워집니다.

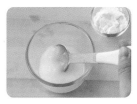

3.
녹말가루 1작은술에 찬물 1큰술 정도를 넣고 개어줍니다. 이 녹말물을 냄비에 부어 무가 부드러워질 때까지 조립니다.

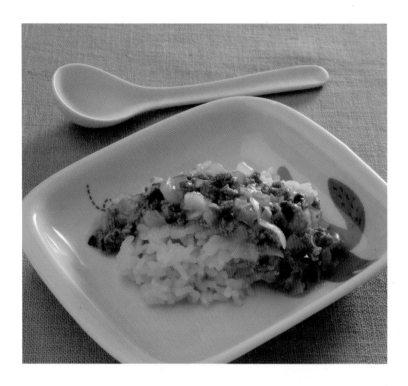

doctor's advice

\#

아기에게 다양한 맛과 향을 경험하게 하기 위해서 양파즙을 사용할 수 있습니다. 그리고 참기름, 식용유, 버터 등을 조금씩 사용할 수 있는데 기름 종류를 사용할 경우는 충분히 익히는 것이 좋습니다.

\#

참기름은 중기부터 사용할 수 있지만 가급적 분해될 수 있도록 익혀서 주는 게 좋습니다. 이유식을 다 만든 다음 한두 방울 떨어뜨리기도 하는데 만약 이때 사레가 들어 지방이 폐로 들어가면 위험할 수 있습니다.

후기 메인디쉬

소고기채소덮밥

재료
진밥 40g, 소고기 20g, 양배추 15g, 양파 5g, 청경채 5g, 참기름 3g, 채소국물 60cc, 녹말가루 1작은술

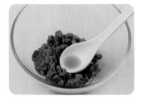 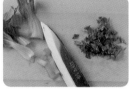 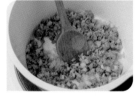 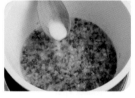

1.
소고기는 3mm 크기로 다져 절구에 넣고 한두 번 찧은 뒤 참기름을 섞어줍니다.

2.
양파는 5mm 크기로 썰고, 양배추와 청경채는 줄기 부분을 제거하고 5mm 크기로 썹니다.

3.
냄비에 소고기와 양파를 넣고 살짝 볶다가 양배추와 청경채, 채소국물을 넣고 끓입니다.

4.
자작해질 때쯤 녹말물(녹말가루 1작은술에 물 2큰술을 넣고 갠 녹말물)을 붓고 되직해질 때까지 좀더 끓입니다. 이를 진밥에 얹어서 줍니다.

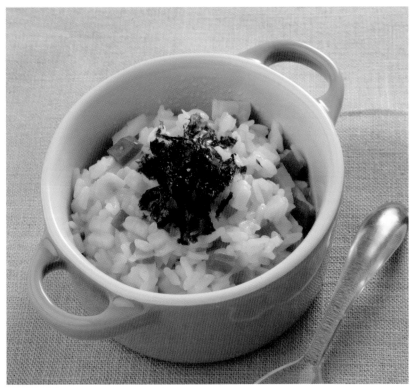

\#

김가루를 뿌려서 풍미를 더해
보세요. 김을 바싹 구워 비닐
봉지에 넣고 손으로 부수면 김
가루 만들기가 쉬워요. 김은
참기름과 소금으로 간하지 않
은 날것을 사용해야 합니다.
일반적인 조미 김은 너무 짜기
때문에 사용하면 안 됩니다.

후기 메인디쉬

고구마채소무른밥

재료

 밥 50g,

 고구마 15g,

양배추 10g

당근 10g,

김가루 약간,

 물 80cc

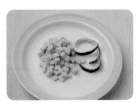

1.
고구마는 쪄서 껍질을 벗기고
5mm 크기로 사각썰기를 합니다.
잘라서 찌면 더 빨리 익힐 수 있
습니다.

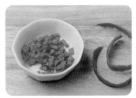

2.
양배추는 질긴 줄기를 제거하고
당근은 껍질을 벗긴 뒤 모두 5mm
정도의 폭으로 썹니다.

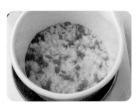

3.
냄비에 당근을 먼저 넣고 10분
정도 충분히 익힌 뒤 양배추를
넣고 5분 정도 더 끓이다가 고구
마와 밥을 넣고 3~5분 정도 더
끓입니다.

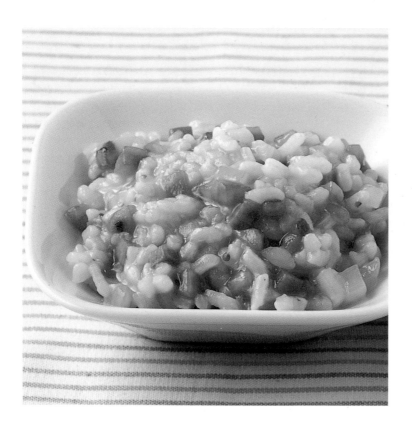

가지무른밥

재료

밥 50g,

가지 15g,

양파 5g,

당근 10g,

채소 국물 100cc

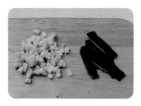

1.
가지는 손질해 껍질을 벗긴 뒤 5㎜ 크기로 사각썰기를 하고, 양파와 당근도 껍질을 벗기고 같은 크기로 썹니다.

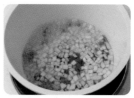

2.
냄비에 채소 국물과 ①의 채소를 넣고 5분 정도 끓입니다.

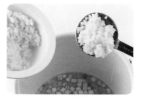

3.
②의 채소가 다 익었는지 확인한 뒤 밥을 넣고 3분 정도 더 끓입니다.

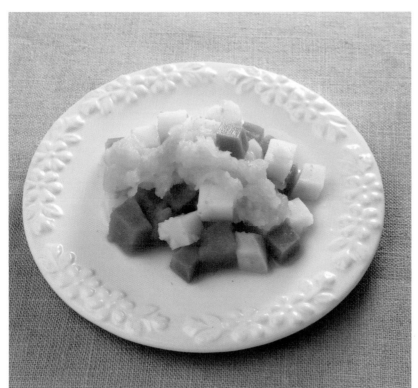

doctor's advice

#

감자의 주성분은 탄수화물이
지만 비타민 B1·B2·C, 칼륨
등 미네랄 성분이 풍부합니
다. 그중에서도 체내의 염분
조절 작용을 하는 칼륨이 매
우 풍부하게 들어 있습니다.
감자의 비타민 C는 가열해도
잘 파괴되지 않는 것이 특징
이며, 밭에서 나는 사과라 불
릴 정도로 사과의 2배에 달하
는 비타민 C를 함유하고 있습
니다.

#

감자는 상처가 없고 부푼 듯
이 둥글고 무거운 것이 좋고,
햇감자는 껍질이 얇은 것이
좋습니다. 껍질이 녹색을 띠
는 것은 몸에 좋지 않으므로
피해야 합니다.

후기 간식

사과소스 얹은 감자당근단호박

 재료

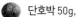 단호박 50g,

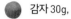 감자 30g,

 사과 30g,

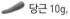 당근 10g,

 물 1큰술

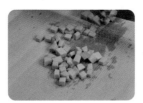

1.
단호박은 껍질을 벗기고 씨를
제거한 후 7mm 크기로 사각썰기
를 합니다.

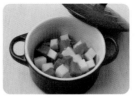

2.
손질한 감자는 7mm 크기로, 손질
한 당근은 5mm 크기로 사각썰
기를 한 후 ①의 단호박과 함께 찜
기에 넣고 20분 정도 찝니다.

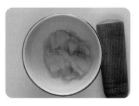

3.
사과는 얇게 썰어 익힌 후 절구
에 넣고 으깨줍니다. 이를 그릇
에 담은 ②의 채소 위에 얹어줍
니다.

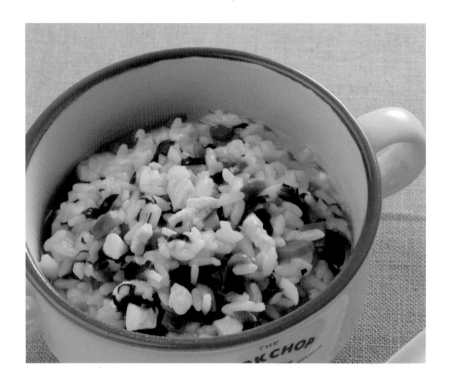

후기 메인디쉬

완두콩닭살무른밥

재료

밥 50g, 닭가슴살 15g, 당근 10g, 완두콩 10g, 시금치 10g, 닭 육수 80cc, 올리브유 약간

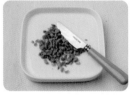 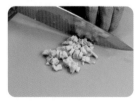 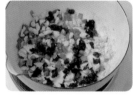 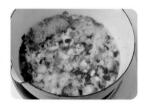

1.
완두콩은 하루 정도 물에 불려 껍질을 벗기고 4등분합니다. 당근은 껍질을 벗긴 뒤 5㎜ 크기로 얇게 썰고, 시금치는 데쳐서 5㎜ 크기로 썹니다.

2.
닭가슴살은 삶은 후 5㎜ 크기로 썹니다.

3.
냄비에 올리브유를 두르고 ①의 채소와 ②의 닭가슴살을 넣고 볶다가 닭 육수를 넣고 5분 정도 끓입니다.

4.
끓어오르면 약불로 줄이고 밥을 넣고 2~3분 정도 더 끓입니다.

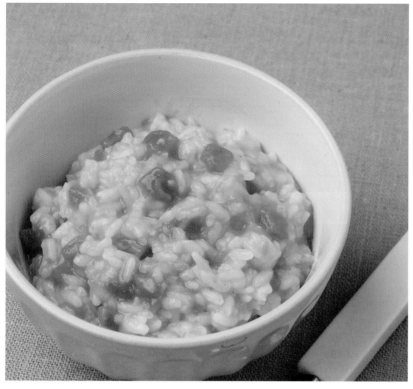

#

하루에 잡곡과 통곡식을 50% 섞어주는 것이 좋으므로 쌀로 만든 이유식을 먹인 경우 다른 끼니는 오트밀 같은 잡곡 비율을 확 높인 이유식을 먹이는 것이 좋습니다.

후기 메인디쉬

현미호박무른밥

 재료

 불린 쌀 30g,

 불린 현미 5g,

 단호박 30g,

 물 120cc

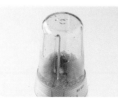

1.
현미는 40분쯤 물에 불려 믹서에 넣고 2~3초 정도 살짝만 갑니다.

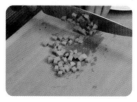

2.
미리 잘라둔 단호박은 껍질을 벗기고 씨를 제거한 후 5㎜ 크기로 사각썰기를 합니다.

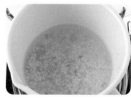

3.
냄비에 ①의 현미와 불린 쌀을 넣고 끓이다 쌀알이 어느 정도 퍼지면 ②의 단호박을 넣고 5분 더 푹 끓입니다.

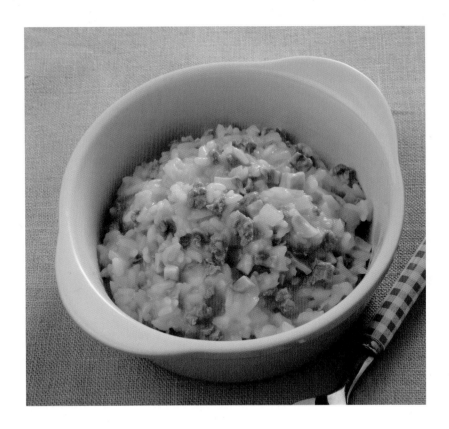

후기 메인디쉬

소고기양송이계란밥

재료

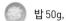 밥 50g,

소고기 15g,

양송이버섯 10g,

양파 10g,

달걀 1개,

소고기육수 80cc

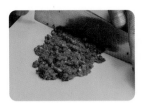

1.
소고기는 잘게 다집니다.

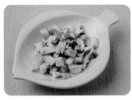

2.
양송이버섯은 밑동을 제거하고 5~7mm 크기로 썰고, 손질한 양파는 5~7mm 크기로 썹니다.

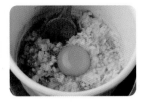

3.
소고기육수에 ①의 소고기, ②의 양송이버섯과 양파를 넣고 5분 정도 끓이다 고기가 어느 정도 익으면 밥과 달걀을 넣고 잘 섞으면서 한소끔 더 끓입니다.

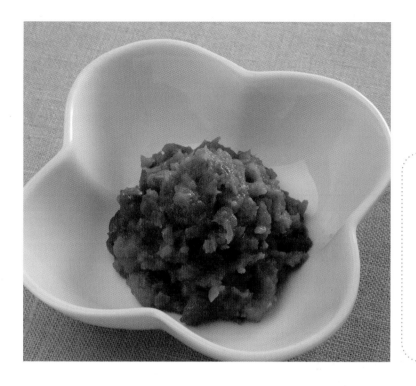

제공 식단 예.

잡곡밥 위에 토핑처럼 얹어 먹여도 좋고 반찬으로 따로 먹여도 좋습니다. 돼지고기두부감자조림을 추가해 봅니다.

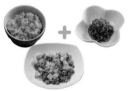

후기 사이드메뉴

단호박토마토볶음

재료
단호박 20g, 토마토 20g, 완두콩 10g, 올리브유 약간

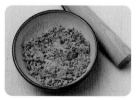

1.
완두콩은 밥 지을 때 다른 그릇에 담아서 같이 삶은 후 껍질을 벗기고 으깹니다.

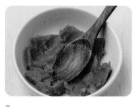

2.
단호박은 찜기에 7분 정도 찐 뒤 씨를 제거하고 으깹니다. 완두콩은 이때 같이 쪄도 좋습니다.

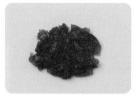

3.
토마토는 껍질과 씨를 제거한 뒤 잘게 다집니다.

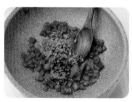

4.
팬에 올리브유를 두르고 중불에 올려 ③의 토마토를 살짝 볶은 뒤 ②의 단호박과 ①의 완두콩을 차례로 넣고 볶습니다.

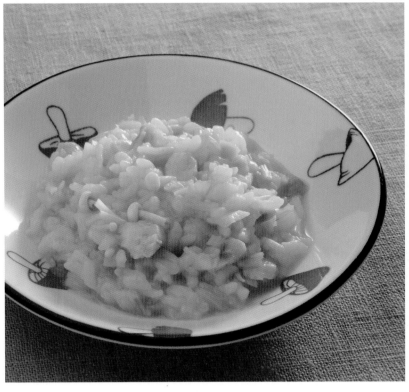

\#
생선을 이유식에 사용할 때는
살코기만 사용합니다. 생선을
이유식에 넣을 때는 원양산 냉
동 생선살을 사용하는 것이 편
할 겁니다.

후기 메인디쉬

도미살팽이무른밥

 재료

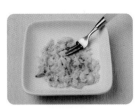

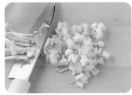

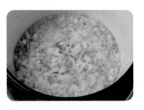

밥 50g,

도미살 20g,

배추 10g,

팽이버섯 10g,

다시마국물 80cc

1.
도미살은 씻고 뼈와 껍질이 남
아 있는지 확인해서 살만 잘 발
라주세요.

2.
배추는 잎 부분만 손질해 5㎜ 크
기로 썰고, 팽이버섯은 밑동을
제거하고 5㎜ 크기로 썹니다.

3.
냄비에 ②의 채소와 다시마국물
을 넣고 5분 정도 끓이다 ①의
도미살과 밥을 넣고 한소끔 더
끓입니다.

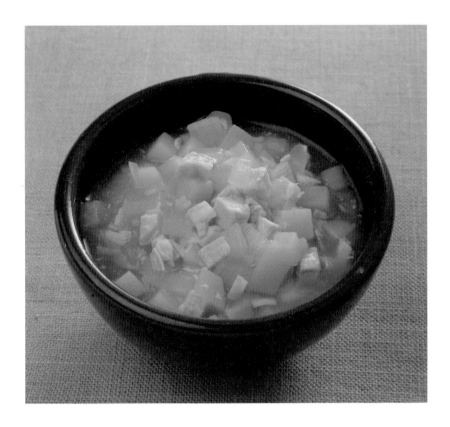

감자양파닭고기탕

 재료

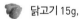 닭고기 15g,

양파 10g,

감자 20g,

마늘 1/2개,

녹말가루 약간,

물 100cc

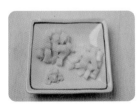

1.
손질한 감자와 양파는 7mm 크기로 썰고, 마늘은 잘게 다집니다.

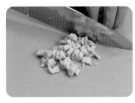

2.
닭고기는 삶은 뒤 7mm 크기로 썹니다.

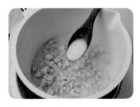

3.
냄비에 ①의 감자와 마늘, 물을 넣고 약한 불로 끓이다가 감자가 부드러워지면 ②의 닭고기, ①의 양파, 녹말물을 넣고 조립니다.

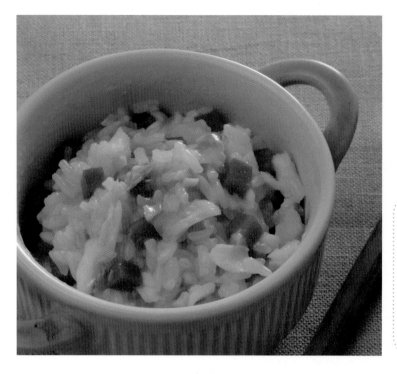

제공 식단 예.
무토마토조림을 반찬으로 삼
아 함께 차려주면 좋습니다.

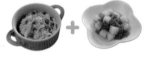

후기 메인디쉬

생선무른밥

재료
밥 50g, 대구살 15g, 당근 5g, 물 80cc

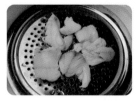

1.
대구살은 껍질과 가시를 제거한
뒤 통째로 찜통에 넣고 찝니다.

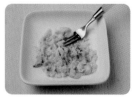

2.
①의 대구살은 포크로 살살 부
숴줍니다.

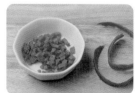

3.
당근은 껍질을 벗긴 뒤 5㎜ 정도
의 폭으로 썹니다.

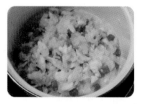

4.
냄비에 분량의 물과 ③의 당근
을 넣고 10분 정도 끓이다 ②의
대구살과 밥을 넣고 3분 정도 더
끓입니다.

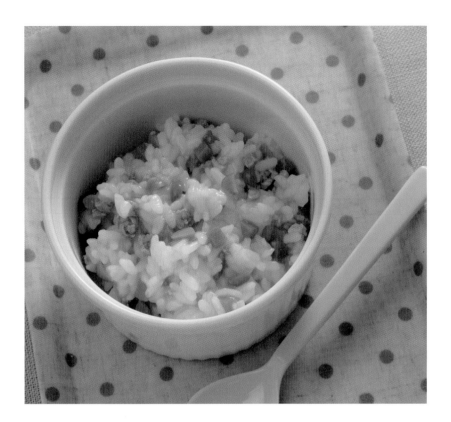

완두콩소고기무른밥

 재료

 밥 50g,

완두콩 10g,

소고기 10g,

 당근 5g,

 물 80cc

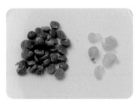

1.
완두콩은 하루 정도 물에 담가 두었다가 껍질을 벗긴 뒤 4등분 하고, 당근은 5mm 크기로 사각썰 기를 합니다.

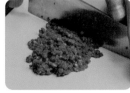

2.
소고기는 3mm 정도로 썬 뒤 좀더 부드러워지도록 다져주세요.

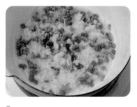

3.
냄비에 ②의 소고기와 ①의 채소, 물을 넣고 센 불에 끓이다 부르르 끓어오르면 약한 불로 줄여 5분 정도 끓인 뒤 밥을 넣고 한소끔 더 끓입니다.

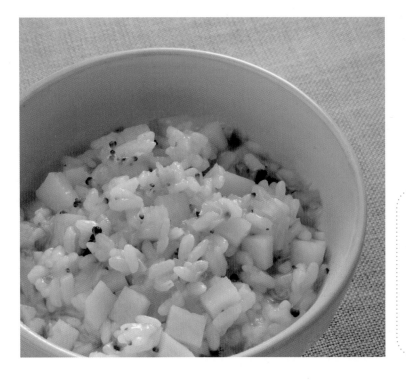

제공 식단 예.
브로콜리배추무른밥에는 계란
지단 플레이크나 닭고기 플레
이크를 뿌려주세요.

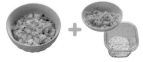

후기 메인디쉬

브로콜리배추무른밥

재료

밥 50g, 브로콜리 10g, 배추 10g, 감자 10g, 소고기 육수 80cc

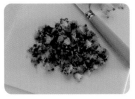
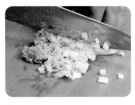
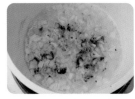
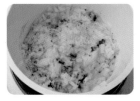

1.
브로콜리는 꽃 부분만 떼서 5㎜
크기로 썰고, 감자는 껍질을 벗
긴 뒤 5㎜ 크기로 썹니다.

2.
배추는 5㎜ 크기로 썹니다.

3.
냄비에 소고기 육수, ①의 브로
콜리와 감자, ②의 배추를 넣고
센 불에서 끓입니다.

4.
부르르 끓어오르면 약한 불로
줄여 5분 정도 끓인 뒤 밥을 넣
고 3분 정도 더 끓입니다.

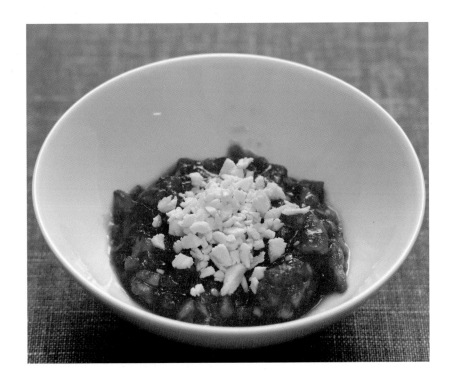

달걀토마토

재료

토마토 30g, 달걀 노른자 1개

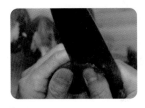 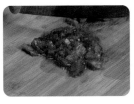 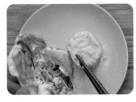 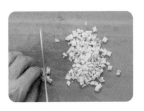

1.
토마토는 자른 후 껍질을 벗겨
주세요. 아기가 잘 먹으면 껍질
까지 않고 줘도 됩니다.

2.
토마토 속을 파낸 5~7mm 크기로
썰고 부드럽게 다진 뒤 그릇에
담아주세요.

3.
달걀은 구운 뒤 노른자만 사용
합니다.

4.
③의 달걀을 4~5mm 정도로 썰고
②의 토마토 위에 얹어주세요.

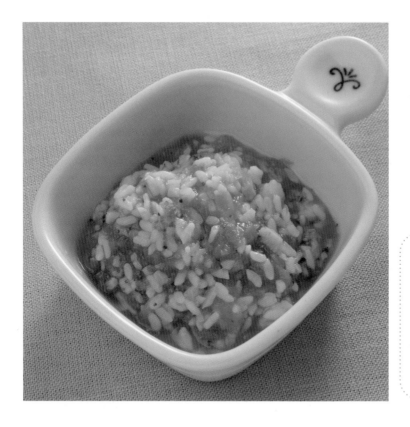

제공 식단 예.

돼지고기 반찬(돼지고기두부감
자조림)과 함께 식단을 구성해
보세요.

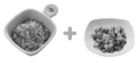

후기 메인디쉬

브로콜리단호박무른밥

 재료

 밥 40g,

 단호박 10g,

 브로콜리 10g,

 소고기육수 100cc

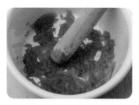

1.
단호박은 껍질과 씨 부분을 제
거하고 찜통에 찐 뒤 절구에 넣
어 으깹니다.

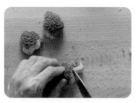

2.
브로콜리는 꽃 부분만 손질해
살짝 데친 뒤 곱게 다집니다.

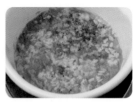

3.
냄비에 단호박과 브로콜리, 밥,
육수를 넣고 센 불에서 끓이다
밥이 어느 정도 퍼지면 약한 불
로 줄여 한소끔 더 끓입니다.

단호박무 토마토조림

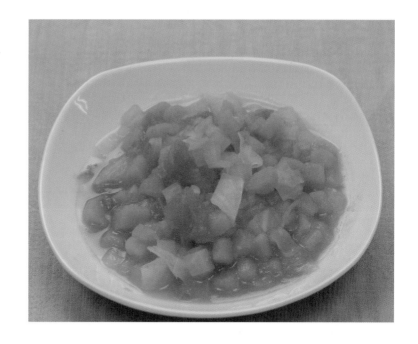

재료

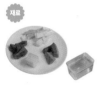

단호박 30g, 토마토 30g,
무 20g, 양배추 15g,
채소국물 100cc

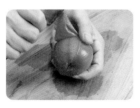

1.
토마토는 표면에 칼로 열십 자를 낸 뒤 끓는 물에 살짝 데쳐 껍질을 벗기고, 씨와 하얀 심도 제거한 뒤 적당히 썰어주세요.

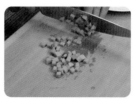

2.
단호박은 5mm 크기로 썹니다.

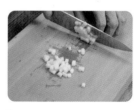

3.
무도 5mm 크기로 썰어주세요.

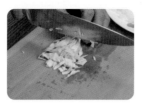

4.
양배추는 7mm 정도 크기로 썰어주세요.

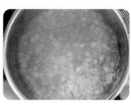

5.
냄비에 ②③④의 채소와 채소국물을 넣고 10분간 끓여줍니다.

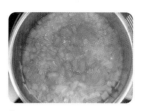

6.
①의 토마토를 넣고 5분 정도 더 끓이면서 조립니다.

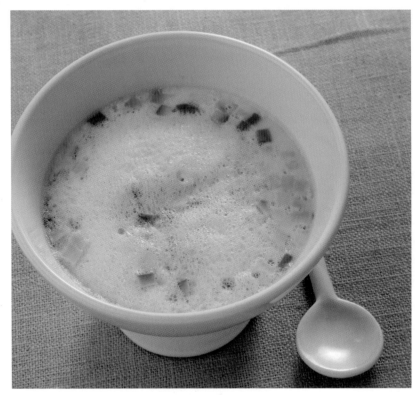

후기 사이드메뉴

달걀애호박찜

 달걀 1개,

 애호박 20g,

 우유 100cc

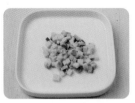

1.
애호박은 손질 후 4㎜ 정도로 썹니다.

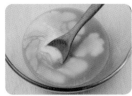

2.
작은 볼에 달걀을 푼 뒤 우유를 넣고 잘 섞어줍니다.

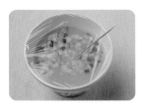

3.
①의 호박과 ②의 달걀 물을 내열용기에 담고 랩을 씌운 뒤 랩에 이쑤시개로 작은 구멍을 뚫고 전자레인지에 4분 정도 돌려 익힙니다.

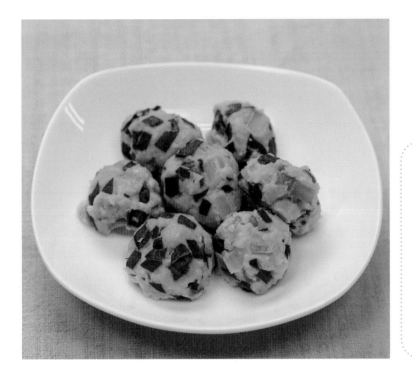

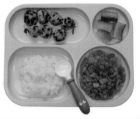

제공 식단 예.

진밥과 단호박무토마토조림,
애호박 핑거푸드와 함께 식판
에 차려 주세요.

후기 사이드메뉴

두부채소볼

두부 90g, 당근 10g, 시금치 7g, 양파 10g, 밀가루 20g

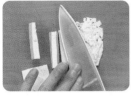

1.
두부는 끓는 물에 살짝 데친 뒤
칼등으로 눌러 부드럽게 으깬
것을 면포에 싸서 물을 짜낸 후
키친타월 사이에 넣고 눌러 수
분을 충분히 제거해줍니다.

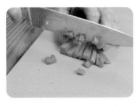

2.
당근은 5mm 크기로 썰어줍니다.

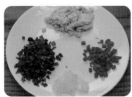

3.
시금치와 양파도 5mm 크기로 썬
뒤 재료를 약간의 밀가루와 함
께 볼에 넣고 치댑니다.

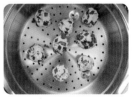

4.
③을 동그랗게 빚어 찜기에 넣
고 10분 동안 충분히 쪄줍니다.

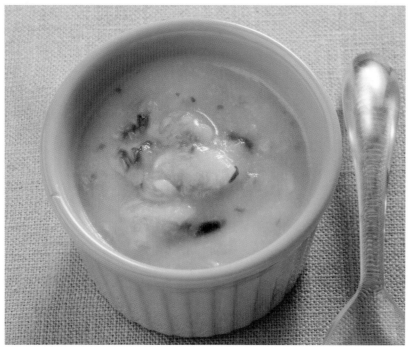

cooking point

\#
집에 소고기육수는 없고 닭고
기육수만 있다면 닭고기육수
를 써도 좋습니다.

후기 간식

양송이감자수프

재료

양송이버섯 20g,

감자 30g,

소고기육수 180cc,

분유물 100cc
(생우유도 가능)

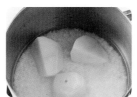

1.
양송이버섯은 얇게 썰어 끓는
물에 5분 정도 삶고, 감자는 껍
질을 벗기고 어른밥 할 때 같이
넣어 익힙니다.

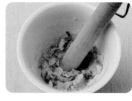

2.
①의 양송이버섯과 감자를 절구
에 넣고 으깹니다. 버섯 일부는
으깨지 않고 둡니다.

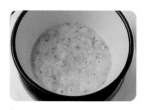

3.
냄비에 소고기육수와 분유물을
넣고 끓이다 부르르 끓어오르면
②의 채소를 넣고 5분 정도 푹
끓입니다.

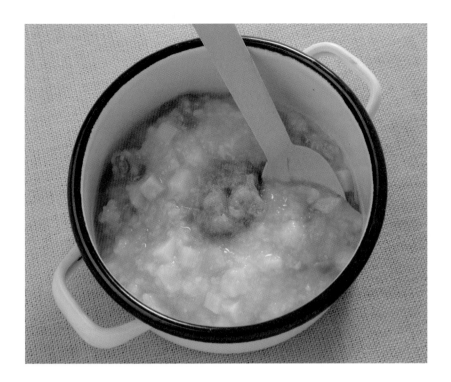

사과고구마범벅

재료
고구마 50g, 사과 20g, 완두콩 20g, 불린 쌀 5g, 물 40cc

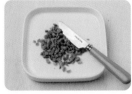

1.
완두콩은 하루 정도 물에 담갔
다가 껍질을 벗기고 4등분하고,
불린 쌀은 믹서에 넣고 살짝 갈
아줍니다.

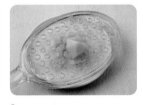

2.
사과는 껍질을 벗긴 뒤 강판에
갈고, 고구마는 껍질째 쪄서 껍
질을 벗긴 뒤 5mm 크기로 사각썰
기를 합니다.

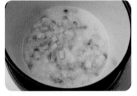

3.
냄비에 ①의 쌀가루를 넣고 센
불에서 끓이다 부르르 끓어오르
면 약한 불로 줄인 뒤 ①의 완두
콩과 ②의 고구마를 넣고 3분 정
도 더 끓여줍니다.

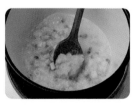

4.
③에 ②의 사과를 넣고 한소끔
더 끓여줍니다.

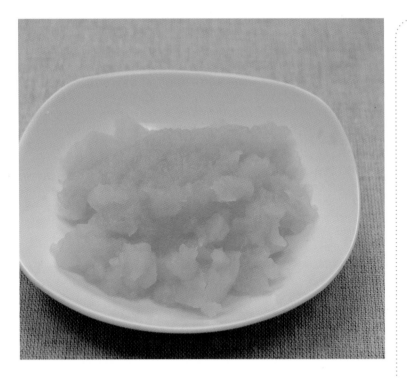

응용 레시피
마지막에 계피가루를 한 꼬집
살짝 뿌려주고 조금만 더 조려
주면 계피향이 상큼한 사과계
피소스가 됩니다.

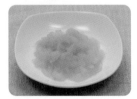

플레인 요구르트 위에 사과소
스를 얹어주세요. 맛있는 간식
이 됩니다.

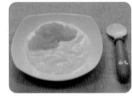

간식 위에 얹어주면 좋은

사과소스

 재료 사과 2개, 물 400cc

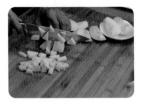

1.
사과는 1㎝ 정도 크기로 송송 썰
어주세요.

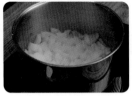

2.
냄비에 ①과 물을 넣고 20분 동
안 충분히 끓여주세요.

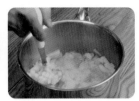

3.
②를 매셔로 으깨주세요.

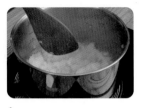

4.
③을 3분 정도 더 끓여서 졸여주
세요.

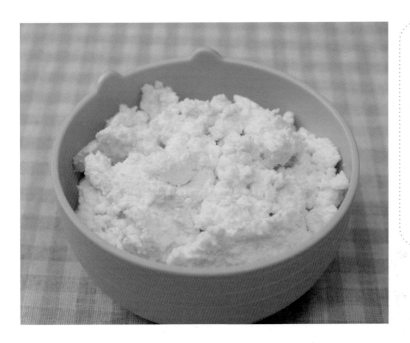

응용 레시피

잘게 다진 브로콜리를 끓는 물에 데친 후 함께 프라이팬에 가볍게 볶으면 브로콜리치즈볶음을 만들 수 있습니다.

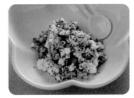

Recipe video

후기 간식

코티지치즈

재료

우유 1ℓ, 레몬 40cc

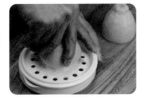

1.
레몬은 도마 위에서 통째로 누르면서 몇 번을 굴린 후 절반을 잘라서 즙짜개에 짜주세요.

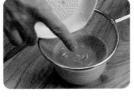

2.
레몬즙을 체에 걸러주세요.
◆ 시중에 파는 레몬즙을 사용해도 됩니다.

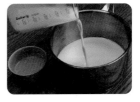

3.
냄비에 우유를 붓고 센 불에 끓여주세요.

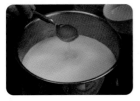

4.
냄비가에 기포가 올라오면 끓기 전에 약불로 줄인 후 ②의 레몬즙을 넣어주세요.

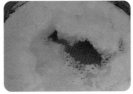

5.
몇 번을 저어주면 우유가 응고되는데 그럼 더 젓지 말고 약불로 5분 정도 끓여줍니다.
◆ 우유가 응고될 때 이렇게 연둣빛을 띠면 잘 된 것입니다.

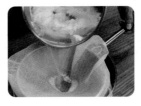

6.
불을 끄고 5분 정도 식혔다가 면포에 내려주세요.

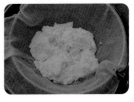

7.
10~20분 동안 물이 충분히 빠지도록 그대로 둡니다. 면포로 싸서 짜거나 짠 후에 무거운 것을 눌러서 물을 더 뺄 수도 있습니다. ◆ 우유 1ℓ로 약 225g의 코티지치즈를 얻었습니다.

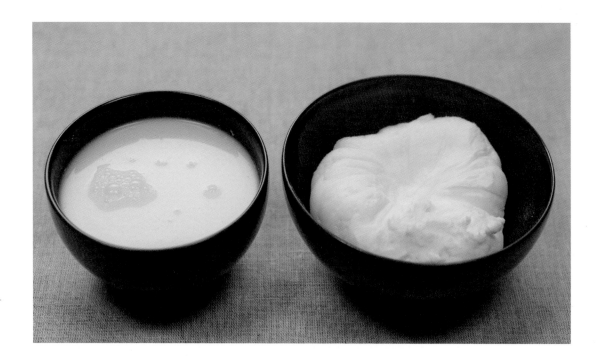

후기 사이드메뉴

버터 & 버터밀크

Recipe video

> **응용 레시피**
> 프로세서 거품기를 2분 정
> 도 돌리면 카스텔라 같은
> 간식 만들 때 사용할 수 있
> 는 휘핑크림이 됩니다.

 재료

생크림 500cc

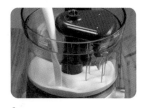

1.
프로세서 거품기에 생크림을 넣
어주세요. (볼에 넣어서 핸드믹
서를 사용해도 됩니다.)

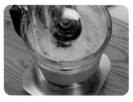

2.
7~10분 동안 거품기를 돌려주
세요.

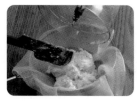

3.
체에 면포를 얹은 후 ②를 내려
줍니다.

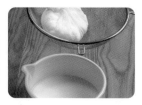

4.
③의 버터를 꼭 짜서 버터밀크
와 완전히 분리합니다.

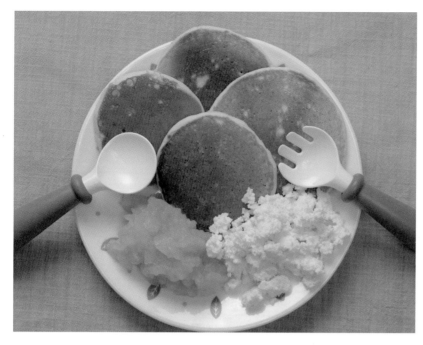

사과소스와 코티지치즈를 얹은

팬케이크

  밀가루(우리밀) 150g, 우유 140cc, 계란 1개, 설탕 30g,
옥수수전분 10g, 베이킹파우더 10g, 식용유 약간

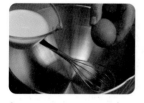

1.
볼에 우유와 계란을 풀어 넣어
주세요.

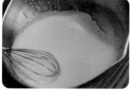

2.
3분 이상 충분히 저어서 거품을
충분히 만들어주세요.

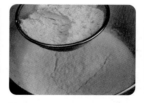

3.
②의 거품 위에 밀가루와 옥수
수전분, 설탕을 체에 곱게 내린
후 좀더 휘저어주세요. 살짝 흘
러내릴 정도로만 반죽해주세요.

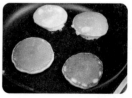

4.
팬에 식용유를 살짝 두른 후 ③
을 어른수저로 1개씩 넣어주세
요. 앞뒤로 노릇하게 구운 후 접
시에 담고 사과소스와 코티지치
즈를 올립니다.

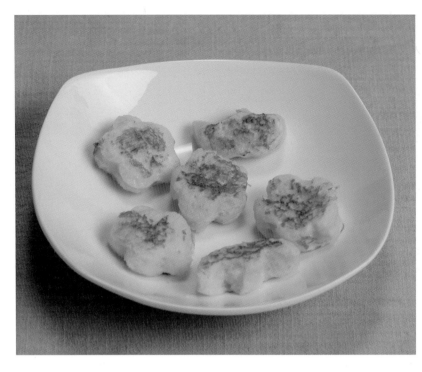

cooking point

\#
모양 틀을 사용해 식빵을 예쁘
게 잘라서 주면 아기들이 더
좋아합니다.

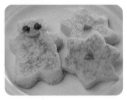

\#
식빵에는 소금이 첨가된 것이
대부분인데 주식이 아닌 간식
으로 어쩌다 먹는 것 정도는
문제가 되지 않습니다.

후기 간식

프렌치토스트

재료
식빵 2장, 달걀 1개, 우유 30cc, 버터 약간

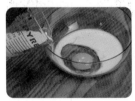 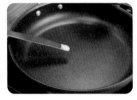 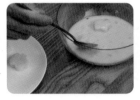 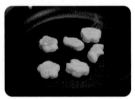

1.
볼에 계란을 풀고 우유를 넣어
섞습니다.

2.
프라이팬을 달군 후 버터를 소
량 사용합니다.
◆ 집에서 버터 만드는 방법은
218쪽에 있습니다.

3.
가장자리를 제거한 식빵을 계란
물에 담갔다가 ②의 팬에 굽습
니다.

4.
앞뒤로 노릇하게 굽고 그릇에
옮겨 담습니다.

감자전 핑거푸드

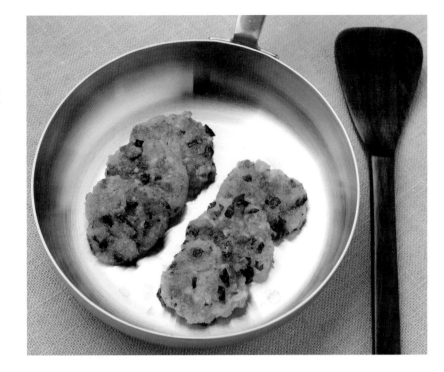

 재료

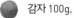

감자 100g,

두부 30g,

시금치 10g

당근 20g,

올리브유 약간

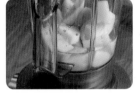

1.
껍질 벗긴 감자는 송송 썬 뒤 믹서로 갈아주세요.

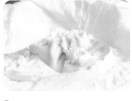

2.
면포에 걸러준 후 물을 충분하게 짜주세요.

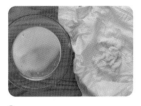

3.
걸러낸 물은 따라버리고 침전된 녹말을 준비합니다.

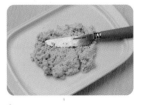

4.
두부는 데친 후 칼등으로 으깹니다.

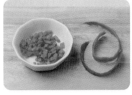

5.
당근은 껍질을 벗긴 뒤 잘게 다지고, 시금치는 잎 부분만 끓는 물에 데쳐서 다집니다.

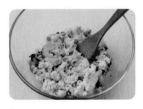

6.
③의 감자 간 것과 녹말, ④의 두부, ⑤의 당근과 시금치를 볼에 넣고 반죽합니다.

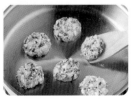

7.
⑥의 반죽을 한 입 크기로 동그랗게 빚은 후 올리브유를 두른 팬에 약한 불로 노릇하게 익힙니다.

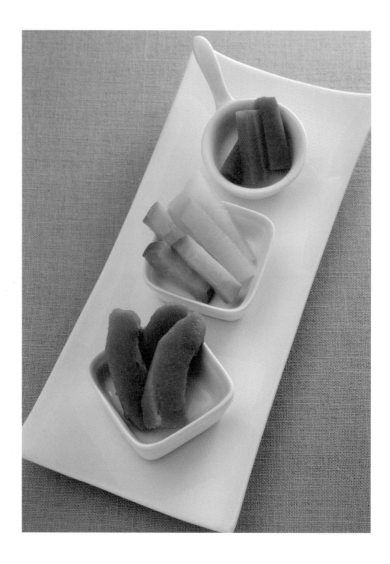

후기 간식

핑거푸드

재료

당근
무
애호박
단호박
오이
닭가슴살
달걀 지단 등

1.
아기가 골라서 먹을 수 있게 다양한 색깔의 재료를 준비해 껍질을 벗기고 찝니다. 보통 애호박과 단호박은 10분, 무는 15분, 당근은 20분 정도 쪄주는데 아가가 잘 먹으면 서서히 시간을 줄여도 됩니다.

2.
한김 식힌 후 아기가 손으로 먹을 수 있을 정도로(약 3㎝ 길이, 7㎜ 폭으로) 썹니다.

cooking point

\#
이 시기에 먹는 핑거푸드는 재료의 단단함이 약간은 느껴지는 정도가 좋습니다. 삶거나 찌는 동안 재료가 푹 물러지지 않게 젓가락으로 눌러 익었다 싶으면 빼내는 게 좋습니다.

가지당근볶음

재료 가지 10g, 당근 10g, 양파 10g, 식용유 약간,
채소국물 30cc

1. 가지와 당근과 양파를 5~7㎜ 크기와 1㎝ 정도의 길이로
   썰어줍니다.
2. 팬에 식용유를 살짝 두르고 ①의 채소를 넣고 볶아줍니다.
3. ②의 채소가 어느 정도 익으면 채소국물을 넣고 조려줍니다.
4. 채소의 거친 질감을 힘들어하는 아이들이라면 마지막에
   녹말물을 넣어서 익혀주면 좋습니다.

과일요구르트

재료 아보카도 10g, 바나나 10g, 코티지치즈 10g,
플레인 요구르트 100g

1. 잘 익은 아보카도와 잘 익은 바나나를 1㎝ 정도의 크기로 자른
   후 포크로 한 번씩 으깨줍니다.
2. 코티지치즈를 포크로 잘게 부숴줍니다.
3. 플레인 요구르트 위에 ①과 ②를 토핑처럼 얹어서, 먹을 때 섞
   여 먹입니다.

돼지고기새우구이

재료 돼지고기 100g, 새우 20g, 달걀 1개, 밀가루 50g,
당근 10g, 양파 10g, 파 5g, 생강 1g, 식용유 약간

1. 돼지고기와 새우, 당근, 양파, 파, 생강은 다져주세요.
2. 볼에 달걀을 풀어서 흰자와 노른자를 섞어주고, 밀가루와
   ①도 볼에 담아주세요.
3. ②를 잘 반죽해서 형태를 만들 수 있게 합니다.
4. 팬에 기름을 살짝 두르고 ③을 한 숟가락씩 구워줍니다.

과일구이

재료 사과, 토마토, 바나나, 파인애플

1. 씨와 껍질을 제거한 사과, 껍질을 벗긴 토마토와 바나나, 파인
   애플의 과육을 5㎜ 두께로 잘라줍니다.
2. ①을 프라이팬에 올리고 앞뒤를 약한 불로 익혀줍니다. 구울
   때 소량의 버터를 사용해도 좋습니다.
3. 충분히 익은 과일을 적당한 크기로 잘라 코티지치즈나 요구르
   트와 같이 간식으로 줍니다.

후기 이유식 Q&A

Q 10개월 아가인데요, 이유식을 너무 잘 먹어요. 그런데 이유식만 먹고 이제 분유는 안 먹으려고 하네요. 지금부터 분유는 안 먹이고 이유식만 먹이면 안 되나요?

A 10개월 된 아가라면 적어도 하루에 모유나 분유를 500~600cc는 먹어야 합니다. 성장기의 아가는 두뇌발달에 지방이 꼭 필요한데, 모유나 분유에는 두뇌발달에 꼭 필요한 지방이 많습니다. 엄마가 모유나 분유를 제외하고 그렇게 지방을 먹이는 것은 거의 불가능합니다. 이유식만 먹이는 것은 안 됩니다.

Q 잣이나 땅콩을 이용해 만든 죽은 부드럽고 맛도 좋습니다. 하지만 호두를 비롯한 견과류는 돌 이전에 먹이지 말라는데 왜 그런 건가요?

A 최근에 지침이 바뀌면서 이제 견과류를 돌 전에 먹이지 말라는 지침은 없어졌습니다. 하지만 땅콩이나 호두, 잣 등의 견과류는 소화가 잘 되지 않고 알레르기를 일으킬 가능성이 있기 때문에 돌 전에 먹일 때 주의하셔야 합니다. 그리고 질식 사고가 우려되는 땅콩 덩어리는 네 돌 이후에 먹이는 것이 바람직합니다. 견과류를 주의해서 먹여야 할 이유는 또 있습니다. 지방의 함유량이 높고 맛이 고소하기 때문인데, 고소한 맛에 일찍부터 길들여지면 커서도 기름진 음식을 좋아하게 되어 아가의 미래 건강을 위태롭게 만들 수도 있습니다. 지방 섭취는 아가가 먹는 모유나 분유만으로도 충분하므로 견과류를 너무 많이 먹이지는 말아야 합니다. 예전과는 달리 아토피피부염이 있더라도 먹여서 이상이 없다면 견과류를 특별히 제한하지 않습니다. 건강한 아가라도 견과류를 그냥 씹어 먹는 간식으로 주려면 적어도 네 돌은 지나야 합니다. 잘 씹을 수 없는 시기에 그냥 삼켜 자칫 질식의 우려가 있기 때문입니다.

Q 아가가 잘 먹지 않습니다. 그래서 다른 것에 열중하고 있는 사이에 한 숟가락씩 입에 떠 넣곤 하는데, 그것도 몇 숟가락 받아먹지 않고 뱉어 버립니다. 어떻게 해야 할까요?

A 잘 먹지 않는다고 다른 것에 열중한 아가의 입에 먹을 것을 살짝 넣어 주는 것은 바람직하지 않습니다. 아가들은 배고파 스스로 먹으려 할 때 먹이는 것이 제일 중요합니다. 특히 텔레비전을 보면서 먹는 것은 제일 좋지 못한 버릇입니다. 몇 번을 기다려 보다가 참지 못하고 강제로 먹이시는 분도 있는데, 이런 것은 스스로 먹겠다는 의지를 꺾을 수 있으므로 주의하여야 합니다. 적게 먹었다고 하루 종일 따라다니면서 먹이는 것 역시 좋은 일이 아닙니다. 잘 먹지 않으면 배고플 때까지 기다려서 스스로 식욕을 느껴서 먹기를 기다려 주는 것이 매우 중요합니다.

Q 9개월 아가인데, 하루에 3번 이유식을 먹습니다. 초기나 중기에는 계속 제가 직접 만들어서 주었는데요, 이제는 하루에 두 번은 만들어 주고, 한 번은 시판 깡통 이유식으로 먹일까 합니다.

A 저는 깡통 이유식 먹이는 것은 권장하지 않습니다. 성장기 아기들에게는 음식의 질감을 꾸준히 익히는 것이 중요하고, 신선하게 만든 자연의 음식을 먹이는 것이 중요합니다. 시간이 없다면 차라리 만들어서 냉장고에 넣어두었다가 데워서 먹이십시오.

Q 10개월 아기인데 생우유를 먹여도 되나요?

A 생우유는 돌 전에 먹이지 마세요. 생우유에는 아기에게 적합한 영양이 충분히 들어 있지 않고 단백질과 무기질 함량이 높아 신장과 소화 기관이 감당하기가 어렵습니다. 생우유는 워낙 철분이 부족한 음식이기 때문에 철분 부족을 일으켜 빈혈 증상이 나타날 수도 있습니다. 또 생우유로 배를 불리면 다른 음식을 많이 먹을 수 없어 철분 부족을 일으키기도 합니다. 드물게는 장 출혈이나 소아 당뇨를 유발하는 경우도 있다는 주

장이 있습니다. 아무튼 이런저런 이유로 돌 전에 생우유를 먹이는 것은 득 될 것이 없다고 생각합니다.

Q 식빵은 이유식 중기부터 간식이나 손으로 집어 먹을 수 있도록 주어도 좋다고 했는데, 우리 아가는 식빵을 주면 자꾸 헛구역질을 합니다. 요즘에는 떡을 주어도 그렇구요. 분명히 싫어하는 것 같지는 않은데 왜 그럴까요?

A 식빵을 굽지 않은 상태에서 그대로 주면 침에 녹아 아가 입안에 달라붙어 잘 넘어가지 않습니다. 식빵을 줄 때는 반드시 앞뒤를 잘 구워서 잘라 주어야 합니다. 참고로 알레르기가 있는 아가라도 먹어서 이상이 없다면 밀가루는 일찍부터 시작하는 것이 좋습니다. 또 떡의 경우에는 찰떡이나 절편처럼 끈기가 있는 떡은 아무리 작은 조각이라도 아가에게 절대 주지 마십시오. 이런 음식들은 사실 어른도 먹기 어려운 음식 중 하나입니다. 이 시기에는 음식으로 인한 질식 사고가 일어나기 쉽습니다. 잘 씹지 않고 삼키는 경우가 많기 때문이죠. 특히 사탕, 캐러멜, 초콜릿, 땅콩버터, 어묵, 핫도그, 당근 덩어리, 팝콘 등이 위험합니다. 이런 질식 사고를 방지하기 위해서는 덩어리로 먹는 음식은 부드럽게 조리해서 잘게 잘라 주고, 음식을 먹는 아가에게 장난을 걸거나 다른 일을 시키지 말아야 합니다. 또 음식을 물고 있는 아가를 울려서는 안 되며, 억지로 입에 음식을 밀어 넣어서도 안 됩니다. 그리고 너무 많은 양의 음식을 아가가 한꺼번에 입에 넣는 일이 없도록 신경 쓰십시오. 질식 응급대처방안이 하임리히법은 꼭 미리 알아두시기 바랍니다.

Q 꿀은 돌 전에 먹이지 말라고 합니다. 하지만 음식에 넣어 익혀 먹이면 괜찮지 않을까요?

A 흔히 식중독을 일으키는 균으로 알려져 있는 보툴리누스균이 꿀에 들어 있을 수도 있기 때문에 돌 이전의 아가에게 먹이지 말라는 것입니다. 꿀을 먹으면 균이 들어가 아가의 장에서 균이 자라 독을 만들고, 이 독은 보툴리누스중독을 일으킵니다. 아주 치명적일 수 있는 위험한 병입니다. 평소 알고 있는 보툴리누스중독이란 보툴리누스균에 의해 만들어진 독이 든 상한 음식을 먹어서 생기는 병입니다. 하지만 이 독은 열에 약해서

상한 음식이라도 일단 끓이면 보툴리누스균에 의한 식중독만은 예방할 수 있습니다. 하지만 돌 이전의 아가들에게 생기는 보툴리누스중독은 보툴리누스균이 전혀 다른 방법으로 병을 일으킵니다. 독이 몸에 들어가 병을 일으키는 것이 아니라 보툴리누스균의 포자가 몸에 들어가 아가 장에서 자라 보툴리누스중독이라는 병을 일으키는데, 이 보툴리누스균의 포자는 열을 가해도 잘 죽지 않습니다. 이유식을 조리할 때처럼 팔팔 끓이는 것으로는 어림없고, 압력 조리 기구를 이용해 30분 이상 끓여야 겨우 균을 죽일까 말까 할 정도입니다. 따라서 이유식에 꿀을 넣어 조리하는 것도 피해야 합니다.

Q 11개월 아가입니다. 우리 아가는 아직 무른밥 형태로 먹고 있는데, 주변을 보니 그냥 어른들이 먹는 밥을 먹는 아가들이 많더라구요. 저희 아가도 그래야 할까요?

A 아닙니다. 엄마가 잘 하고 계신 겁니다. 아가가 잘 먹으면 이 나이에도 밥을 먹일 수도 있지만 아직은 무른밥을 먹이는 것이 더 좋습니다. 반찬은 지금도 주고 있어야 하는데, 어른과 같은 형식이 아니고 좀 무르게 그리고 크기가 작게 만들어 주어야 합니다. 밥과 반찬은 따로 줘도 좋고 같이 섞어 일품 요리로 만들어 줘도 좋습니다. 그러나 물에 말아 주지는 마십시오.

Q 직장에 다니는 엄마입니다. 어쩔 수 없이 아가가 먹을 이유식을 전날 저녁에 만들어 두는데 괜찮을까요?

A 직장에 나가는 엄마들 중에는 아가 이유식을 제대로 챙겨 먹이지 못할까 봐 걱정하시는 분들이 많습니다. 하지만 그렇게 걱정할 필요는 없습니다. 한꺼번에 하루 이틀치를 만들어서 냉장해 두었다가 데워서 먹이는 것도 아무런 문제가 없습니다. 엄마가 괜히 마음이 아픈 것뿐이지 아가 입장에서는 파는 이유식을 먹지 않는 것만 해도 다행스러운 일이지요. 청결한 상태로 최대한 신선하게 보관했다 먹이는 것에 신경 쓴다면 바로 만들어 먹이는 이유식과 큰 차이는 없습니다. 더 시간이 없는 경우 쉬는 날 일주일 분량을 한꺼번에 만들어서 냉동했다가 먹여도 됩니다.

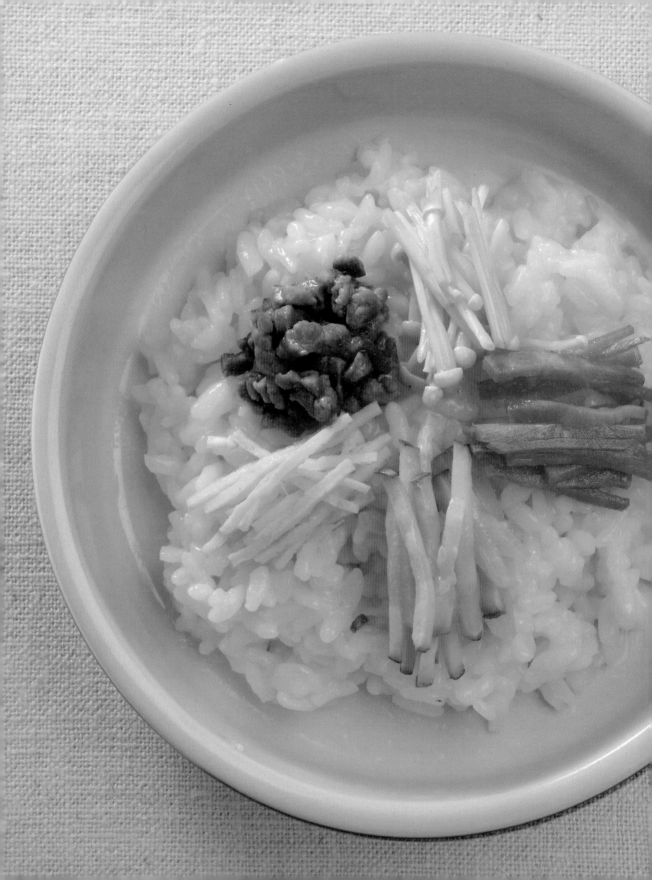

PART 6

완료기 이유식
생후 12~18개월

이제 엄마, 아빠처럼 먹을 준비를 해요.
식판에 고기 반찬, 채소 반찬을
골고루 먹을 수 있게 차려주세요
하지만 아직은 좀 작게, 더 부드럽게!
식사예절도 가르쳐주세요~

한번 들어보세요

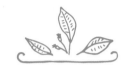

한눈에 보는 완료기 이유식

- **시기** 12~18개월
돌이 되면 진밥 정도를 먹을 수 있습니다. 어른이 먹는 음식을 대부분 먹을 수 있는데 좀더 익혀서 부드럽게 하고 좀더 잘게 썰어주고 짜고 달고 기름진 음식은 피하는 것이 좋습니다. 이제는 식사가 주식이 되어야 하는데 이 제는 밥과 반찬의 형태로 먹이는 경우가 더 많게 해주는 것이 좋습니다. 이제는 한자리에 앉아서 먹는 식사 예절을 잘 가르쳐야 합니다.

- **수유와 이유식** 수유는 간식, 이유식이 주식
모유는 돌이 지나도 엄마와 아기가 원하면 얼마든지 더 먹여도 좋습니다. 두 돌이 지나도 모유는 아기에게 최고 의 음식입니다. 다만 모유를 먹여도 이제는 밥과 반찬이 주식이라는 사실은 잊지 마십시오. 밤중 수유는 하지 말 고 낮에만 하루에 2~3회 정도 먹이면 됩니다.

- **수유 대 이유식 칼로리 비율** 3 : 7 ~ 2 : 8
이유식을 많이 먹으면 2 : 8까지 가능.

모유(분유) 수유	이유식

- **이유식의 질감**
어른이 먹는 것과 거의 같지만 좀더 질감 있고 부드럽게, 입자 크기도 조금 더 작게 합니다.

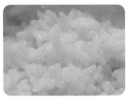

- **하루 이유식 횟수** 3회, 간식 2~3회

- **이유식의 양** 120~180g 정도
밥은 진밥의 형태로 한번에 90g 정도 먹이고 다른 채 소나 고기 등을 합해서 180g 까지의 분량을 먹기도 합 니다. 밥과 반찬을 따로 주는 경우를 점차로 늘려서 밥 과 반찬의 형태에 빨리 적응하게 해줘야 합니다.

- **시간** 오전 9시, 오후 1시, 오후 5시
가족 식사 시간에 맞추면 더 좋습니다. 중간에 배고파 하면 간식을 줍니다.

- **이유식 진행 방법과 식품군별 한 끼의 양**
  - 밥은 완료기 초반에 진밥으로 시작해서 서서히 어른 밥으로 이행합니다.(한 끼에 90g)
  - 고기는 매일 주고 생선은 일주일에 두 번을 초과해서 주지 마세요. 고기는 기름이 없는 부위를 주고 생선 도 기름이 적은 흰살 부분만 주세요. 계란과 두부는 일주일에 두세 번 주면 무난할 것입니다.
  - 이파리 채소와 노란 채소도 매일 주세요. 과일도 주는 데, 당도가 높은 과일은 피하는 것이 좋습니다.

- **새로운 음식 첨가 간격** 2~3일

• 완료기 이유식 사례 버섯덮밥 & 식판이유식

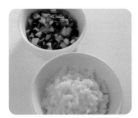

진밥과 조림 반찬을 따로 주기

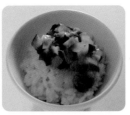

조림을 얹어 덮밥으로 주기

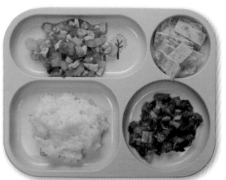

식판에 밥과 반찬을 골고루 차려줍니다.

• 식사 요령

– 혼자서 먹게 가르치세요. 이제는 손으로 음식을 잘 집 어먹습니다. 숟가락 사용도 처음에는 서툴지만 흘리 더라도 부모가 도와주면서 스스로 먹게 느긋하게 지 켜보면서 훈련을 시키면 18~24개월 정도에는 어느 정도 잘 먹을 수 있습니다.

– 스스로 음식을 선택해서 먹게 해줘야 합니다. 이제는 모든 음식을 섞어서 만들어주는 간편식인 비빔밥보 다는 밥과 반찬을 따로 주는 형태의 식사로 주는 것이 더 좋습니다. 음식을 스스로 선택해서 먹는 습관은 편 식을 줄이는 데 중요하고 아이에게 바른 선택을 하는 능력을 길러주게 됩니다.

– 가족과 함께 식사하세요. 함께 식사하면서 어른의 식 사 습관을 보고 배우게 되고 가족과 함께하는 시간의 소중함도 배우게 됩니다.

– 식사는 한자리에 앉아서 먹어야 합니다. 돌아다니면 서 먹거나 식사 중에 일어서는 것은 특별한 이유가 없 다면 안 되는 것이어야 합니다. 일단 자리에서 일어나 면 그 끼니의 식사는 끝을 내야 합니다.

• 유의할 점

– 스스로 먹도록 가르치세요. 흘려도 신경 쓰지 말고요. 아이들은 실수를 통해서 배우는 겁니다.

– 이제는 진밥을 먹는 것이 좋은데 그러려면 그 전부터 꾸준히 이유식의 질감이 높아졌어야 합니다. 만일 아 직도 너무 묽게 먹이고 있다면 한 달 안에 다른 아이 들을 따라갈 수 있게 노력을 해야 합니다.

– 하루 식사에는 밥, 고기, 채소, 과일, 수유 이 다섯 가지 식품군이 다 포함되어 있어야 합니다.

– 고기는 매일 주되 생선은 일주일에 두 번을 초과하지 말고 잡곡을 50% 정도는 섞어서 주는 것이 좋습니다.

– 어른이 먹는 음식도 먹을 수 있는데 양념은 줄이고 크 기는 작게 자르고 좀더 부드럽게 익혀서 주세요. 너무 기름지거나 너무 단 음식, 인스턴트 식품은 가급적 주 지 않도록 해주세요.

– 두 돌까지는 소금을 첨가하지 말고, 당도 첨가하지 않 는 것이 기본입니다.

– 식사 시간과 간식 시간 외에는 먹는 것을 주지 않는 것을 원칙으로 해야 합니다. 아가들은 어느 정도 배고 파도 먹을 시간까지 참는 것을 배우는 것이 인내심과 자기통제를 배우는 데 정말 중요합니다.

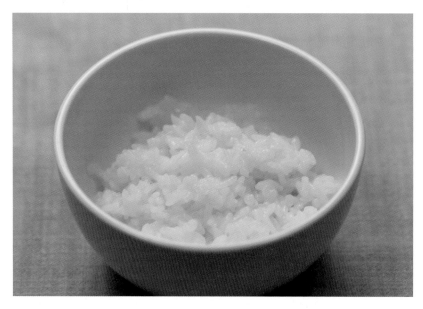

doctor's advice

\#

흰 쌀밥만 먹이지 말고 가능하면 현미나 보리, 오트밀 등 통곡식을 충분히 섞어서 밥을 만들어 먹이는 것이 좋습니다. 이 시기에는 잡곡이나 통곡식을 70-80% 정도는 섞어서 주는 것이 좋습니다.

완료기 메인디쉬

2배죽(진밥)

2회분
밥 80g,
물 80cc

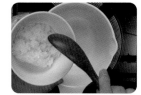

1.
냄비에 밥을 넣고,

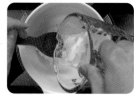

2.
물을 넣고 끓여주세요.

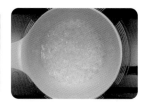

3.
끓어오르면 약불로 줄여주세요.

Recipe video

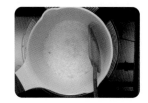

4.
눌러붙지 않게 저어가며 밥에 물이 잘 스며들게 해주세요.

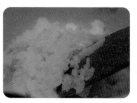

5.
밥이 충분히 불어서 맛있게 안착이 되면 불을 꺼주세요.
◆ 마지막에 물이 확 줄어드니 조심하세요.

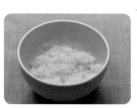

6.
그릇에 담습니다. 진밥 조리시간은 약 3분입니다.

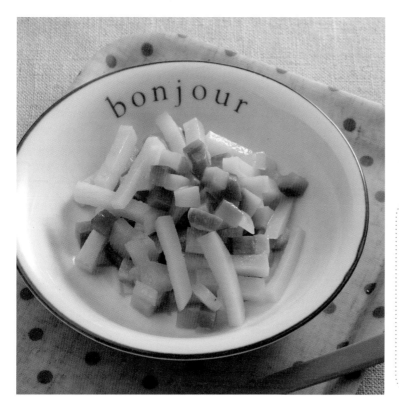

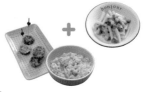

제공 식단 예.
채소 반찬은 단독으로 주기도
하지만 잡곡밥, 고기 반찬과 같
이 주는 것이 좋습니다.

완료기 사이드메뉴

삼색 채소볶음

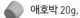 애호박 20g,

당근 20g,

양파 20g,

감자 20g,

식용유 약간,

채소국물 100cc

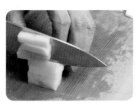

1.
감자는 껍질을 벗기고 얇게 썰
어 5mm 두께로 길게 썹니다.

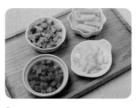

2.
애호박과 당근, 양파는 5mm 크기
로 썹니다.

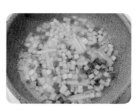

3.
팬에 식용유를 두르고 감자와
당근을 볶은 후 양파와 애호박,
채소국물을 넣고 충분히 익혀줍
니다.

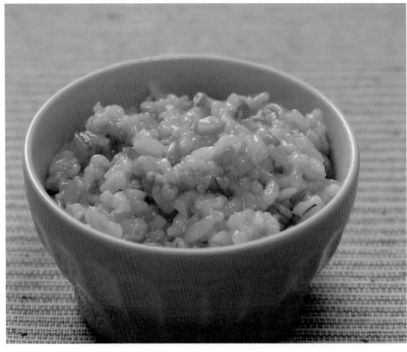

cooking point

\#

전자레인지를 활용하는 방법도 있습니다. 아래는 롤드오트밀 진밥인데, 오트밀 30g에 물 90cc를 붓고 전자레인지에 약 4분간 가열한 3배죽입니다. 너무 뻑뻑하면 물이나 우유를 섞어서 부드럽게 해서 먹이세요.

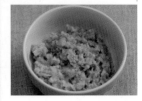

완료기 메인디쉬

압맥귀리밥

 재료

불린 쌀 0.4인분,

불린 압맥 0.3인분,

불린 귀리 0.3인분,

물 1.2인분

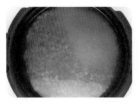

1.
하루 동안 불린 압맥(납작한 보리)과 귀리를 전기밥솥 안에 불린 쌀과 함께 넣고 일반 밥을 할 때보다 물을 20~50% 더 넣고 밥을 짓습니다.

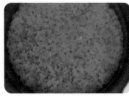

2.
완료되면 밥과 잡곡을 잘 섞어 주세요.

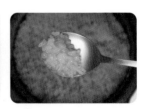

밥의 질감
윤기와 찰기가 촉촉하게 느껴지는 진밥 형태입니다. 잡곡은 하루 동안 불리면 완전히 부드러워져서 아기가 먹기 편합니다.

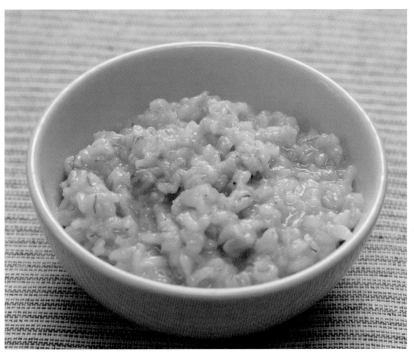

\#
밥을 할 때는 여러 가지 잡곡을 사용해서 밥을 한번에 지을 수 있는데, 돌 지난 아기라면 먹일 때는 백미가 30~40% 정도 되게 먹이시면 됩니다.

\#
이렇게 밥을 한 후에 아기가 잘 먹을 정도의 비율로 잡곡과 쌀을 비율을 다르게 해서 주시면 됩니다.

완료기 메인디쉬

현미잡곡밥

 재료

- 불린 쌀 0.5인분,
- 불린 현미 0.5인분,
- 불린 압맥 0.5인분,
- 불린 귀리 0.5인분,
- 물 3인분

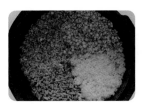

1.
하루 동안 불린 현미와 압맥, 귀리를 전기밥솥 안에 불린 쌀과 함께 넣습니다.

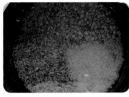

2.
일반 밥을 할 때보다 물을 20~50% 더 넣고 밥을 짓습니다.

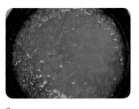

3.
밥이 완성되면 잘 섞어서 아기가 먹을 만큼 그릇에 담아서 주세요.

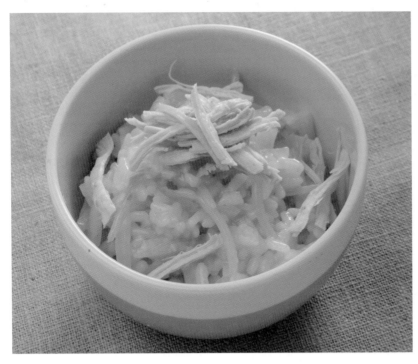

cooking point

\#

닭고기는 엄마가 아기 입에 넣어주지 말고 아기가 자기 손으로 잡고 먹을 수 있도록 따로도 주면 좋습니다.

제공 식단 예.

두부시금치무침 같은 채소 반찬과 함께 밥상을 차려주세요.

완료기 메인디쉬

콩나물밥 & 닭고기반찬

 재료

🔵 밥 60g,

🟤 콩나물 15g,

🟡 무 10g,

🍗 닭가슴살 15g,

🟠 채소국물 60cc,

⚪ 참기름 약간

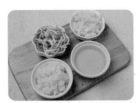

1.
콩나물은 뿌리 부분을 다듬은 뒤 2㎝ 길이로 자르고, 무는 껍질을 벗기고 콩나물과 같은 길이로 채 썹니다.

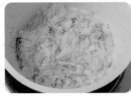

2.
냄비에 참기름을 두르고 ①의 콩나물과 무를 넣어 볶다가 채소국물을 넣고 충분히 익힌 후 밥을 넣고 1~2분 더 끓입니다.

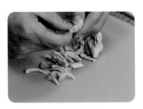

3.
닭가슴살은 찜기에 넣고 15분 동안 찐 뒤 먹기 좋게 찢어 ②의 콩나물밥과 같이 냅니다.

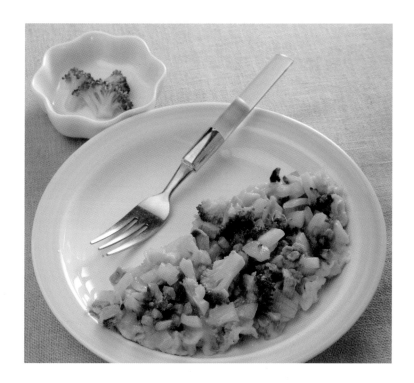

채소오믈렛

재료

소고기 20g, 양송이버섯 10g, 브로콜리 10g, 양파 10g, 달걀 1개, 우유 2큰술, 식용유 약간

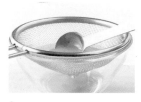

1.
달걀을 풀어 체에 한 번 내려 우유를 섞습니다.

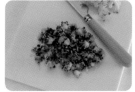

2.
소고기는 잘게 다지고, 양파와 양송이버섯은 5mm 크기로, 브로콜리는 꽃 부분 위주로 썰어주세요.

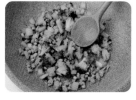

3.
식용유를 살짝 두른 팬에 ②의 고기와 채소를 넣고 볶습니다.

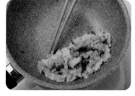

4.
③에 ①을 붓고 익히다가 젓가락을 이용해 반달 모양으로 접습니다.

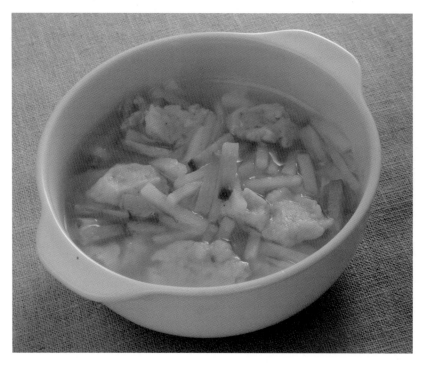

cooking point

\#

쌀가루는 분쇄기에 직접 갈아
서 사용하세요. 반죽이 다소
질 때는 손에 물을 묻혀 떼어
내면 손쉬워요.

완료기 메인디쉬

수제비

재료
밀가루 35g, 쌀가루 10g, 감자 20g, 애호박 5g, 달걀 1개, 소고기육수 130cc

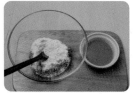

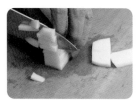

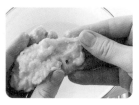

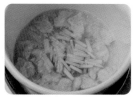

1.
볼에 밀가루와 쌀가루를 섞고
계란 흰자와 노른자를 휘저어
섞은 것을 사용해서 반죽하는
데, 2큰술 정도 사용해서 너무
묽어지지 않게 반죽합니다.

2.
감자와 애호박은 2㎝ 길이로 썹
니다.

3.
냄비에 소고기육수를 붓고 끓어
오르면 ①의 반죽을 얇게 떼어
넣습니다.

4.
③의 수제비가 어느 정도 익으
면 ②의 채소를 넣고 5분 정도
더 끓입니다.

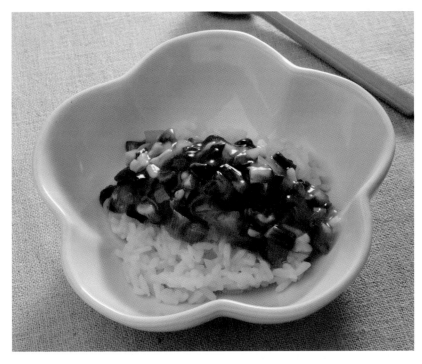

cooking point

\#

전분물은 전분과 물을 1 : 2 비
율로 섞어서 만드세요.

완료기 메인디쉬

버섯덮밥

재료

- 밥 50g,
- 표고버섯 10g,
- 양송이버섯 10g,
- 청경채 15g,
- 양파 5g,
- 녹말가루 1작은술,
- 채소국물 60cc,
- 식용유 약간

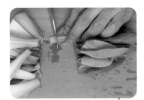

1.
청경채는 잎 부분만 손질해서
데칩니다. 표고버섯은 갓 부분
만 손질하고, 양송이버섯은 밑
동을 제거하고, 양파는 껍질을
벗깁니다.

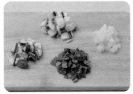

2.
①의 모든 재료를 1㎝ 크기로 썹
니다.

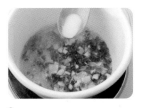

3.
냄비에 식용유를 약간 두른 후
양파를 넣어 볶다가 표고버섯과
양송이버섯을 넣어 볶습니다.
어느 정도 익으면 채소국물을
붓고 끓인 뒤 전분물을 넣어 재
료를 부드럽게 조려 밥 위에 얹
습니다.

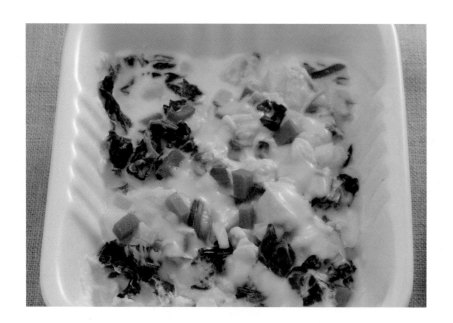

닭고기
시금치
그라탱

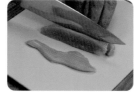

1.
닭 안심은 심줄을 잘라내고 칼
집을 넣어 얇게 포로 뜬 뒤 7mm
크기로 네모지게 썹니다.

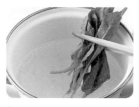

2.
시금치는 끓는 물에 데친 후 잎
만 7mm 길이로 썹니다.

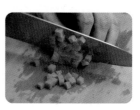

3.
당근은 얇게 썰어 끓는 물에 10
분간 삶은 후 사방 5~7mm 크기
로 썹니다.

 재료

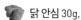 닭 안심 30g,

 시금치 10g,

 당근 10g,

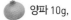 양파 10g,

 우유 60cc,

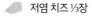 저염 치즈 ⅓장

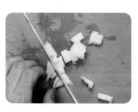

4.
양파는 사방 5mm 크기로 썹니다.

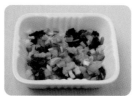

5.
내열용기에 ①의 닭고기를 깔
고 ②, ③, ④를 적당히 올린 다
음 우유를 자작하게 붓고 다시
닭고기, 채소, 우유 순서로 한 번
더 넣습니다.

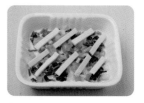

6.
마지막에 치즈를 올린 뒤 랩이
나 내열용기 뚜껑을 씌워 고기
가 완전히 익을 때까지 전자레
인지에 5분 정도 익힙니다.

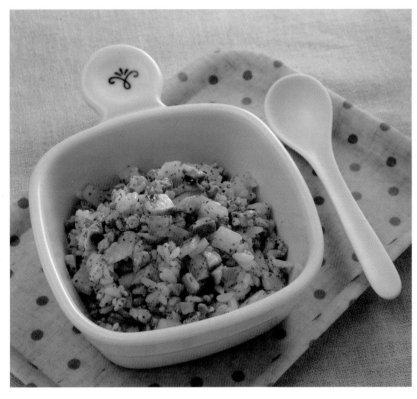

\# 다진 고기는 약한 불에서 젓가락으로 볶으면 아기가 먹기 편하게 낱낱이 잘 떨어집니다.

완료기 메인디쉬

돼지고기버섯볶음밥

- 밥 60g,
- 돼지고기 안심 15g,
- 양송이버섯 10g,
- 무 5g,
- 참기름 3g,
- 물 1큰술,
- 들깨가루 약간

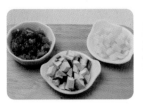

1.
돼지고기는 살코기만 다지고, 양송이버섯은 갓 부분만 1cm 크기로 사각썰기를 하고, 무는 가로세로 1cm 크기에 2~3mm 두께로 얇게 썬다.

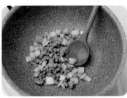

2.
냄비에 참기름을 두르고 ①의 돼지고기와 무를 볶습니다.

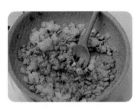

3.
②의 고기가 어느 정도 익으면 양송이버섯을 넣어 볶고, 밥과 물, 들깨가루를 넣고 고루 섞어 줍니다.

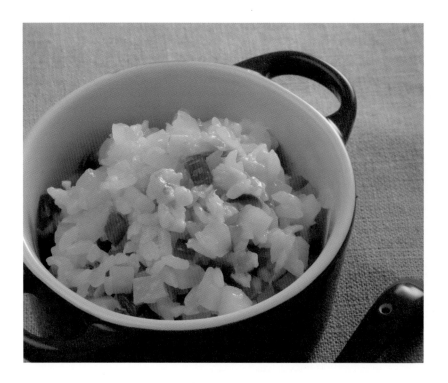

완료기 메인디쉬

흰살생선채소밥

재료

밥 100g, 흰살생선 20g, 양파 10g, 감자 10g, 피망 10g, 소고기 육수 70cc

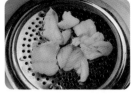

1.
흰살생선은 손질해서 찜통에 찐 다음 살 부분만 발라 부숩니다.

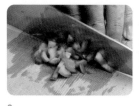

2.
양파, 감자, 피망은 깨끗이 씻어 7mm 크기로 썹니다.

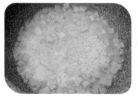

3.
소고기 육수에 감자를 넣고 5분 정도 끓인 후 밥을 넣습니다. 물론 밥 대신 잡곡밥을 사용해도 됩니다.

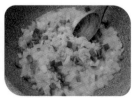

4.
③에 양파와 피망을 넣고 3분 정도 끓인 후 생선을 넣고 한소끔 더 끓입니다.

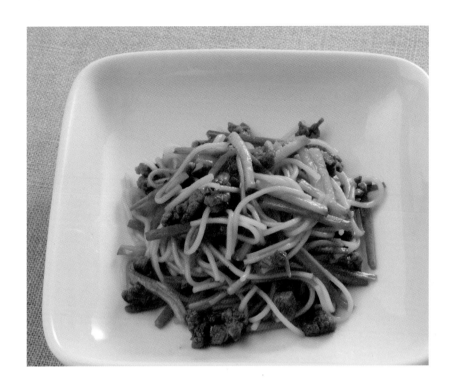

볶음국수

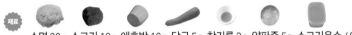

재료 소면 30g, 소고기 10g, 애호박 10g, 당근 5g, 참기름 3g, 양파즙 5g, 소고기육수 60cc

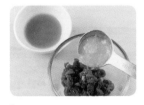

1.
소고기는 3㎜ 크기로 썰고 절구에 넣어 툭툭 쳐줘 부드럽게 해줍니다. 볼에 담고 참기름과 양파즙으로 밑간합니다.

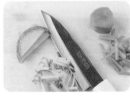

2.
당근과 애호박은 껍질을 제거하고 소면보다 약간 두껍게 1㎝ 길이로 채 썹니다.

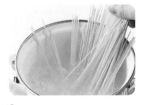

3.
소면을 끓는 물에 삶은 뒤 건져내 찬물에 헹군 후 물기를 빼고 적당한 길이로 잘라줍니다.

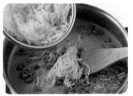

4.
팬에 참기름을 두르고 소고기와 채소를 넣고 볶다가 당근이 익으면 소고기육수와 소면을 넣어 볶습니다.

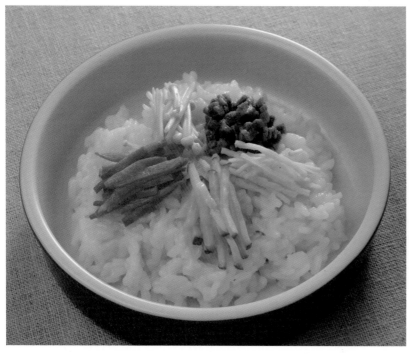

cooking point

\#

지단을 부칠 때 사각 팬을 사용하면 만들기 쉽고 버리는 것 없이 활용할 수 있습니다.

완료기 메인디쉬

고기채소영양밥

재료

밥 60g, 애호박 15g, 소고기 10g, 팽이버섯 10g, 당근 10g, 소고기 육수 60cc, 달걀 1개, 양파즙 약간, 참기름 약간, 올리브유 약간

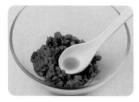
1.
소고기는 다져서 양파즙과 참기름으로 밑간한 뒤 볶습니다.

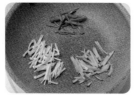
2.
애호박과 당근은 손질해 곱게 채 썰고, 팽이버섯은 밑동을 제거하고 7㎜ 길이로 썹니다. 팬에 올리브유를 두르고 볶습니다.

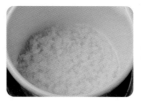
3.
냄비에 밥과 육수를 넣고 3분 정도 끓여 진밥이 되면 그릇에 담아 줍니다.

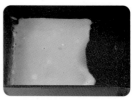
4.
팬에 올리브유를 약간 두르고 고운체에 내린 달걀로 지단을 부친 뒤 곱게 채 썰어 진밥 위에 얹고, 나머지들도 진밥 위에 얹습니다.

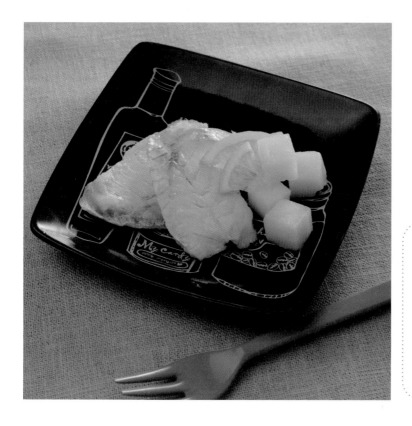

제공 식단 예.
생선구이는 진밥에 시금치당
근 반찬(채소 반찬)과 함께 먹
이면 좋습니다.

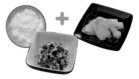

완료기 사이드메뉴
생선구이

재료

 대구살 60g,

 감자 20g,

 레몬즙 약간,

 올리브유 약간

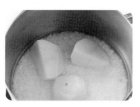

1.
감자는 어른 밥 할 때 같이 찐 뒤
요리할 만큼만 식히고 1㎝ 크기
로 사각썰기 합니다.

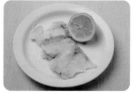

2.
대구살은 살만 발라 덩어리째
찜통에 찐 뒤 레몬즙을 뿌려줍
니다.

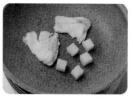

3.
팬에 올리브유를 약간 두르고
①의 감자와 ②의 대구살을 함
께 굽습니다. (생선의 질긴 부위
는 발라내 주세요.)

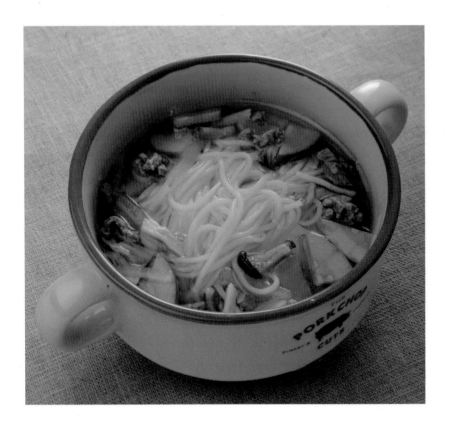

잔치국수

 제료

소면 40g,

소고기 20g,

느타리버섯 20g,

애호박 10g,

양파 10g,

소고기 육수 200cc

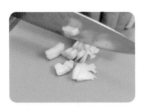

1.
양파, 버섯, 애호박은 1~2㎝ 길이로 얇게 썰어주세요. 소고기는 1㎝ 정도로 썰고 육질이 부드러워지게 살짝 다져주세요.

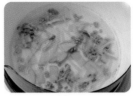

2.
냄비에 소고기 육수를 붓고 끓이다 ①의 소고기와 채소를 넣고 7분 정도 삶아주세요.

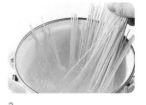

3.
소면을 끓는 물에 삶은 뒤 건져내 찬물에 헹군 후 물기를 빼고 적당한 길이로 잘라서 ②에 넣어줍니다. 1~2분 정도 더 끓여줍니다.

흰살생선 채소조림

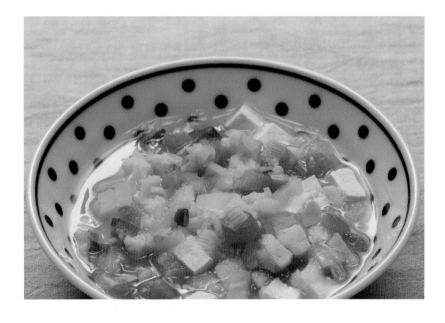

재료

2회분
토마토 40g, 무 40g,
두부 30g, 파 10g,
생선살 30g,
채소국물 250cc,
녹말가루 1작은술

Recipe video

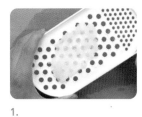

1.
파는 잘게 다져주고, 무 30g은 강판에 갈아줍니다. 무 10g은 7㎜ 크기로 썹니다.

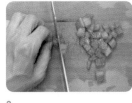

2.
토마토는 껍질과 씨를 제거한 뒤 7㎜ 크기로 썹니다. 두부는 1㎝ 크기로 썹니다.

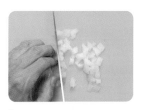

3.
생선살은 7㎜ 크기로 썹니다.

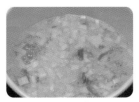

4.
냄비에 채소국물과 ①의 무와 파를 넣고 끓입니다. 부르르 끓어오르면 약불로 줄입니다.

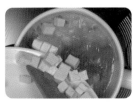

5.
약 3분 뒤에 ③의 생선살과 ②의 토마토와 두부를 냄비에 넣어줍니다.

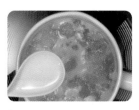

6.
5분 정도 충분히 더 끓인 뒤에 녹말가루를 찬물에 갠 녹말물을 넣고 조립니다.

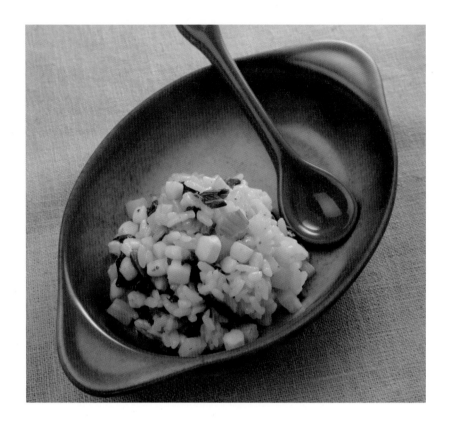

오징어청경채볶음밥

재료

🍚 밥 60g,

🦑 오징어 10g,

🥬 청경채 10g,

🥔 무 10g,

🫒 올리브유 약간,

🥛 물 2~3큰술

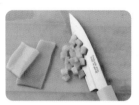

1.
오징어는 껍질을 벗긴 뒤 몸통만 5㎜ 크기로 썰어 아이가 잘 씹을 수 있도록 칼등으로 두들겨줍니다.

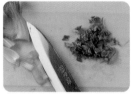

2.
청경채는 잎 부분만 손질해서 데친 뒤 7㎜ 크기로 썰고, 무는 껍질을 제거하고 7㎜ 크기로 사각썰기를 합니다.

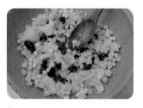

3.
팬에 올리브유를 살짝 두르고 ①의 오징어와 ②의 무를 넣고 볶다가 오징어가 어느 정도 익으면 밥과 청경채, 물을 넣고 고루 볶아줍니다.

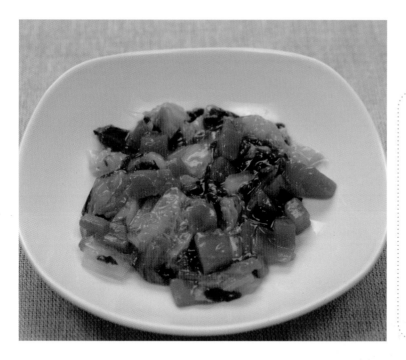

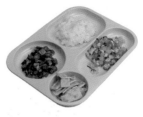

완료기 사이드메뉴

삼색 채소조림

청경채 15g, 당근 15g, 배추 15g, 다시마국물 100cc, 녹말가루 1작은술

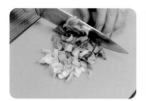

1.
청경채는 깨끗이 씻은 뒤 7㎜ 크기로 썹니다. 줄기가 조금 포함되어도 상관없습니다.

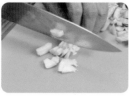

2.
배추도 7㎜ 크기로 썹니다.

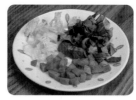

3.
당근도 7㎜ 크기로 썰어, 삼색 채소를 준비해줍니다.

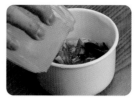

4.
냄비에 ③을 넣고 다시마국물을 넣고 15분 정도 끓입니다. 마지막에 녹말물을 만들어 첨가해서 한 번 더 끓여줍니다.

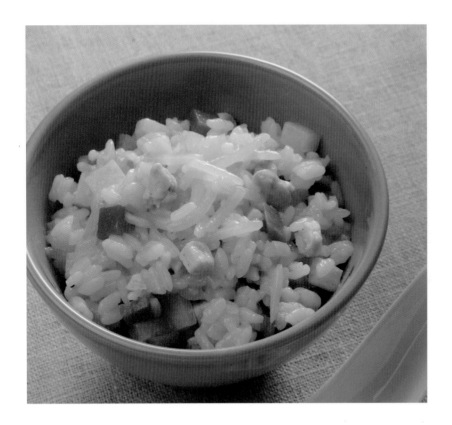

완료기 메인디쉬

무숙주볶음밥

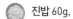 진밥 60g,

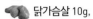 닭가슴살 10g,

무 20g,

숙주 10g,

당근 10g,

물 2~3큰술,

참기름 약간

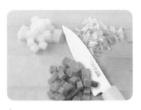

1.
닭가슴살은 삶은 뒤 5mm 크기로 썰고, 숙주는 머리와 꼬리를 자른 뒤 7mm 길이로 썰고, 당근과 무는 껍질을 제거한 뒤 7mm 크기로 사각썰기를 합니다.

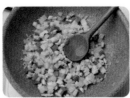

2.
달군 팬에 참기름을 두르고 당근과 무를 넣어 5분 정도 볶다가 닭가슴살과 숙주를 넣고 5분 정도 더 볶습니다. 이때 약간의 물을 넣으면서 완전히 익을 때까지 볶아야 합니다.

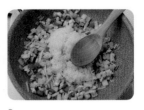

3.
②에 진밥을 넣고 약한 불에서 고루 섞어줍니다.

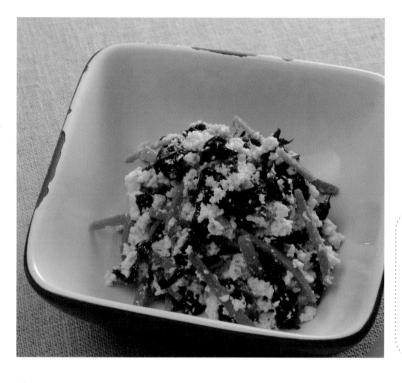

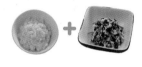

제공 식단 예.

두부시금치 깨무침은 진밥의
반찬으로 준비해주세요.

두부시금치 깨무침

재료
두부 70g, 시금치 50g, 당근 10g, 통깨 3g, 참기름 약간

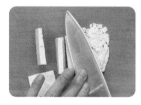

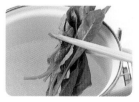

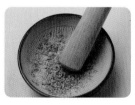

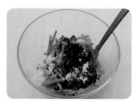

1.
두부는 끓는 물에 살짝 데친 뒤
칼등으로 눌러 부드럽게 으깨줍
니다.

2.
시금치는 끓는 물에 소금을 약
간 넣고 살짝 데친 다음 찬물에
헹구고 3㎝ 길이로 썹니다. 당근
은 끓는 물에 10분 정도 익힌 뒤
3㎝ 길이로 곱게 채 썹니다.

3.
통깨는 절구에 갑니다.

4.
볼에 ①, ②, ③과 참기름을 넣고
버무립니다.

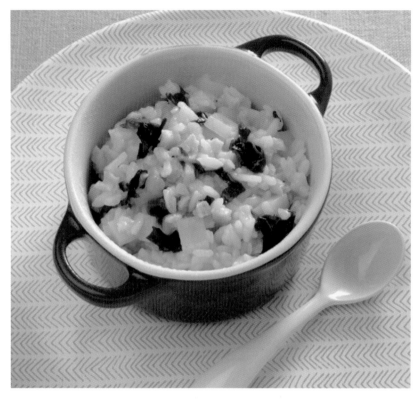

cooking point

#

유부는 약간 짠 것도 있는데
물에 담가서 짠맛을 뺀 다음에
사용하는 것이 좋습니다.

완료기 메인디쉬

유부시금치밥

재료

밥 60g,

유부 10g,

시금치 10g,

감자 10g,

물 80cc

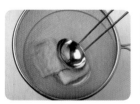

1.
유부는 살짝 데쳐 물기를 뺀 뒤
잘게 다집니다.

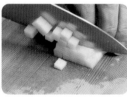

2.
감자는 껍질을 벗기고 7mm 크기
로 사각썰기를 하고, 시금치는
잎 부분만 손질해서 데친 뒤 5mm
크기로 썰어주세요.

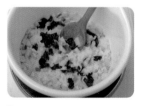

3.
냄비에 감자를 약간의 물과 함
께 10분 정도 끓이다가 ①의 유
부, ②의 시금치와 물을 넣고 5
분 정도 더 끓입니다. 어느 정도
익으면 밥을 넣고 한소끔 더 끓
입니다.

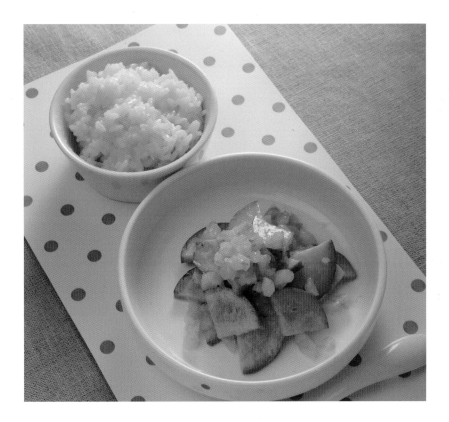

애호박새우볶음

재료

- 애호박 50g,
- 새우살 20g,
- 참기름 약간,
- 채소국물 1~2큰술

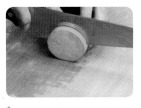

1.
애호박은 5mm 두께로 썹니다.

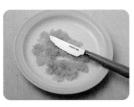

2.
새우살은 잘게 다집니다.

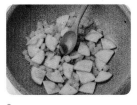

3.
팬에 애호박과 채소국물을 넣고 끓이다 부르르 끓어오르면 새우살과 참기름을 넣고 충분히 익힙니다.

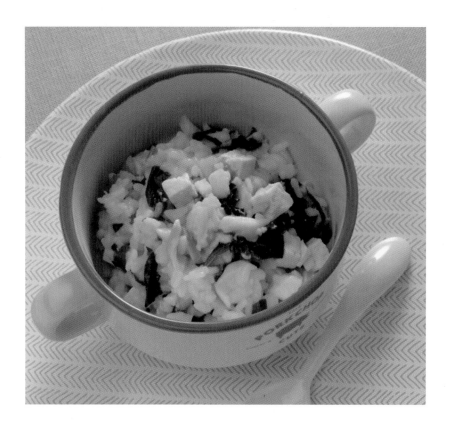

완료기 메인디쉬
흰살생선두부밥

재료

진밥 60g,

흰살생선 20g,

두부 20g,

시금치 5g,

참기름 약간,

소고기 육수 60cc

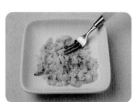

1.
흰살생선은 찜기에 찐 후 가시를 발라내고 포크로 살살 부숴줍니다.

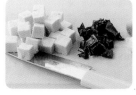

2.
시금치는 이파리 부분만 손질해서 데친 뒤 7mm 길이로 썰고, 두부는 끓는 물에 데쳐 1cm 크기로 깍둑썰기 합니다.

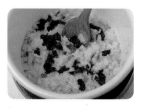

3.
냄비에 참기름을 두르고 ①의 생선을 넣어 중불에서 볶다가 ②의 두부, 시금치와 소고기 육수를 넣고 한소끔 끓인 뒤 진밥을 섞어줍니다.

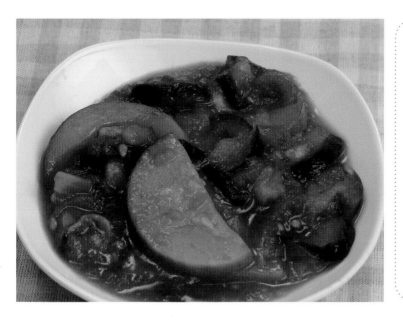

제공 식단 예.

두부를 데쳐서 따로 주거나 토핑처럼 두부 위에 얹어서 반찬으로 주면 좋습니다.

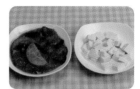
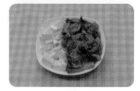

완료기 사이드메뉴

가지애호박토마토소스조림

 재료

 가지 50g,

애호박 50g,

양송이버섯 30g,

토마토 30g,

토마토소스 100cc,

닭고기육수 150cc

Recipe video

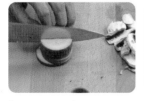

1.
양송이버섯은 5㎜ 두께로 썰고, 애호박은 5㎜ 두께로 반달썰기 합니다.

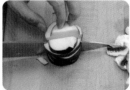

2.
가지도 5㎜ 두께로 반달썰기 합니다.

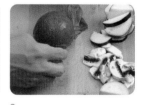

3.
토마토 껍질은 칼로 열십 자를 낸 뒤 끓는 물에 데쳐서 껍질을 벗깁니다.

4.
토마토도 5㎜ 두께로 반달썰기 합니다.

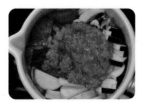

5.
냄비에 ①, ②, ④의 재료와 토마토소스, 닭고기육수를 넣고 10분 정도 끓여줍니다.

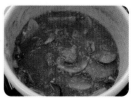

6.
재료들을 충분히 익힌 후 녹말물(녹말가루 1작은술에 찬물 1큰술 넣고 갭니다)을 넣고 좀더 조립니다.

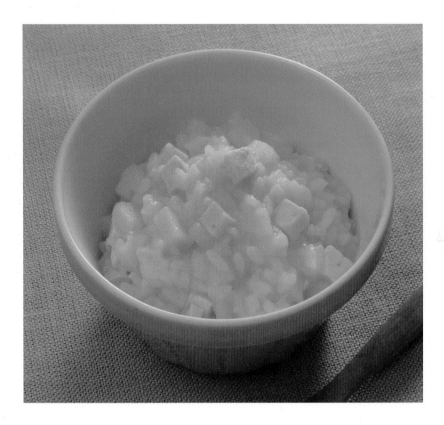

두부감자밥

재료

 진밥 60g,

 감자 20g,

 두부 20g,

 물 80cc

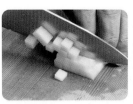

1.
감자는 손질한 뒤 7㎜ 크기로 사각썰기를 합니다. 두부는 끓는 물에 데친 뒤 7㎜ 크기로 사각썰기를 합니다.

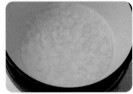

2.
냄비에 물과 ①의 감자를 넣고 센 불에서 끓이다 부르르 끓어오르면 약한 불로 줄인 뒤 5분 정도 끓입니다.

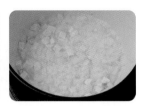

3.
②의 감자가 익으면 두부와 밥을 넣고 한소끔 더 끓입니다.

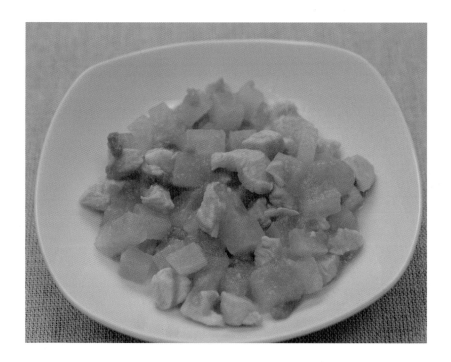

닭고기토마토무조림

재료
닭가슴살 30g, 토마토 20g, 무 20g, 닭고기육수 100cc

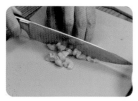 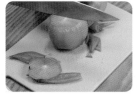 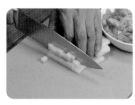 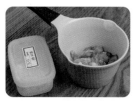

1.
닭가슴살은 깨끗하게 씻고 힘줄을 제거한 뒤 살만 7㎜ 크기로 썹니다.

2.
토마토는 껍질에 열십 자를 내고 끓는 물에 데쳐서 껍질을 벗기고 씨와 하얀 심을 제거한 뒤 7㎜ 크기로 썹니다.

3.
손질한 무는 7㎜ 크기로 썹니다.

4.
냄비에 ①, ②, ③과 닭고기육수를 넣고 15분간 충분히 끓여주세요.

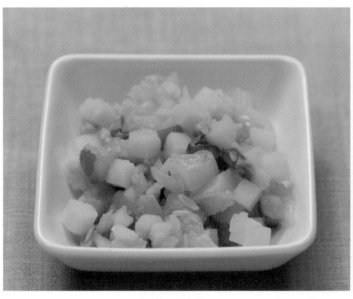
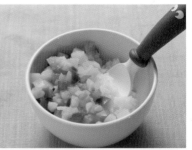
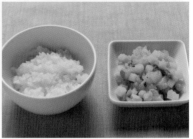

완료기 사이드메뉴

생선감자조림

재료

3회분
대구살 45g,
애호박 30g,
감자 30g,
양파 30g,
피망 또는 파프리카 15g,
다시마가다랑어포육수 150cc

Recipe video

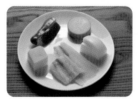

1.
재료를 깨끗이 씻어서 준비합니
다. 피망(파프리카)은 씨를 제거
해 주세요.

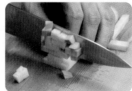

2.
애호박, 감자, 양파, 피망은 7㎜
정도의 크기로 잘라 주세요.

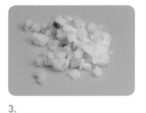

3.
생선용 도마에 대구살을 올려
놓고 7㎜ 정도의 크기로 잘라 주
세요. 잘게 다져도 괜찮습니다.

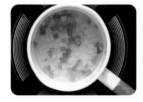

4.
익히는 데 시간이 좀더 걸리는
감자와 피망을 냄비에 먼저 넣
고 육수와 함께 끓입니다.

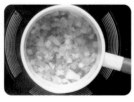

5.
7~8분 뒤에 대구살, 애호박, 양
파를 넣고 7~8분 정도 더 끓입
니다.

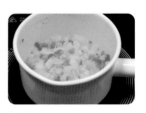

6.
충분히 조리고 나서 그릇에 담
습니다.

새우채소 스크램블

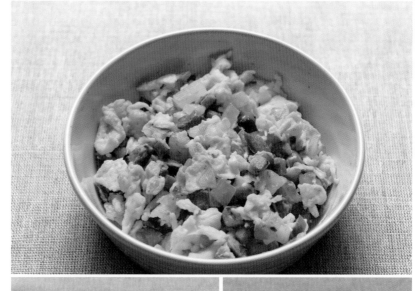

Recipe video

재료

 새우 15g,

양송이버섯 15g,

양파 15g,

피망 10g,

당근 10g,

달걀 1개,

식용유 약간

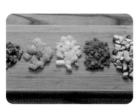

1.
양송이버섯, 피망, 양파는 7mm 크기로 썰고, 당근은 4mm 정도로 썹니다. 새우는 등 쪽의 내장을 제거하고 7mm 크기로 썹니다.

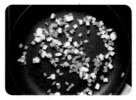

2.
달궈진 프라이팬에 식용유를 두르고 당근, 피망, 양파, 양송이버섯, 새우 순으로 넣어 볶습니다.

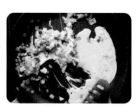

3.
②에 달걀을 풀어 스크램블 하며 충분히 익힙니다.

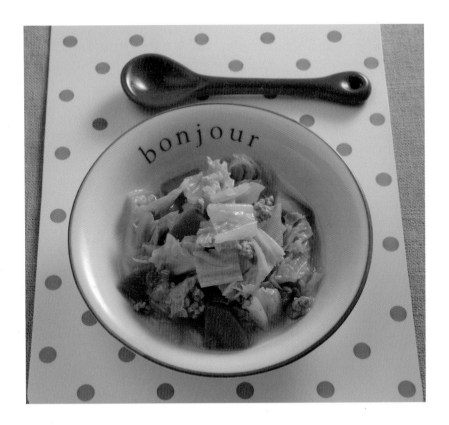

배추당근소고기볶음

 재료

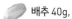

배추 40g,

당근 20g,

소고기 10g,

참기름 약간,

채소국물 1/2컵

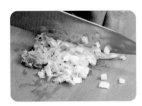

1.
소고기는 잘게 다지고, 당근은 얇게 썰어서 4등분합니다. 배추는 7~10㎜ 너비로 썹니다.

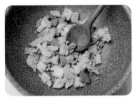

2.
냄비에 참기름을 두르고 중불로 가열한 뒤 ①의 소고기와 채소를 넣고 살짝 볶습니다.

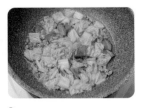

3.
채소국물을 붓고 끓어오르면 약한 불로 줄여 배추가 충분히 익을 때까지 끓입니다.

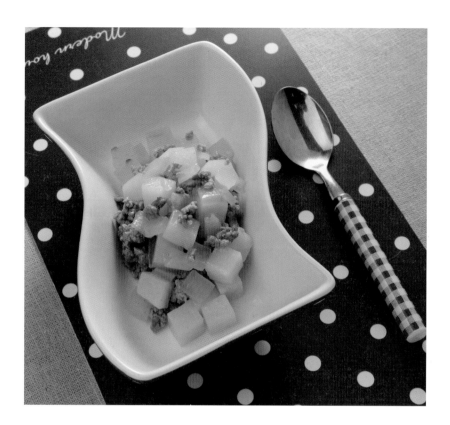

소고기감자볶음

 재료

 소고기 15g,

감자 80g,

양파 30g,

식용유 약간,

물 50cc

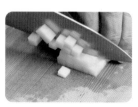

1.
감자는 껍질을 벗긴 뒤 7mm 크기로 깍둑썰기 합니다. 양파는 굵게 다지고, 소고기는 잘게 다집니다.

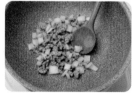

2.
팬에 식용유를 두르고 중불로 가열한 뒤 양파와 소고기를 넣고 살짝 볶습니다.

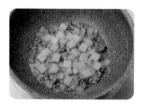

3.
②에 감자와 재료가 잠길 정도의 물을 붓고 끓어오르면 불순물을 제거한 뒤 약한 불로 줄여 감자가 부드러워질 때까지 익힙니다.

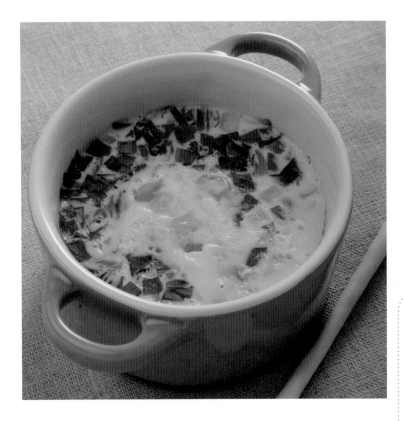

제공 식단 예.
끼니로 줄 때는 토마토소스를 곁들여 반찬으로 활용하면 좋습니다.

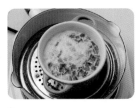

완료기 사이드메뉴

해물달걀찜

재료

- 달걀 3개,
- 새우 10g,
- 양파 10g,
- 청경채(또는 파) 5g,
- 소고기육수 70cc

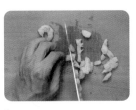

1.
새우살은 5mm 크기로 썹니다.

2.
양파는 껍질을 벗긴 뒤 5mm 크기로 사각썰기를 하고, 청경채는 잎 부분만 손질해 5mm 사각썰기를 합니다.

3.
달걀 1개는 깨서 소고기육수와 섞은 뒤 새우살과 양파, 청경채를 넣고 찜기에 올립니다. 10분 이상 충분히 찐 뒤 불을 끄고 5분간 뜸을 들입니다.

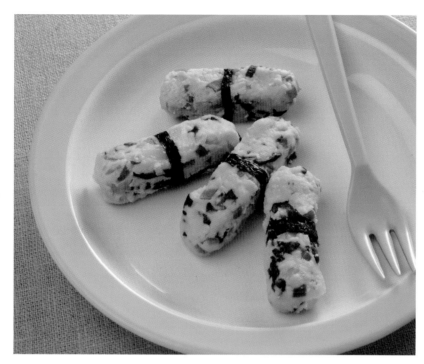

완료기 사이드메뉴

김말이채소두부

김 ¼장, 두부 90g, 당근 10g, 시금치 7g, 양파 10g, 밀가루 20g

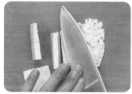 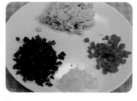 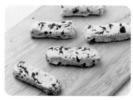 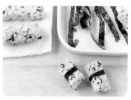

1.
1cm 두께로 썬 두부를 끓는 물에 넣고 1분 정도 데친 후 건져서 칼등으로 눌러 부드럽게 으깬 것을 면포에 싸서 짠 후 키친타월 사이에 넣고 눌러 수분을 충분히 빼줍니다.

2.
당근과 양파는 5mm 크기로 썬 뒤 팬에 살짝 볶고, 줄기 아랫부분을 제거한 시금치는 끓는 물에 2분 정도 데친 뒤 5mm 크기로 썰어줍니다.

3.
②를 밀가루와 함께 볼에 넣고 치댑니다. 반죽을 1cm 두께의 네모난 스틱으로 만든 뒤 찜통에 넣고 10분 정도 찝니다.

4.
③을 꺼내 키친타월로 물기를 없애고 한 김 식힌 뒤 5mm 너비의 김으로 둘러줍니다.

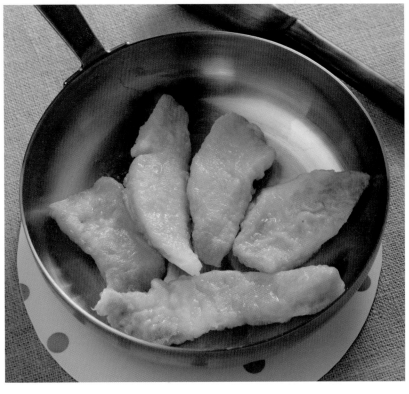

cooking point

\#
대구살이 부서지지 말라고 묻히는 밀가루가 많이 묻으면 오히려 대구살이 딱딱해지므로 밀가루를 묻힌 뒤 손으로 탁탁 쳐서 여분의 밀가루는 털어내야 합니다.

완료기 간식

대구전

 재료

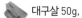 대구살 50g,

달걀 1개,

밀가루 약간,

올리브유 약간

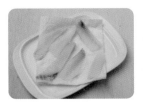

1.
대구살은 키친타월에 올려 물기를 제거한 뒤 길게 썰고 밀가루를 묻힙니다.

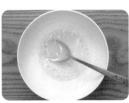

2.
달걀 1개를 휘저어 풀어줍니다.

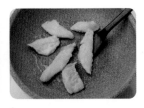

3.
달걀물에 대구살을 살짝 담가 옷을 입힌 뒤 달군 팬에 올리브유를 두르고 약한 불에 지집니다.

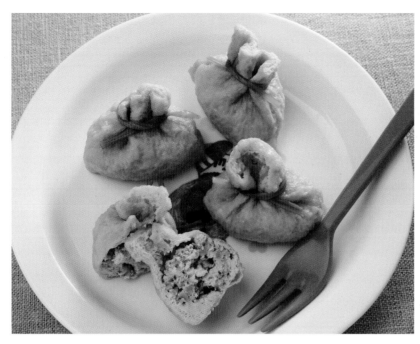

cooking point

\#
유부 대신 밀가루 만두피를 이
용해 만두로 빚어주어도 좋습
니다.

\#
유부는 약간 짠 것도 있는데
물에 담가서 짠맛을 뺀 다음에
사용하는 것이 좋습니다.

완료기 사이드메뉴

버섯유부만두

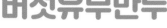

돼지고기 안심 40g, 표고버섯 10g, 유부 5g, 두부 10g, 콩나물 10g, 부추(미나리) 2줄기, 참기름 3g, 깨 약간

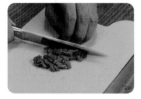 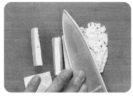 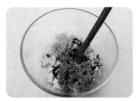 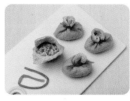

1.
돼지고기는 잘게 다져줍니다.

2.
두부는 끓는 물에 데친 뒤 칼등
으로 으깨줍니다. 표고버섯, 콩
나물은 끓는 물에 데친 후 물기
를 충분히 짜내고 3mm 정도로 다
져줍니다.

3.
볼에 ①의 돼지고기, ②의 채소
와 두부, 참기름을 넣고 버무립
니다. 깨는 절구에 갈아서 함께
넣고 양념합니다.

4.
유부는 끓는 물에 데쳐 물기를
짠 뒤 한쪽 끝을 잘라 구멍을 뚫
고 ③의 소를 넣습니다. 데친 부
추(미나리)로 묶고 김이 오른 찜
기에 넣어 7분간 찝니다.

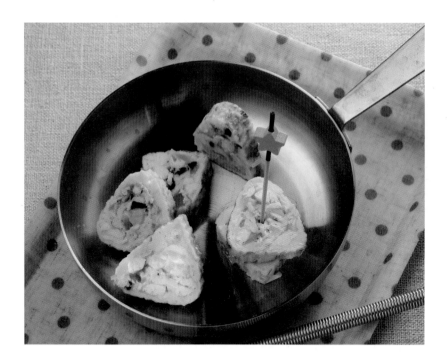

완료기 사이드메뉴

달걀말이

재료
닭고기 30g, 피자 치즈 15g, 양송이버섯 10g, 사과 10g, 양파 10g, 달걀 2개, 올리브유 약간

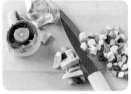

1.
양송이버섯은 밑동을 제거한 뒤 껍질을 벗기고, 사과와 양파는 껍질을 벗긴 뒤 5mm 크기로 썹니다. 피자 치즈도 같은 크기로 썹니다.

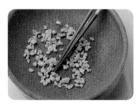

2.
닭고기는 5mm 크기로 썹니다. 달군 팬에 올리브유를 두르고 닭고기를 넣어 젓가락으로 저어가며 약한 불에서 볶아주세요.

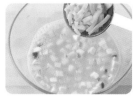

3.
달걀은 푼 후 여기에 ①과 ②를 넣고 섞습니다.

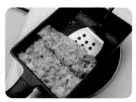

4.
달군 프라이팬(사각팬)에 올리브유를 두르고 ③을 부어 달걀물이 익기 전에 돌려가며 부칩니다.

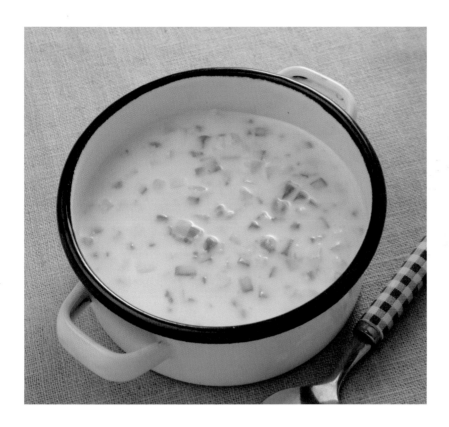

완료기 사이드메뉴

소고기크림수프

 재료

소고기 20g,

당근 20g,

양파 20g,

우유 130cc,

버터 1g,

녹말가루 1작은술,

물 2큰술

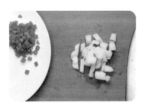

1.
당근은 3mm, 양파는 5mm 크기로 썰고, 소고기는 3mm 크기로 다집니다.

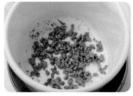

2.
냄비에 버터를 녹이고 ①의 소고기를 볶다가 당근과 양파, 우유를 넣고 끓입니다.

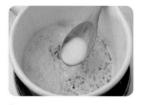

3.
부르르 끓어오르면 약불로 줄이고 녹말가루를 찬물에 개어서 넣습니다. 잘 저어가며 5분 정도 끓입니다.

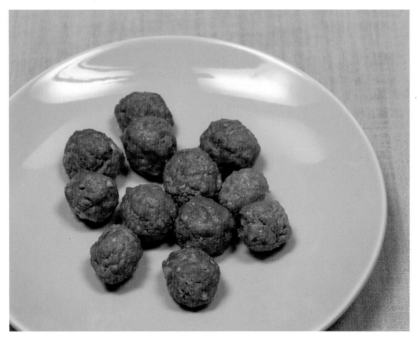

cooking point

\#
양파와 당근을 첨가해서 만들
어도 됩니다.

완료기 사이드메뉴

소고기볼

Recipe video

 2회분
소고기 80g, 두부 80g, 밀가루 약간

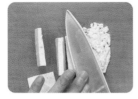

1.
두부는 칼등으로 으깬 후 면포
에 싸서 물기를 짝 뺀 후 키친타
월 사이에 넣고 눌러주어 물기
를 한 번 더 빼줍니다.

◆ 두부에서 물기를 확실히 빼
야 반죽이 편합니다.

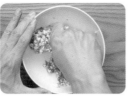

2.
소고기는 다진 뒤에 ①의 두부
와 함께 찰기가 생길 정도로 충
분히 반죽합니다.

◆ 소고기는 기름이 없는 살코
기(우둔살이나 홍두깨살)를 사
용하세요.

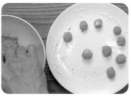

3.
②를 볼 형태로 말아서 밀가루
를 입힙니다.

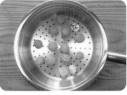

4.
찜기에 ③을 넣고 10분 정도 찝
니다.

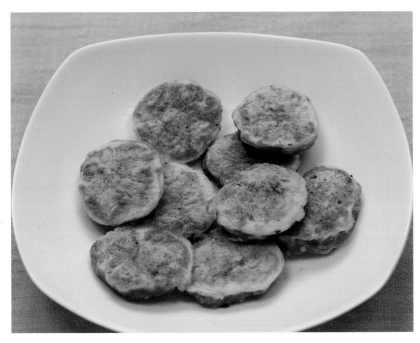

cooking point

\#

소고기와 두부의 비율은 기본적으로는 1:1입니다. 취향에 따라 조금씩 조절할 수 있고, 애호박, 당근, 양파 등의 채소를 물기를 빼고 같이 넣어서 반죽을 해도 좋습니다.

\#

소고기와 돼지고기를 1:1 비율로 섞어 사용해도 좋습니다.

\#

채소는 프라이팬에 한 번 볶아서 물기를 날린 후 사용해도 좋습니다.

완료기 사이드메뉴

소고기완자

재료 2회분

소고기 80g, 두부 80g, 밀가루 약간, 달걀 1개, 식용유 약간

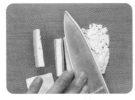 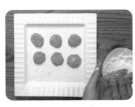 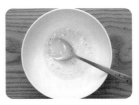 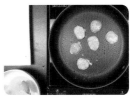

1.
두부는 칼등으로 으깬 후 면포에 싸서 물기를 쫙 뺀 후 키친타월 사이에 넣고 눌러주어 물기를 한 번 더 빼줍니다.
◆ 두부에서 물기를 확실히 빼야 반죽이 편합니다.

2.
소고기는 다진 뒤에 ①의 두부와 함께 반죽하고, 납작하게 해서 밀가루를 입힙니다.

3.
달걀 1개를 휘저어 풀어줍니다.

4.
팬에 식용유 한 방울 떨어뜨리고 키친타월로 얇게 발라주세요. ②의 완자에 ③의 달걀물을 입힌 뒤 팬에 앞뒤가 노릇하게 되도록 약한 불로 굽습니다.

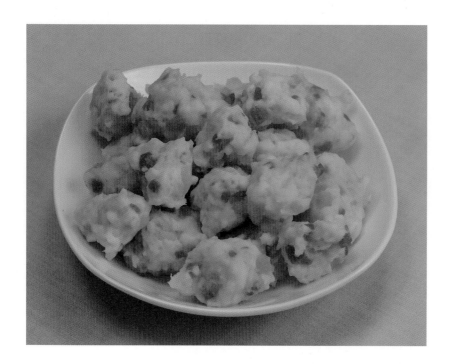

오징어볼

 재료

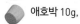 오징어(몸통) 1마리,

애호박 10g,

양파 10g,

 당근 10g

Recipe video

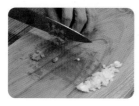

1.
양파와 당근은 잘게 썹니다.

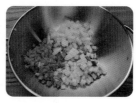

2.
애호박도 잘게 썰어서 준비해주
세요.

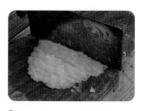

3.
몸통만 손질한 오징어는 중식도
로 잘게 다져줍니다.

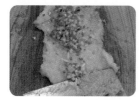

4.
③의 다진 오징어에 ②의 채소
를 얹고 중식도로 반죽합니다.

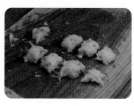

5.
길다랗게 반죽하고 토막을 내줍
니다.

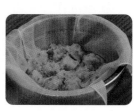

6.
⑤의 반죽을 하나씩 찜기에 넣
고 10분 정도 쪄줍니다.

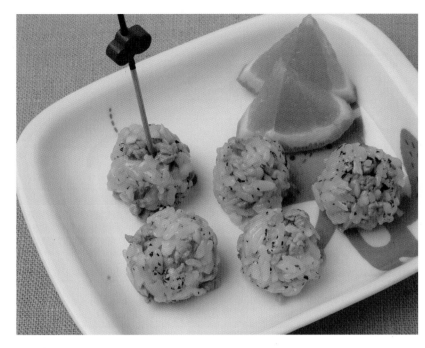

cooking point

\#

주먹밥을 줄 때는 목이 멜 수 있으므로 수분이 많은 과일을 곁들이는 것이 좋습니다.

\#

목에 걸릴 수 있으니 주먹밥을 너무 열심히 주물러서 떡지게 만들면 안됩니다. 대충 쥐어서 입안에서는 풀어지게 만드는 것이 좋습니다.

완료기 간식

버섯김 주먹밥

재료

진밥 50g, 소고기 20g, 애느타리버섯 20g, 콜리플라워 20g, 파래김 3g, 식용유 약간

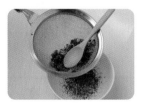

1.
파래김은 구워서 비닐봉지에 넣고 손으로 잘게 부순 다음 체에 한번 걸러 고운 가루만 사용합니다.

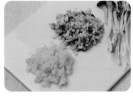

2.
애느타리버섯은 잘게 찢고, 콜리플라워는 꽃 부분만 손질해 모두 잘게 다집니다.

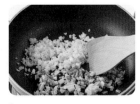

3.
②의 채소는 식용유 약간을 두른 팬에 볶고, 소고기는 잘게 다진 후 볶습니다.

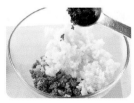

4.
볼에 진밥과 ③의 소고기, 채소, ①의 김가루를 넣고 섞은 뒤 아기가 먹을 수 있는 크기로 동그랗게 빚어줍니다.

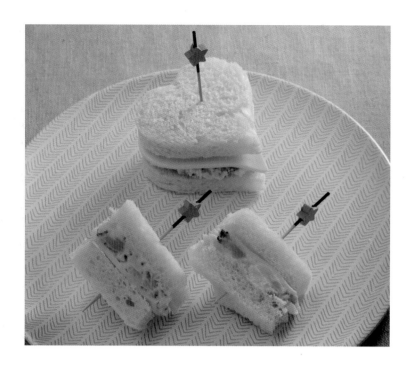

doctor's advice

#

식빵은 토스트 해서 만들어도 됩니다. 특히 입안에 오래 물고 있는 아기라면 반드시 토스트 해서 만들어주는 것이 좋습니다.

#

식빵에는 소금이 첨가된 것이 대부분인데 주식이 아닌 간식으로 어쩌다 먹는 것 정도는 문제가 되지 않습니다.

완료기 간식

감자브로콜리샌드위치

재료

감자 40g, 브로콜리 30g, 유아용 치즈 1장, 식빵 1쪽, 마요네즈 1작은술, 플레인 요구르트 1작은술

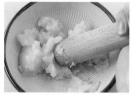 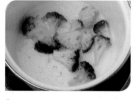 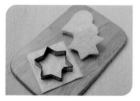 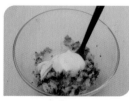

1.
감자는 어른 밥 할 때 찐 후 분량만 절구에 넣어 으깹니다.

2.
브로콜리는 데친 후 꽃 부위 위주로 5㎜ 정도로 다집니다.

3.
식빵과 치즈는 모양 틀로 찍어둡니다.
◆ 식빵은 토스트 해서 사용하는 것도 좋습니다.

4.
볼에 으깬 감자와 다진 브로콜리, 마요네즈, 플레인 요구르트를 넣고 섞은 후 식빵 사이에 치즈와 함께 위치합니다.

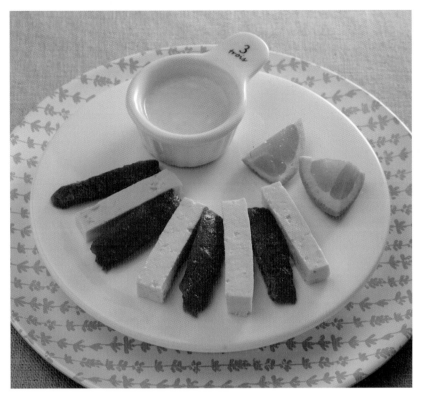

doctor's advice

\#

아기 스스로 찍어 먹을 수 있
도록 도와주세요.

제공 식단 예.
사과소스를 추가해서
제공해도 됩니다.

완료기 간식

두부와 토마토

재료

두부 30g,

토마토 35g,

오렌지(즙 3큰술),

플레인 요구르트 1큰술

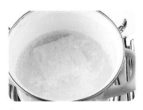

1.
두부는 끓는 물에 데쳐 두께 7
㎜, 길이 5㎝로 썹니다.

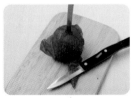

2.
토마토는 윗부분에 십자로 칼집
을 넣은 뒤 끓는 물에 10초 정도
데쳐 껍질을 벗깁니다. 데친 토
마토는 두께 7㎜, 길이 5㎝로 썹
니다.

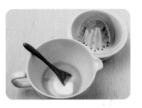

3.
오렌지즙과 플레인 요구르트를
섞어 소스를 만듭니다.

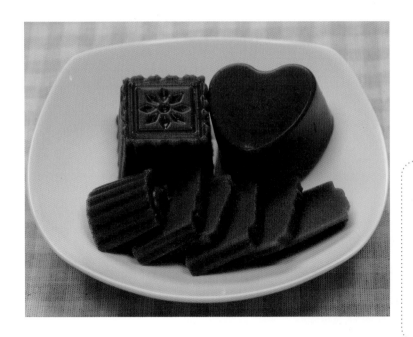

doctor's advice

이유식에는 설탕, 과당, 올리고당 등 첨가당은 사용하지 않는 것이 기본입니다. 하지만 간혹 간식으로 먹는 음식에 설탕을 조금 사용하는 것 정도는 상관없습니다.

응용 레시피 팥앙금 대신 사과소스를 사용하면 사과소스양갱을 만들 수 있습니다.

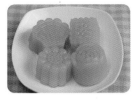

완료기 간식

팥양갱

재료

 팥(팥앙금) 70g,

 한천가루 8g,

 설탕 30g,

 물 200cc

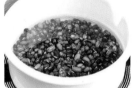

1.
냄비에 팥을 넣고, 팥이 잠길 정도로 물을 넣고 끓입니다.

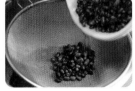

2.
끓인 팥은 체에 걸러줍니다. 이 과정을 반복합니다(한 번 더 팥을 냄비에 넣고 끓인 뒤 체에 거릅니다).

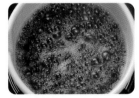

3.
거른 팥은 1시간 동안 약한 불로 삶아줘서 팥앙금을 만듭니다.

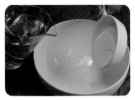

4.
한천가루에 물 200cc를 붓고 20분간 불려줍니다.

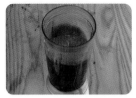

5.
③의 팥앙금은 ③의 삶은 물과 함께 믹서에 넣고 갈아줍니다.

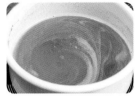

6.
냄비에 ⑤의 팥앙금과 ④의 불린 한천가루, 설탕을 넣고 5분 이상 끓입니다.

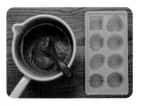

7.
한김 식힌 후 모양틀에 팥을 담고, 냉장실에서 1시간 정도 두었다가 틀에서 빼주세요.

콩나물새우볶음밥

🌸 **재료** 진밥 90g, 자숙새우살 20g, 콩나물 한 움큼,
파 5g, 마늘 1개, 채소국물 30cc

1. 콩나물은 머리와 끝을 떼고 끓는 물에 뚜껑을 열고 3분간 삶아서 건진 후 1cm 크기로 잘라줍니다.
2. 마늘과 파는 잘게 다집니다.
3. 새우살은 7mm 정도의 크기로 잘게 잘라줍니다.
4. 프라이팬에 식용유 약간을 두르고 ②를 볶은 후 ①과 ③을 넣고 볶습니다.
5. 채소국물을 넣고 조린 후 진밥에 얹어줍니다.

순두부찌개

🌸 **재료** 순두부 1봉, 대파 20g, 양파 1/4개, 애호박 50g, 달걀 1개,
새우 40g, 다시마국물 400cc, 식용유 약간

1. 애호박은 5mm 두께로 반달썰기 하고, 대파는 다지고, 양파는 7mm 크기로 사각썰기 합니다.
2. 냄비에 기름을 두르고 ①의 대파와 양파를 볶습니다.
3. ②에 다시마국물을 넣고 끓이면서 달걀을 깨서 넣어줍니다.
4. 순두부와 애호박을 ③에 넣고 끓여줍니다.
◆ 아가에게 먹일 만큼만 덜고 완전히 익은 계란은 반만 덜어주세요. 나머지는 고춧가루와 간장 등으로 간해서 엄마아빠가 드시면 됩니다.

돼지고기양파 파인애플볶음밥

🌸 **재료** 밥 90g, 돼지고기 30g, 양파 10g, 파인애플 10g, 대파 5g,
다진 생강 1g, 채소국물 30cc, 식용유 약간, 계란 1/2개

1. 돼지고기는 다진 후 다진 생강을 섞어줍니다.
2. 대파는 잘게 썰고, 양파와 파인애플은 7mm 크기로 썹니다.
3. 프라이팬에 식용유를 두른 후 ②의 대파를 넣고 볶다가 ①의 돼지고기를 볶고 어느 정도 익으면 ②의 양파와 파인애플을 넣고 충분히 익혀줍니다.
4. ③에 채소국물과 계란을 넣고 잘 섞어서 익힌 후 밥을 넣고 볶아줍니다. (계란은 미리 풀어서 절반만 사용합니다.)

두부 강정

🌸 **재료** 두부 1/2모, 감자전분 약간, 식용유 약간

1. 두부를 1.5cm 정도 크기로 사각썰기 합니다.
2. 두부 표면의 물기를 키친타월로 제거합니다.
3. 비닐봉지에 두부를 넣고 감자전분을 뿌린 후 봉지를 풍선처럼 막고 흔들어서 골고루 무칩니다.
4. 프라이팬에 식용유를 약간 잠길 정도로 넣고 ③의 두부를 표면이 노릇하게 튀깁니다.
5. ④ 위에 토마토소스나 코티지치즈와 플레인 요구르트를 얹어주세요.

완료기 이유식 Q&A

Q 편식하는 아기, 크면 다 좋아지니 걱정하지 말라는데 정말 그럴까요?

A 이 말은 조금 오해의 소지가 있습니다. 이유식 후기가 끝나갈 무렵이 되면 아가들은 한 번에 한 종류의 이유식만 열심히 먹는 경우가 있습니다. 다른 문제가 없다면 아가가 먹는 대로 지켜보세요. 대개 며칠이 지나면 다른 것도 먹게 됩니다. 결국 긴 시간을 돌아보면 아가는 먹을 것을 다 찾아 먹은 셈이 되지요. 따라서 질문의 전제 조건은 엄마는 아가에게 필요한 영양을 따져 이유식을 식품군에 따라서 골고루 줄 수 있어야 한다는 것과 스스로 음식을 선택해서 먹고 있어야 한다는 것입니다.

엄마는 아가가 먹을 음식을 선택하고 만들어 주는데, 아가는 이 일에 전혀 끼어들 수 없습니다. 다만 아가는 엄마가 만들어 준 음식 중에서 어떤 음식을 얼마나 먹을까만 결정할 뿐입니다. 이번에 잘 안 먹더라도 대충 2주간에 걸쳐 여러 가지 식품을 골고루 먹을 수 있다면 상관없습니다. 만일 아가가 잘 먹는 음식만 엄마가 만들어 준다면 아가는 다른 음식을 선택할 기회도 없으니 영양상 문제가 생길 수도 있습니다.

Q 생후 14개월이 된 아가인데, 이 시기의 표준 체중보다 3kg 정도가 더 나가고 키는 평균입니다. 생우유는 물론이고 밥도 잘 먹습니다. 밥도 잘 먹으니 생우유는 저지방으로 바꿔도 괜찮지 않을까요?

A 보통의 아가라면 두 돌 이전에 1% 저지방 우유나 무지방 우유를 먹이는 것은 권장하지 않습니다. 만일 과체중이거나 과체중의 위험성이 있거나 가족력상 비만, 고혈압, 고지혈증, 심장병의 병력이 있는 경우는 두 돌 이전에도 첫 돌부터 2% 저지방 우유를 먹이는 것이 좋습니다.

Q 우리 아가는 항상 비디오를 보면서 밥을 먹습니다. 다른 집 아가들도 우리 아가처럼 TV 등을 보면서 식사하는 경우가 많더군요. 이처럼 TV를 보면서 식사를 하지 말라는 구체적인 이유를 알고 싶습니다.

A 놀면서 먹거나 텔레비전을 보면서 먹는 습관은 좋지 않다고, 이유식 전반기에 걸쳐서 강조한 바 있습니다. TV를 보면서 먹는 습관이 든 아가는 식사습관이 엉망이 될 뿐 아니라 나중에 비만이 될 위험성이 있습니다. 그리고 두 돌 이전에는 TV를 보여주지도 말고 아이 옆에 켜두지도 말아야 합니다. 아가의 정신적, 사회적, 육체적 건강에 영향을 미칠 수 있기 때문입니다. 아가의 뇌가 적절히 발달하기 위해서는 어른들과의 밀접한 상호관계가 필요한데, TV를 시청하는 아가는 두뇌발달에 필수적인 다른 자극을 받을 기회가 그만큼 줄어들기 때문입니다. 제일 좋은 것은 식사할 때 가족이 함께 즐겁게 같이 먹는 것입니다.

Q 생후 15개월 된 아가입니다. 분유도 끊고 밥을 먹고 있는데, 너무 먹지 않아 걱정이에요. 예전에는 이유식이나 분유를 잘 먹지 않아 걱정했던 일이 별로 없었던 것 같아요. 어디가 아픈 걸까요?

A 아기가 돌이 지나면 갑자기 먹는 양이 줄어들 수 있습니다. 하지만 너무 장기간 먹지 않는다면 몇 가지 체크해 보는 것이 좋습니다. 먼저 아기의 몸무게가 잘 늘고 있는지 확인해야 합니다. 실제로는 평균적으로 먹고 있는데 밥을 잘 먹는 다른 집 아기와 비교해 상대적으로 적게 먹는 것처럼 보일 수도 있습니다. 실제로 이런 엄마가 적지 않습니다. 아기마다 먹는 양이 모두 다르기 때문에 몸무게가 잘 늘고 컨디션이 좋다면 걱정할 필요 없습니다. 두 번째는 아기가 병에 걸린 것은 아닌지 확인할 필요가 있습니다. 빈혈 같은 병이 있으면 식욕이 떨어지기 때문이죠. 운동 부족도 식욕을 저하시키는 원인입니다. 아기가 하루 종일 방 안에만 있는 것은 곤란합니다. 날씨가 좋은 한낮에는 밖으로 데리고 나가 안전한 공간에서 한두 시간 정도 마음껏 놀게 해주세요. 이외에도 아기 주변에 지나치게 흥분될 만한 흥밋거리가 있는 것은 아닌지, 엄마가 아기에게 밥을 많이 먹으라고 스트레스를 주는 것은 아닌지 등을 찬찬히 살펴보세요.

Q 성장 발달에 꼭 필요한 영양소 중 하나인 칼슘의 섭취에 대해서 알고 싶습니다. 칼슘은 어느 정도나 챙겨 먹여야 하나요? 또 칼슘은 체내 섭취가 잘 안 되는 영양소로 알고 있습니다. 어떻게 먹이는 것이 효과적인지 알려 주세요.

A 칼슘은 아기의 뼈를 튼튼하게 하는 데 반드시 필요합니다. 뼈는 40~45%가 칼슘으로 구성되어 있기 때문에 칼슘을 제대로 섭취하지 못하면 뼈를 구성하는 중요한 성분이 부족해 키가 잘 자라지 않습니다. 하지만 칼슘을 많이 먹는다고 키가 더 크는 것은 아닙니다. 제대로 하려면 칼슘보다는 칼로리의 원활한 섭취와 미량 영양소 중 하나인 아연에 주목해야 합니다. 칼슘은 모유나 분유에도 많이 함유되어 있고, 돌이 지난 후부터 먹기 시작하는 생우유에도 풍부하게 들어 있습니다. 그 외에도 치즈나 요구르트, 푸른잎 채소, 생선, 달걀, 과일에도 칼슘이 들어 있습니다. 최근에는 과일주스에 칼슘이 첨가되어 나오는 것이 있어 우유를 싫어하거나 살이 찐 아이들도 손쉽게 칼슘을 보충할 수 있습니다. 돌이 지난 아가는 하루에 2컵 정도의 생우유를 먹으면 하루에 필요한 칼슘을 섭취할 수 있습니다. 간혹 칼슘 영양제를 따로 먹여야 하냐고 문의하는 엄마들이 있는데, 모유나 분유·생우유를 잘 먹으면 칼슘 영양제를 따로 먹일 필요가 없습니다. 칼슘을 다량 섭취하면 몸 안에 돌이 잘 생기고, 심하면 콩팥에서 피가 나오는 수도 있으니 칼슘 영양제를 함부로 먹이지 마세요. 그런데 칼슘은 먹기만 하면 흡수가 되는 것이 아니고 비타민 D의 도움을 받아야 하므로 칼슘만 달랑 먹어서는 별 소용이 없습니다. 비타민 D는 보통의 아이들에게 절대적으로 부족한 영양소이므로 비타민 D는 꼭 먹이는 것이 좋습니다. 비타민 C 역시 칼슘의 흡수를 도와주므로, 채소와 과일을 잘 챙겨 먹이는 것도 아가의 뼈를 튼튼하게 하는 방법입니다. 또 칼슘을 충분히 먹어도 운동을 적당히 하지 않으면 뼈가 튼튼해지지 않는다는 것도 알아두세요. 참고로 음식을 짜게 먹으면 칼슘을 아무리 잘 챙겨 먹어도 그 효과가 줄어듭니다. 성장기 아이에게는 되도록 음식에 간을 하지 않은 상태로 주거나 간을 하더라도 싱겁게 먹이는 것이 좋습니다.

Q 돌이 지났는데 우유병을 좀처럼 끊을 수 없어요. 게다가 밥도 잘 먹지 않아 속상해요. 어떻게 하면 좋을까요?

A 돌이 지났는데 우유병을 끊지 못하는 것은 곤란합니다. 아가보다는 엄마가 좀더 노력하셔야 합니다. 생후 6개월부터 컵으로 모유나 분유를 먹는 연습을 시키고 서서히 컵으로 먹는 양을 늘려가서 돌쯤에는 분유나 우유는 컵으로 다 먹는 것으로 바꾸었어야 합니다. 우유병을 끊지 못했다면 먹는 우유의 양도 적지 않을 테니 밥을 잘 먹을 리 없겠지요. 우유를 많이 먹이고 있다는 것은 아가에게 밥을 먹지 말라고 부추기는 것이나 마찬가지라는 사실을 잊어서는 안 됩니다. 지금부터라도 우유의 양을 줄이고, 우유를 줄 때는 컵으로 주세요. 만약 우유병에 담아 달라고 울고 보챈다면 단호한 태도를 보이는 것이 좋습니다. 우유병을 끊을 때 애처로운 눈빛으로 자신을 쳐다보는 사람이 있으면 아가는 절대로 우유병을 끊지 못합니다. 엄마만 그래서는 안 됩니다. 특히 할머니, 할아버지가 함께 사는 집 아가가 우유병을 떼기 어려운데, 그건 바로 이런 이유 때문입니다. 따라서 엄마뿐만 아니라 모든 식구가 함께 아가가 우유병을 끊을 수 있도록 단호하고 일관된 태도를 보이는 것이 필요합니다. 하지만 그렇게 해도 우유병을 도저히 끊을 수 없는 아가가 있습니다. 이런 경우에는 너무 무리해서 우유병을 끊으려 하지 말고 서서히 시간을 두고 계기를 찾도록 하십시오.

Q 아이가 잘 안 먹어서 하루 종일 따라다니면서 먹여야 간신히 먹습니다. 너무 힘든데 어떻게 해야 할까요?

A 이런 경우 일단 식사를 한자리에서 하는 룰을 정하고 일단 일어나면 그 끼니의 식사는 끝이고 더 이상 먹을 것이 없다는 것을 명확하게 알려줘야 합니다. 일단 식사를 끝낸 후에는 다음 간식 때까지는 먹을 것을 주지 말고 다음 간식의 양도 더 늘리지 마세요. 그리고 다음 식사 때까지 먹고 싶어도 먹을 것을 주지 않아서 지금 안 먹으면 배고프다는 것을 깨닫게 해줘야 합니다. 배고픈데 참을 장사 없습니다.

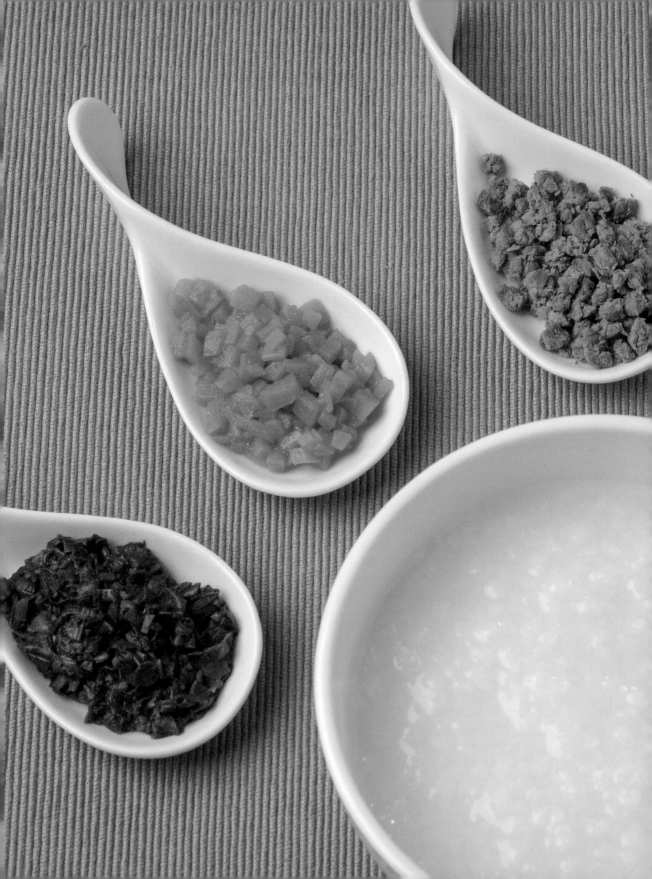

PART 7

소아청소년과 선생님이 들려주는
이유식 이야기

이유식도 이제는 과학입니다!
아기의 성장과 발달에 맞는
영양 공급과 습관 교육 등등
이유식은 육아 공부와 함께 합니다.

1

이유식 원칙,
이것만은 꼭 지키세요

이유식, 제때에 시작하세요

모든 일은 때가 있습니다. 특히 이유식 같은 육아의 경우 이 시기를 놓치지 않게 주의하여야 합니다. 모유수유아는 6개월부터 이유식을 시작하면 됩니다. 예전에는 분유수유아의 경우 4~6개월에 이유식을 시작하라고 했지만 이제는 **분유수유아도 6개월에 이유식을 시작하는 것을 더 권장합니다.** 아직 우리나라의 일부 지침은 분유수유아는 4~6개월이란 것에서 바뀌지는 않았지만 대다수의 이유식 전문가들은 분유수유아도 6개월부터 이유식 시작하는 것을 권유하고 있습니다. 기본 흐름의 원칙을 알고 꾸준히 노력하는 것이 중요합니다. 며칠 하다가 잘 안 되면 그만두고 그러다가 또 생각나면 며칠 하고, 이런 식으로 하면 거의 실패합니다. 알고 노력해서도 안 되는 것은 할 수 없습니다. 무리하지 말고 물 흐르듯이 때가 되면 시작할 것은 시작하고 끊을 것은 끊으려고 노력하는 것이 중요합니다. 모든 일이 다 그렇듯이 이유식도 때를 놓치면 몇 배나 더 힘들어집니다. 하지만 그렇다고 해서 준비도 되지 않은 아가를 억지로 틀에 맞추려 해서는 안 됩니다. 아가마다 발달상황과 진행양상이 다르다는 것을 잊지 마십시오. 이유식은 시기 역시 절대적인 것은 아니지만 미리 알고 준비해서 아가가 신체적·정서적으로 준비가 되면 바로 시작하십시오. 시도해서 아가가 잘 적응하지 못하면 연기할 수도 있습니다. 아가와 전쟁하듯이 이유식을 진행하지 마

이유식, 6개월에
시작하는 이유

미숙아, 이유식
시작 시기는?

정확한
아기 나이 계산

이유식 시작 전후
배고픈 신호,
배부른 신호

십시오. 잘못하면 먹는 것은 괴로운 일이라는 인식을 줄 수 있습니다. 즐거운 마음으로 여유를 가지고 진행하시기를 바랍니다.

이유식은 직접 만들어 먹이세요

이유식은 만들어 먹이는 것이 제일 중요합니다. 요리라고 너무 어렵게 생각하지 마시고, 그냥 음식을 익혀 준다고 편하게 생각하십시오. 어리니까 갈아 주고 처음에는 묽게 준다고 생각하면 됩니다. 영양이 부족하면 어쩌나 하는 생각은 잊으십시오. 초기에는 모유나 분유만으로 충분합니다. 만 6개월경부터 죽에 고기를 첨가할 수만 있다면 이미 영양 걱정은 반 이상 해결된 셈입니다. 6~7개월경에 쌀죽에 고기, 이파리 채소, 노란 채소, 과일을 충분히 먹일 수만 있다면 영양 문제는 거의 해결된 셈입니다. 시판 분말 이유식은 권장하지 않습니다. 선식을 이유식 대신 먹이는 것도 권장하지 않습니다. 엄마가 이유식을 직접 만들어서 먹이면 다음과 같은 장점이 있습니다.

• 두뇌발달과 미각발달에 도움이 됩니다

여러 가지 다양한 식재료로 만든 이유식은 아가에게 다양한 맛과 냄새, 질감을 알게 하는 데 도움이 됩니다. 이 모든 자극은 아가에게 다양한 경험이 되어 두뇌발달을 촉진시켜 주고, 미각발달에도 큰 도움이 됩니다.

• 밥을 잘 먹는 아이로 만들어줍니다

만들어준 이유식은 쌀죽부터 시작해서 밥으로 넘어가는 그 과정을 서서히 진행시켜 아이가 저절로 밥을 잘 먹게 해줍니다. 가루 시판 이유식을 먹던 아가는 밥을 먹을 때 다시 덩어리 먹는 연습을 이중으로 해야 합니다.

• 아기의 정서를 안정시켜줍니다

엄마가 즐겁게 이유식을 만드는 모습은 누가 보아도 행복해 보입니다. 특히 아가 입장에서 보면 자신이 먹을 이유식을 직접 만드는 엄마의 모습을 지켜보는 것과 매일 다른 이유식을 먹을 수 있는 행복으로 정서가 안정되고 풍부해집니다. 물론 가족과 함께 즐겁게 식사를 한다면 금상첨화일 겁니다.

만 6개월까지는 모유나 분유만 먹이세요

만 6개월 이전에는 이유식을 시작하지 않는 것을 권장합니다. 늦어도 만 6개월 (26주)부터는 이유식을 시작해야 합니다. 이유식 시작이 더 늦으면 도리어 알레르기가 증가할 수도 있습니다. 물론 아가마다 성장 발달이 조금씩 다르기 때문에 젖이 아닌 음식에 흥미를 보이고 고형식을 잘 소화·흡수시킬 수 있는 신체적 준비가 될 때까지 기다리는 것이 좋습니다. 옆집 아가 보며 서두르지 말고 우리 아가에게 맞게 여유를 가지고 시작하세요.

이유식을 해도 모유나 분유는 제대로 먹이세요

이유식을 하더라도 모유나 분유가 아직은 주식이 되어야 합니다. 6개월에서 돌까지의 아가는 하루에 적어도 500~600cc의 모유나 분유를 먹어야 합니다. 물론 이 이상의 모유나 분유를 먹어도 좋습니다. 하지만 필요 이상 수유량이 많아도 역시 좋지 않습니다. 수유는 아기 몸무게가 아주 많이 나가지 않는 한 하루에 960cc 이상은 먹지 않게 주의하십시오.

이유식을 시작하면 수유를 줄여야 합니다

생후 4, 5, 6, 7개월 아가들은 하루에 먹는 총 칼로리가 별 차이가 없습니다. 그렇기 때문에 이유식으로 음식을 먹게 되면 그 정도의 칼로리만큼 수유량을 줄여가야 합니다. 수유를 줄이지 않으면 이유식을 잘 먹지 않게 될 수 있습니다. 이렇게 줄이는 수유는 낮보다 밤에 줄이는 것이 좋기 때문에 미리미리 수면교육을 해서 이유식을 시작할 때쯤에는 밤중 수유를 하지 않게 되는 것이 중요합니다.

아직 우리나라의 일부 이유식 지침은 분유 먹는 아가는 4~6개월부터인데 앞으로는 모유수유아든 분유수유아든 모두 만 6개월로 바뀔 거라고 봅니다.

몸무게 적어도
이유식 시작
서둘지 마세요

이유식 시작
수유량 줄이기

이유식하는데
수유량 적은 아기

이유식할 때
흔히 하는 실수

이유식이
쉬워지는 식습관

이유식은 한자리에 앉아서 먹는 것이 중요합니다

이유식을 눕혀서 먹이면 아가가 숨이 막힐 수도 있습니다. 이유식을 처음 시작할 때는 엄마 허벅지에 아가를 앉힌 후 안고 먹이거나 기댈 수 있는 아가용 의자가 있으면 의자에 앉혀서 먹이십시오. 아가가 6~7개월 정도 되어서 머리를 가누고 혼자 앉을 수 있다면 식탁에 아가 자리를 마련해주는 것이 좋습니다. 아가 전용 식탁의자는 아가가 미끄러져 떨어지는 위험이 없도록 안전벨트가 있는 것을 골라야 합니다.

이유식은 숟가락으로 먹이는 것이 원칙입니다

이유식은 숟가락으로 먹이십시오. 우유병 같은 것에 이유식을 넣어 먹이면, 아가가 사레들리기 쉽고 너무 많이 먹어서 비만이 되기 쉽습니다. 8개월이 되면 아가의 손에 숟가락을 쥐여 줘서 스스로 먹는 연습을 시키십시오. 숟가락을 제대로 사용해서 먹은 아가는 우유병으로만 먹은 아가보다 편식을 적게 하는 경향이 있습니다. 숟가락 사용법을 일찍 가르치는 것은 손의 움직임을 배우게 하는 것이고, 이는 아가 두뇌에 자극을 많이 주기 때문에 두뇌발달에도 도움이 됩니다. 이유식은 숟가락으로 먹는 연습을 시키는 과정으로도 중요합니다. 처음에는 큰 숟가락 대신 티스푼처럼 작은 숟가락이 좋습니다. 숟가락의 움푹 파인 곳에 들어 있는 이유식을 아가가 먹기란 쉽지 않은 일이므로 처음에는 작고 깊지 않은 숟가락을 사용하는 것이 좋습니다.

이유식을 우유병에 담아 먹이면 안 돼요!!
아가가 숟가락으로 먹지 않으려 한다고 이유식을 우유병으로 먹이는 것은 권장하지 않습니다. 파는 이유식을 섞어 먹이는 것도 권장하지 않으며, 쌀죽을 분유에 타서 우유병에 넣어주는 것도 권장하지 않습니다. 이유식은 식사하는 방법을 가르치는 과정이기도 합니다. 숟가락으로 이유식을 먹이는 것은 숟가락 사용을 훈련시키는 목적도 있지만, 음식 먹는 중간에 쉬는 시간이 생겨 우유병에 섞어 먹일 때에 비해 여유를 갖고 먹을 수가 있기 때문에 과식으로 인한 비만을 방지할 수도 있습니다. 이런 것이 나중에 좋은 식습관을 가지게 하는 데 무엇보다도 중요합니다.

이유식 진행은 아가의 능력에 맞춰야

어떤 아가는 이유식을 쉽게 먹게 되고 어떤 아가들은 이유식 진행이 잘 되지 않습니다. 이유식 진행은 아가의 능력에 맞춰서 무리하지 않는 정도에서 적극적으로 해야 합니다. 잘 먹던 아가가 일시적으로 잘 먹지 않는 경우도 있는데 이런 경우 조금 여유를 가지고 아가가 적응할 시간을 주는 것이 좋습니다. 하지만 이유식을 꾸준하게 주어서 아가에게 먹을 기회를 주는 것은 매우 중요합니다.

이유식은 가능하면 간을 하지 마세요

이유식을 만들 때는 간을 하지 마십시오. 간장, 된장 등등 짠맛이 나는 음식도 두 돌까지는 가능하면 사용하지 않는 것이 좋습니다. 어릴 때 짜게 먹은 아이들은 평생 짜게 먹는 습관이 들어서 나중에 성인병 발생의 위험이 높습니다. 그리고 어린 아가들은 신장이 아직 미숙해서 짠 음식이 신장에 부담을 줄 수도 있습니다. 애들은 짜게 먹어도 고혈압은 안 생긴다고 말하는 사람도 있는데 오해입니다. 짜게 먹으면 아이나 어른이나 모두 혈압이 높아질 수 있으며, 나이가 들면서 점점 더 심각한 건강상의 문제를 일으킬 수 있습니다. 어릴 때부터 싱겁게 먹는 습관을 들이기 위해서라도 이유식에는 가능하면 간을 하지 않는 것이 좋습니다. 만일 조리를 위해서 간을 할 경우는 아주 소량을 간혹 사용할 수는 있습니다.

과일주스는 생후 12개월 이전에 먹이지 마세요

과일은 섬유질과 각종 비타민, 무기질이 풍부하여 아가에게 꼭 필요한 식품입니다. 과일은 6개월부터 줄 수 있지만 과일주스는 12개월 전에 시작하지 마십시오. 영양소가 별로 없는데 칼로리는 높아서 건강상 12개월 전에 먹이는 것은 곤란합니다. **돌부터 주스를 먹일 수는 있지만 가능하면 두 돌까지는 주스보다는 과일을 통째로 주는 것을 권장합니다.** 그리고 단맛이 강한 과일주스를 너무 일찍 주면 과일주스의 단맛에 익숙해진 아가가 심심한 맛의 채소나 고기를 잘 안 먹으려 할 수도 있습니다. 과일은 가능하면 당도가 낮은 것으로 주는 것이 좋습니다. 아기용 주스라도 당이 첨가된 것은 두 돌 전에 먹이지 마세요.

과일주스 시기

이유식은 쌀죽으로 시작하십시오

몇 배죽? 정확하지 않아도...

쌀죽은 이유식 시작으로 가장 좋은 음식입니다. 쌀이 주식이 아닌 미국에서도 이유식은 라이스 시리얼, 즉 쌀로 시작합니다. 그 이유는 쌀에는 알레르기 반응을 잘 일으키는 글루텐이란 단백질이 없기 때문입니다. 그러나 아주 드물게 쌀죽에도 알레르기 반응을 일으키는 아가도 있으니 처음 이유식을 시작할 때 아가의 반응을 잘 살펴보아야 합니다. 처음부터 쌀죽에 오트밀은 50%까지 바로 첨가할 수 있습니다. 처음에 먹이는 쌀죽은 수프 정도 묽기의 10배죽으로 시작하면 됩니다. 10배죽은 쌀 대 물이 1 대 10의 비율인 죽을 말합니다. 예를 들어 쌀 10g으로 10배죽을 끓인다면 물을 100cc 넣으면 됩니다(쌀죽 만들기에 대해서는 52쪽 참조). 이때 물 대신에 같은 분량의 모유나 분유를 넣어도 좋습니다.

오트밀로 잡곡 먹이는 방법

새로운 식품은 한 번에 한 가지씩, 2~7일 간격으로 첨가합니다

• 이유식 초기에는 2~3일 간격으로 한 가지씩 첨가하세요

이유식에 새로운 음식을 첨가할 때는 한 가지씩, 소량을 첨가하고, 2~3일 간격을 두고 첨가해야 합니다. 그래야 새로 첨가한 음식이 아가에게 알레르기 반응을 일으키는지 알 수 있습니다. 하지만 이유식 초기에 새로 첨가된 음식에 아가가 적응하기 힘들어하는 경우는 1주마다 한 가지씩 첨가할 수도 있습니다. 최근에는 다양한 음식을 이유식 초기부터 먹이기 위해서 첨가하는 간격을 좀 더 줄이기도 하고 알레르기를 잘 일으키지 않는 음식의 경우 한번에 두 가지를 동시에 첨가하기도 합니다.

• 식품군을 골고루 주는 것이 중요합니다

처음 먹는 음식으로는 쌀죽이 제일 바람직합니다. 그 다음에 고기, 이파리 채소, 노란 채소, 과일 순서로 새로운 음식을 첨가하십시오. 물론 한번 첨가한 음식은 다음에 다른 음식과 함께 먹일 때 특별한 주의 없이 그냥 섞어 먹일 수 있습니다. 기존 재료를 빼고 첨가하는 것이 아니고 추가하는 겁니다.

• 이유식은 아기가 먹을 수 있는 형태로 조리합니다

모유를 먹던 아가가 하루아침에 밥을 먹을 수는 없습니다. 처음에는 10~7배죽으로 시작해서 서서히 농도를 높여가서 7개월에는 5배죽을 먹을 수 있습니다. 하지만 처음부터 몇 배죽 이런 거에 너무 매달릴 필요 없습니다. 적당히 만들어 먹이면 되고 잘 먹으면 빨리 진행해도 됩니다. 처음에는 푹 익혀서 무르게 해서 주는 것이 원칙입니다. 가능하면 빨리 질감을 높여주는 것이 좋고 늦어도 7~8개월경에는 손으로 집어먹는 핑거푸드를 시작하는 것이 좋습니다. 6개월에 이유식 시작부터 핑거푸드를 시작해도 상관없습니다.

핑거푸드
먹이기
무섭다구요?

• 아기가 이유식에 이상반응을 보이면

아가에게 먹여서 이상반응을 일으킨 음식은 평생 먹이면 안된다고 생각하는 엄마들이 많은데 그건 아닙니다. 알레르기 반응이 의심된 경우 소아과 의사의 진료를 받아서 알레르기라는 것을 확인받는 것이 중요합니다. 확실치 않은 경우 소아과 의사의 처방에 따라서 일정 기간이 지난 후 다시 먹여 볼 수 있습니다. 음식 알레르기 진단이 붙은 경우라도 나중에 다시 먹일 수 있는 경우가 있기 때문에 언제부터 다시 시작해 볼 것인가를 진단붙인 소아과 의사와 상의하시기 바랍니다. 음식에 따라 다르고, 아기에게 생긴 음식 알레르기의 심한 정도에 따라 다르기 때문에 부모가 임의로 다시 시작하지 말고 소아과 의사의 처방에 따르는 것이 중요합니다. 간혹 별문제 없이 토하는 등의 이상반응을 보이기도 하는데, 이런 경우에는 며칠 후에 다시 먹여보거나 아가가 잘 먹던 음식에 조금씩 섞어 주면 익숙해지면서 잘 먹게 되는 경우를 흔히 봅니다. 미숙아는 이유식을 좀더 신중하게 해야 합니다. 새로운 음식물을 첨가할 때 간격을 좀더 띄우고 소량으로 시작하십시오.

이유식과 안전

• 음식 알레르기란?

음식 알레르기는 먹은 음식에 대해서 아이의 몸이 과잉반응을 일으켜서 여러 가지 증상을 일으키는 것을 말합니다. 처음 먹은 음식에 반응을 일으킬 수도 있지만 처음에는 문제가 별로 없다가 점점 더 크게 반응을 일으키기도 합니다. 대부분의 경우 음식의 단백질 성분이 원인이 됩니다. 음식 알레르기의 경우 먹

음식 알레르기

어서 문제가 되는 음식이 원인이므로 음식을 첨가할 때 한 가지씩 첨가해서 이상반응을 확인하는 것이 제일 중요합니다.

• 이런 반응을 보이면 알레르기를 의심할 수 있습니다

아기에게 새로운 식품을 먹인 뒤 다음과 같은 증상이 나타나면 음식 알레르기를 의심해볼 수 있습니다. 그러나 엄마가 임의로 판단하면 위험할 수 있으니 아기가 다음과 같은 증상을 보이면 꼭 소아청소년과 의사 선생님과 상의하십시오.

— 피부에 발진이나 습진이 나타난다.
— 이유식을 먹은 후 음식을 거의 다 토한다.
— 물기 많은 변을 하루에 8회 이상 본다.
— 피가 섞인 설사를 한다.

이유식 먹이는 횟수 및 시간

• 이유식은 처음에 한 숟가락으로 시작하세요

이유식 시작 초기에는 하루에 쌀죽을 한 숟가락으로 시작하면 됩니다. 다음 날은 두 숟가락, 그 다음 날은 세 숟가락처럼, 하루에 한 숟가락의 양을 늘려가면 무난합니다. 잘 먹으면 더 빨리 양을 늘려도 됩니다. 그리고 3-4일 후 다른 식품군을 처음에 조금씩 첨가해서 잘 먹으면 양을 늘려가는 방식으로 이유식을 진행하시면 됩니다. 4개월에 이유식을 시작한 아가라면 6개월이 되면 쌀죽 기준으로 10배죽~8배죽 50~100g 정도의 분량을 하루에 2~3회 먹을 수 있습니다. 좀 빠른 아가들은 만 6개월에 이미 100g 정도의 이유식을 3회 정도 먹는다는 이야기입니다. 6개월에 이유식을 시작한 경우에도 7개월이 되기 전에 하루 3회의 이유식을 먹을 수도 있으니 아기가 잘 먹으면 먹는 양을 빨리 늘려가셔도 됩니다. 쌀죽과 반찬을 따로 주는 경우 쌀죽의 양이 이 양보다는 좀 적게 될 겁니다. 일반적으로 만 9개월에는 전체를 섞어서 만든 이유식의 경우 충분한 질감의 이유식을 한번에 120g 이상, 하루에 3회 먹고 간식을 2~3회 먹는다고 생각하시면 됩니다. 하지만 이유식을 쌀죽과 채소, 고기 종류를 따로 먹이는 경우

이유식 늘리기
양 먼저?
횟수 먼저?

쌀죽의 양은 이것보다 적게 됩니다. 아가들마다 차이가 크다는 것은 꼭 염두에 두시고 아가의 능력에 맞게 진행하여야 합니다.

• 이유식은 처음에 하루에 한 번으로 시작합니다

이유식 시작 초기에는 하루에 쌀죽을 한 스푼으로 한 번을 먹습니다. 이유식 양이 늘면서 한 번에 먹는 양을 죽 늘리다가 충분한 양을 먹으면 횟수를 늘리는데 6개월에 하루 3번을 먹어도 됩니다. 한 번에 먹는 양과 횟수는 사람마다 차이가 있는데 아가에 맞춰서 늘리면 됩니다. 9개월에 이유식 3회, 간식 2~3회가 되면 됩니다. 돌이 지나도 이 횟수를 유지하시면 됩니다. 잘 모른다면 이유식 초기의 처음에는 1회, 6개월 후반에 2회, 7~8개월에 2~3회로 늘리면 됩니다. 늦어도 9개월에는 이유식 3회, 간식 2~3회를 먹이시면 됩니다.

• 이유식은 수유 직후나 직전에 먹이는 것이 좋습니다

이유식의 첫 시작은 오전에 하는 것이 좋습니다. 하지만 부모의 사정에 따라서 오후에 먹인다고 문제될 거는 없습니다. 엄마나 아가 모두 기분 좋은 상태에서 시작하는 것이 좋은데, 아무래도 오전이 오후보다는 엄마가 덜 피곤하고 여유 있게 아가에게 첫 이유식을 먹일 수 있기 때문입니다. 또 하나 중요한 이유는 혹시 아가가 이유식을 시작하고 알레르기 반응을 일으키거나 다른 이상반응을 보일 경우 바로 소아과에 데려갈 시간적 여유가 있기 때문입니다. 그래서 보통 오전 9시경 모유나 분유를 먹일 때 첫 이유식을 시작하라고 권하는 것입니다. 그리고 이유식은 분유나 모유를 먹인 직후나 직전에 먹이는 것이 좋습니다. 그래야 아가가 한번에 먹는 양이 늘어나고, 식사시간의 의미도 느낄 수 있게 됩니다. 수유 시간과 이유식 먹는 시간의 간격을 두게 되면 나중에 아가는 하루 종일 먹고만 있게 될지도 모릅니다. 그리고 규칙적인 시간에 먹이는 버릇을 들여야 나중에 아가의 식습관도 바로잡힙니다. 단, 이유식을 처음 주는 경우에는 모유나 분유를 조금 먹인 후 첫 이유식을 먹이고 다시 모유나 분유를 먹이는 것이 좋습니다. 그래야 아가가 낯선 이유식을 잘 못 먹을 때 배가 고파 힘들어지는 것을 막을 수 있기 때문입니다.

이유식하면서 분유 적게 먹는 아기

수유+이유식 1000?

이유식 시작 후 모유수유량

이유식 적당히
먹는지 잘 모르
시겠다구요?

이유식 잘 먹게
키우려면

이유식 잘 먹지
않는 경우
확인할 7가지

하루에 몇 칼로리나 먹여야 할까요?

어려운 문제일수록 흥미를 느끼는 부모님들을 위해 좀 학문적인 이야기를 해봅니다. 세계보건기구(WHO)가 발표한 자료에 따르면 선진국 모유수유아의 평균적인 열량섭취 총량은 6~8개월에는 615kcal, 9~11개월에는 686kcal, 12~23개월에는 894kcal입니다. 만 6개월부터 이유식을 시작하고 양이 늘어나면서 모유나 분유로 섭취하는 열량의 비율이 줄어들게 됩니다. 이유식으로 섭취하는 열량의 비율은 6~8개월에는 22%, 9~11개월에는 46%, 12~23개월에는 65% 정도입니다. 이유식을 잘 먹이는 것이 중요하다는 말입니다. 두뇌발달에 모유나 분유의 지방이 매우 중요하므로 6개월 이전에는 하루에 600cc 이상의 수유를 해야 하고 6개월부터 11개월에는 적어도 하루 500~600cc의 수유를 해야 하고 12개월부터는 400~500cc 정도 수유를 하면 됩니다.

다른 관점에서 이야기를 하면 5개월, 6개월, 7개월은 하루에 필요한 칼로리가 거의 비슷합니다. 그렇기 때문에 이유식 초기와 중기에 이유식으로 20% 이상의 에너지를 먹게 되면 수유량이 20% 이상 줄어야 합니다.

그렇기 때문에 제일 많은 양의 수유를 하는 시기는 만 5개월이고, 이후 이유식이 시작되면 수유량이 줄게 되는데 우선적으로 밤중 수유를 줄여서 안 먹는 것이 우선이고, 중기나 중기 후반이 되어서 이유식 양이 더 늘게 되면 낮에 먹는 수유량도 줄이게 됩니다.

바른 식습관을 위한
10가지 수행과제
BEST 10

1

평소에 부모의 권위가 있어야 한다

부모 말 잘 듣게 가르치는 것은 바른 식습관을 들이는 데도 중요합니다. 어릴 때부터 하루의 일과리듬을 일정하게 하고 부모가 집안에서 어른이란 생각을 가지고 되는 것과 안되는 것을 명확하게, 그리고 일관성 있게 가르쳐야 합니다. 떼를 써도 안되는 것은 안되어야 하고 아가의 한계를 명확히 해줘야 합니다.

2

식사는 가족과 함께 하자

식사는 문화입니다. 가족과 함께 즐겁게 식사하는 것을 보고 자란 아이들은 식사란 가족과 함께 하는 즐거운 일이란 것을 배우게 됩니다. 이유식을 먹인다는 것은 단순히 영양을 공급하는 시간만이 아닌 아이가 부모와 함께 하는 가족의 일원으로 가족의 문화를 배울 수 있는 아주 중요한 시간이 될 수 있습니다.

3

이유식은 한자리에 앉아서 먹게 하자

이유식은 앉아서 먹어야 하고 다 먹을 때까지 한자리에 앉아서 먹어야 합니다. 식사 중에 일어나 노는 것은 처음부터 허용해서는 안됩니다. 식사 중에 일어나면 다음 식사나 간식 때까지는 더 이상 먹지 못한다는 것을 명확하게 해줘야 합니다. 더 먹이겠다고 따라다니면서 먹이는 것은 절대로 해서는 안 됩니다.

4

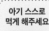

아기 스스로 먹게 해주세요

스스로 먹게 가르치자

모유나 우유병으로 먹던 아가는 이유식 초기에는 먹여 줘야 합니다. 하지만 7~8개월부터 손으로 집어 먹는 핑거푸드를 먹고, 8개월에 숟가락을 사용하기 시작하면서 스스로 먹는 연습을 하게 됩니다. 흘리는 것을 겁내지 마십시오. 처음에 많이 흘리던 아가들도 스스로 먹게 해줘야 스스로 잘 먹게 되는 법입니다.

5 스스로 음식을 선택할 수 있는 기회를 주자

이유식은 모든 재료를 다 섞어 죽처럼 주는 경우가 많습니다. 그런데 다 섞어 주지 말고 밥과 다른 재료를 따로도 줘서 뭘 먹을까 아가 스스로 선택해서 먹게 가르치세요. 여러 음식을 보고 스스로 생각하고 판단하고 먹고 싶은 음식을 선택해서 먹으려고 실행에 옮기는 것. 이것이 두뇌 발달에 정말 중요합니다.

6 어떤 음식이든 한입은 먹게 가르치자

음식을 골고루 먹게 하려면 이유식 초기부터 다양한 음식을 꾸준하게 줘야 합니다. 한 가지 음식을 제대로 먹기 위해서는 10~15번의 시도를 해야 잘 먹기도 합니다. 그리고 아가들에게 부모가 준 음식은 어떤 음식이든 한입은 먹어야 한다는 룰을 평소에 가르쳐 두는 것이 편식을 예방하는 데 매우 중요한 식습관입니다.

7 밤중 수유는 이유식을 시작하기 전에 중단하자

생후 5, 6, 7개월은 하루에 필요한 에너지가 거의 같습니다. 그렇기 때문에 이유식을 시작하면 수유량이 그만큼 줄어야 합니다. 아직 밤에 먹고 있다면 당연히 밤중 수유를 줄이거나 안 하는 것이 좋습니다. 밤중 수유를 계속하면 이유식이 조만간 진행이 잘 안되거나 필요 이상의 에너지를 먹게 되어서 살이 찔 수 있습니다.

8 식사 중에 TV를 켜지 말자

식사할 때는 식사하는 데 집중해야 하고 식사하는 그 자체가 즐거운 일이 되어야 합니다. 가족과 함께 즐거운 식사를 하는 것이 제일 좋은데 식사를 산만하게 만드는 것은 없는 것이 좋습니다. TV를 켜두거나 장난감 같은 것을 식탁에 두는 것은 아이들에게 식사 이외의 것에 관심을 두게 하므로 피하는 것이 좋습니다.

9 음식을 입에 물고 떠들지 말자

식사를 같이하는 것은 가족 간에 소통을 배우는 데 매우 중요합니다. 식사 중에 대화를 나누는 것은 언어 발달은 물론 가족 간의 관계 형성에도 매우 중요합니다. 하지만 음식을 입에 물고서 떠드는 것은 별로 좋은 습관이 아니므로 식사 중에 대화를 할 때는 반드시 입안의 음식을 다 삼킨 후에 이야기를 해야 합니다.

10 식사와 간식은 일정한 시간에만 먹자

간식
언제? 얼마나?

아이들은 식사 시간과 간식 시간을 정해서 이때만 먹게 하는 것이 좋습니다. 좀 배고파도 참고 먹고 싶은 간식이 있어도 다음 간식 때까지 기다리게 하는 것이 좋습니다. 냉장고 문도 부모 허락 없이는 열지 못하게 하세요. 이렇게 먹고 싶어도 먹을 때까지 참고 기다리는 것은 참을성을 기르는 데도 중요합니다.

2

이유식 진행,
이런 순서로 하세요

이유식의 단계

이유식은 보통 초기, 중기, 후기, 완료기로 나눕니다. 그러나 이렇게 시기를 나누기는 하지만 "오늘부터 중기 시작" 또는 "내일부터 후기 시작" 이런 식으로 딱 부러지게 시기를 구분할 수는 없습니다. 각 단계를 나누어 너무 차이나게 이유식을 진행하는 것보다는 각 단계의 후반부와 그 다음 단계의 전반부가 어느 정도 연결되도록 물 흐르듯이 자연스럽게 진행하는 것이 좋습니다. 심지어는 이유식 초기부터 덩어리 음식을 먹이는 아기 주도형 이유식이라는 방법도 있기 때문에 덩어리 크기를 너무 엄격하게 시기별로 꼭 맞춰야 하는 것은 아닙니다.

　우리나라 일부 이유식 지침에는 분유수유아는 만 4~6개월에 이유식을 시작하는 것으로 되어 있지만, 이제는 대부분의 이유식 지침은 모유수유아든 분유수유아든 모두 만 6개월에 이유식을 시작하는 것이 일반적으로 권장됩니다. 이 책은 만 6개월 시작을 원칙으로 하지만 4~6개월 이유식 시작도 같이 적었습니다. 4~6개월에 이유식을 시작한 아가들과 6개월에 이유식을 시작한 아가들의 먹는 정도가 6개월 초반에는 다르지만, 7개월에는 중기 이유식을 먹을 수 있도록 진행해주는 것이 좋습니다.

이유식
6개월부터

이유식
시작 시기

이유식
한눈에 보기

이유식의 전체적인 진행 방법

만 4개월 전에는 모유나 분유, 물 외에 다른 것은 먹이지 마십시오. 이유식은 모유를 먹든 분유를 먹든 만 6개월에 시작하는 것이 권장되지만 분유를 먹는 아가라면 4~6개월에 시작하는 지침도 아직은 있습니다. 그런데 특별한 이유가 없다면 만 6개월에 이유식을 시작하십시오. 더 늦으면 오히려 알레르기가 증가할 수도 있습니다.

이유식은 만들어 먹이는 것이 중요한데 처음에는 쌀죽부터 시작해서 2~3일 간격을 두고 한 번에 한 가지씩 음식을 첨가해갑니다. 쌀죽에 고기를 먼저 첨가하고, 그 다음에 이파리 채소, 노란 채소, 과일 순서로 첨가하시면 됩니다. 6개월에 고기가 첨가될 수 있다면 음식 첨가의 순서는 아무래도 좋습니다. 이렇게 하면 모유까지 포함해서 5가지 식품군을 먹이게 되는 것입니다. 단, 오트밀은 처음부터 쌀죽에 바로 첨가해서 먹이셔도 됩니다.

처음에는 약간의 질감이 있는 죽 형태로 주는 것이 좋습니다. 하지만 7개월 이전에 으깨거나 다진 음식으로 주고 가능하면 빨리 질감을 높여 가서 돌이 되면 진밥을 먹을 수 있게 연습을 해야 합니다.

이유식은 우유병에 넣어 먹여서는 안 되고 숟가락으로 먹여야 하며, 액체 음식은 컵으로 먹여야 합니다. 처음에는 이유식을 먹일 때 모유나 분유를 연달아 먹여야 하루 종일 먹는 것을 막을 수 있습니다. 하지만 7~9개월 사이에 한번에 먹는 이유식의 양이 늘어나면 이유식과 수유는 띄워서 먹이는 것이 좋습니다. 처음에는 하루에 한 번 이유식을 하지만 서서히 횟수를 늘려서 9개월경이면 하루에 이유식을 세 번 먹고, 간식을 두세 번 먹게 됩니다. 늦어도 7~8개월에는 아가가 스스로 먹을 수 있게 손으로 집어 먹을 수 있는 핑거푸드를 주기 시작해야 합니다. 8개월부터 숟가락을 손에 쥐여 주고 늦어도 18개월이 되면 아가가 혼자서 숟가락으로 음식을 제대로 먹을 수 있게 가르쳐야 합니다. 스스로 음식을 선택해서 먹을 수 있게 밥과 반찬을 따로 주는 방식도 병행하는 것이 좋습니다. 돌이 되면 어른이 먹는 음식을 먹을 수 있는데, 가능하면 간을 하지 말고, 가능하면 자극적이지 않게, 좀더 부드럽게, 좀더 잘게 잘라서 주시면 됩니다.

0~3개월(만 4개월 미만)

만 4개월 이전에는 이유식을 시작해서는 안됩니다. 만 4개월 이전의 아가에게 모유나 분유 이외에 다른 음식을 먹이면 알레르기가 증가될 수도 있으니 피하는 것이 좋습니다. 이 시기는 특별한 이유가 없다면 물을 더 먹일 필요도 없습니다. 최근 신생아에게 오곡가루나 차 종류를 먹이는 엄마도 있는데 이런 것은 절대로 피해야 합니다. 2~3개월에 과일주스를 먹이는 것도 권장하지 않습니다. 이제는 모유를 먹든 분유를 먹든 이유식을 만 6개월에 시작하는 것이 일반적으로 권장됩니다. 분유를 먹는 아가는 아직은 4~6개월에 시작하는 것도 권유되고 있기는 합니다. 알레르기가 있는 아가도 예전과는 마찬가지로 만 6개월에 이유식을 시작하시면 됩니다.

6개월 │ 이유식 초기(4~6개월 권장도 있음)

쌀죽으로 이유식을 시작하십시오. 2~3일 간격으로 한 번에 한 가지 음식을 추가하는데, 오트밀을 간격 두지 말고 바로 50%까지 첨가해서 쌀죽을 만들면 무난합니다. 쌀죽을 2~3일 정도 먹이다가 고기를 넣어 먹이십시오. 그 다음에 이파리 채소와 노란 채소와 과일을 순서대로 첨가하면 됩니다. 고기는 만 6개월에 시작할 수 있습니다. 아토피피부염이 있어도 시작 시기는 달라지지 않습니다. 모유를 먹든 분유를 먹든 만 6개월에 이유식을 시작하는 것이 더 낫습니다. 이유식을 시작하면 수유량을 줄여가야 하는데 밤에 먹는 양을 줄여서 밤중 수유를 끊어가는 것이 좋습니다. 7개월 이전에 어느 정도의 질감이 있는 음식으로 주는 것이 좋습니다. 6개월에도 아가가 잘 먹을 수 있다면 약간의 질감이 있는 이유식을 줘도 좋습니다. 이 시기에는 수유와 이유식을 붙여서 먹이는 것이 좋습니다. 약간의 이견이 있기는 하지만 만 7개월 이전에 이유식에 밀가루와 땅콩을 첨가하는 것이 밀가루와 땅콩 알레르기를 줄이는 데 도움이 될 수 있습니다.

시기별
이유식 굵기

시기별
이유식 굳기

시기별 이유식 굳기

모유나 분유만 먹던 아기에게 이유식을 시작한다고 밥을 그대로 줄 수는 없습니다. 쌀죽부터 시작해 서서히 밥으로 가는 과정을 거치는데, 이 책에서 보여드린 것은 일반적인 방법입니다. 아기의 상태에 따라서 조절할 수 있습니다.

이유식은 처음부터 미음을 주지 말고 약간의 질감이 있는 죽으로 주세요. 만 7개월 정도 되면 어느 정도 질감이 있는 음식을 주고 빨리 질감을 높여 주는 것이 좋습니다.

고기나 채소 덩어리에 익숙지 않은 아기에게는 좀더 익혀서 부드럽게 해서 줘야 합니다. 아기들은 생각보다 덩어리진 음식을 빨리 먹을 수 있지만, 아직은 치아가 없거나 적기 때문에 잘게 썰어 푹 익혀서 주어야 합니다.

이유식 중기 전반부터 잘게 썰어서 절구에 넣어 으깬 것을 먹일 수 있으며, 중기 후반으로 가면 아기들은 손으로 집어 먹을 정도의 덩어리 음식도 먹을 수 있습니다.

완료기부터는 어른 음식을 먹을 수 있지만, 아직은 어른 음식보다 좀 작고 더 부드럽게 요리해야 합니다.

7~8개월 | 이유식 중기

늦어도 6개월부터는 고기를 주어야 하며, 7개월이 되면 이유식에 다섯 가지 식품군이 골고루 들어간 음식을 주어야 합니다. 완전히 갈아주지 말고 잘게 썰어서 으깨어 주십시오. 8개월에는 7개월보다 음식의 질감이 더 있어야 합니다. 이유식을 줄 때 모든 음식을 다 섞어서 갈아주지 말고 음식 고유의 맛을 느끼게 가능하면 죽과 다른 재료들을 따로 따로 주는 것이 좋습니다. 8개월이 되면 아가 스스로 먹는 연습을 시키고 자기 손으로 집어 먹게 하십시오. 중기에서도 처음에는 이유식을 먹일 때 수유와 이유식은 붙여서 먹지만 이유식 진행이 빠른 아가들의 경우 7~8개월 사이에 충분한 양의 이유식을 먹게 되면 이유식과 수유를 붙이지 않고 따로 먹이게 됩니다. 액체 음식은 컵에 담아 먹이는 연습이 동반되어야 합니다. 이유식은 한자리에 앉아서 먹게 하십시오. 돌까지는 가능하면 간을 하지 말고요, 하더라도 아주 소량만 간혹 하는 것이 좋습니다. 이유식의 진행은 아가마다 다른데 7~8개월 사이에 하루 이유식을 3회 먹게 됩니다.

9~11개월 | 이유식 후기

이유식의 양이 늘고 덩어리가 많아야 합니다. 이유식 3번에 간식 2~3번을 먹는 것이 일반적입니다. 이유식이 늘면서 이제는 낮에 먹는 수유의 양도 줄어야 합니다. 고기는 매일 주고 가능하면 쌀죽과 다른 반찬을 섞지 않고 먹이는 것이 많아서 음식의 고유 맛을 느낄 수 있게 해주십시오. 모유와 분유를 합해서 하루에 적어도 500~600cc 정도 먹으면 충분합니다. 아가 혼자서 손으로 먹는 연습을 하여야 하고 스스로 숟가락으로 먹는 연습도 해야 합니다. 액체 음식은 꼭 컵으로 먹게 하십시오. 가능하면 짠 음식은 먹이지 말고 간혹 간을 하더라도 아주 약하게만 해야 합니다. 생각보다 채소의 양을 더 많이 먹여야 한다는 것은 꼭 염두에 두십시오.

12~18개월 | 이유식 완료기

이제는 진밥 정도의 음식을 먹을 수 있게 다른 재료들도 크기가 제법 되어야 합니다. 아직은 씹어서 먹을 수 없으므로 충분히 익혀서 무르게 해서 먹여야 합니다. 아가들은 어느 정도 어른이 먹는 음식을 먹을 수 있지만 짜거나 달게 먹이지 말고 더 익혀서 무르게 하고 더 잘게 줘야 합니다. 이제는 스스로 먹을 음식을 선택할 수 있게 밥과 반찬을 따로 주는 비율을 높여야 합니다. 스스로 먹는 연습도 매우 중요합니다. 흘리는 것을 두려워하지 마십시오. 이 나이의 아가들은 일시적으로 먹는 양이 줄어들 수 있는데, 특별한 이상이 없다면 시간이 해결해줍니다. 먹는 시간과 음식 종류를 정하는 것은 엄마가 할 일입니다. 하지만 얼마나 먹는가는 아가에게 맡겨야 합니다. 한자리에 앉아서 먹게 하고 TV나 스마트폰을 보면서 식사를 해서는 안 됩니다. 바른 식습관은 어릴 때부터 가르쳐야 합니다.

이유식을 하면 변이 달라져요!

이유식을 시작하면 달라지는 것이 바로 아가 변입니다. 변이 좀 딱딱해지고 색깔도 다양해집니다. 이유식에 함유되어 있는 당분과 지방 때문에 변 냄새가 심해지기도 하고 방귀 냄새도 제법 지독해집니다. 또 갑자기 변비가 되는가 하면 설사를 하기도 합니다. 하지만 아가 건강이나 컨디션에 별 지장을 주지 않는다면 크게 걱정할 필요 없습니다. 변비가 생겼다면 수분을 충분히 보충해주는 동시에 섬유질이 풍부한 식품을 먹이도록 하세요. 반대로 설사를 할 때는 과일이나 채소를 너무 많이 먹이지 않았는지, 섬유질을 너무 많이 섭취한 것은 아닌지 체크해봅니다.

① 변에 먹은 음식이 나오는 것은 흔합니다

이유식을 할 때 먹은 음식이 변에 그대로 나오는 경우는 흔합니다. 아가 건강에 이상이 없다면 10개 먹었을 때 1~2개 정도 변에 섞여 나오는 정도라면 전혀 문제가 없습니다. 아가 변처럼 정직한 것도 없을 겁니다. 당근을 먹으면 당근이 변에 나오고, 바나나를 먹으면 작은 벌레 같은 것이 보이기도 합니다. 또 배를 먹으면 변에서 작은 모래알 같은 것을 볼 수 있습니다. 토마토 껍질이나 수박을 먹으면 마치 변에 피가 섞여 나오는 것처럼 변의 군데군데 붉은 것이 섞여 있기도 합니다. 특히 소화가 잘 안 되는 김, 건포도, 옥수수 같은 것을 먹으면 아가 변에서 그 흔적을 발견할 수 있습니다. 초보엄마가 이런 아가 변을 보는 것은 몹시도 당황스러운 일일 겁니다. 하지만 이유식을 먹는 아가의 변에 이런 변화가 일어나는 것은 지극히 정상입니다. 특히 아가가 울고 보채는 일 없이 잘 놀 때는 말입니다. 아가는 아직 소화기관이 미숙해 질긴 부분은 잘 소화시키지 못하기 때문에 이처럼 변의 색이 달라지고, 변에 먹은 음식이 섞여 나오기도 합니다. 하지만 시간이 지나면 저절로 좋아집니다.

② 변이 이상해지면 반드시 소아과 의사에게 보여야

이유식을 시작한 후에 변이 지나치게 묽거나 변에 코 같은 것이 많이 묻어 나오기도 합니다. 이런 경우는 아직 미숙한 아가의 장이 새로운 음식에 의해 자극을 받고 있다고 생각할 수 있습니다. 이런 때는 다른 이상이 없는지 소아과 의사의 진료를 받아 보아야 합니다. 진료 결과 이유식이 원인인 것으로 판단되면, 이유식의 양을 줄였다가 서서히 늘려가는 것이 좋습니다. 만일 시간이 지나도 좋아지지 않으면 의심되는 음식은 한동안 이유식에서 빼는 것이 좋습니다. 심한 경우 변이 많이 묽어지면 간혹 엉덩이가 짓무르기도 하는데, 이런 때는 소아과 의사의 진료를 받고 해당 음식을 잠시 중단할 수도 있습니다. 이유식을 시작하고 처음 한두 달간은 느긋해야 합니다. 그리고 새로운 음식을 먹은 후 변비가 생긴 것처럼 며칠씩 변을 보지 않기도 하는데 다른 문제가 없다면 별로 고민할 필요가 없습니다. 변비나 설사가 있을 때 엄마 판단으로 관장을 시킨다거나 아가용 소화제를 함부로 먹이는 것은 절대 삼가세요.

③ 변이 이상하다고 함부로 약을 먹이지 마십시오

변이 이상하다고 소아과 의사의 진료 없이 장약을 함부로 먹여서는 안 됩니다. 몇 가지 한방약을 사용하는 분들도 있는데, 저는 이것 역시 권하고 싶지 않습니다. 증상을 완화시킬지는 몰라도 심각한 병에 걸린 경우라면 한방약이 증상을 완화시켜 진단이 늦게 붙을 수도 있기 때문입니다. 어린 아가에게 변이 이상하다고 약을 함부로 쓰는 것은 정말 곤란합니다.

이유식과 변

잘못된 이유식 상식
WORST 10

1

이유식은 만들어 먹이면 영양이 부족하다?

아직도 이런 고민을 하는 부모들이 있습니다. 하지만 그런 걱정은 하실 필요가 없습니다. 조금만 신경 쓰면 만들어 먹이는 이유식은 영양상 최고입니다. 쌀죽에 고기와 이파리 채소와 노란 채소와 과일 정도만 첨가해서 이유식을 만들어 먹인다면 영양은 부족할 수가 없습니다. 과일과 채소는 무지개 빛깔로 먹인다면 더 좋습니다.

2

이유식을 늦게 할수록 알레르기가 적게 생긴다?

아닙니다. 예전에는 알레르기를 잘 일으키는 음식을 일찍 먹으면 알레르기가 증가된다고 생각해서 이유식에 가능하면 늦게 첨가한 적이 있었습니다. 그런데 놀랍게도 이런 음식을 너무 늦게 첨가하면 도리어 알레르기가 더 증가한다는 것이 밝혀져 최근에는 특별한 이유가 없으면 제때 음식을 첨가하는 것을 권장합니다.

3

모유수유아는 이유식을 늦게 시작해도 된다?

아닙니다. 모유수유아도 이유식은 만 6개월에 시작하는 것이 원칙입니다. 모유는 아가 성장에 필요한 영양성분을 충분히 가지고 있지만 그것은 만 6개월까지입니다. 특히 모유에는 철분이 부족하므로 만 6개월에 이유식을 시작하고 철분이 많은 고기 종류를 충분히 먹이지 않으면 철결핍성 빈혈이 생길 수 있습니다.

4

계란 흰자는 돌 전에 먹이지 말아야 한다?

계란을 늦게 시작하면 알레르기가 증가될 수도 있다는 것이 밝혀져서 이제는 흰자든 노른자든 가능하면 빨리 먹이는 것이 권장됩니다. 예전에는 노른자부터 시작해서 1~2개월 후에 흰자를 먹이라고 했지만 이제는 이유식 초기부터 노른자와 흰자를 같이 시작해도 됩니다.

5

현미 잡곡은 7세 이전에 먹이지 말자?

아직도 이런 황당한 이야기를 하는 사람이 있습니다. 현미와 잡곡은 이유식 초기부터 먹어도 아무런 상관이 없으며 두 돌이 되면 밥에 적어도 50% 이상을 잡곡으로 먹이는 것이 권장됩니다. 백미보다 현미와 잡곡이 영양도 더 많아서 아가의 건강을 위해서라도 현미와 잡곡을 더 많이 먹이는 것이 중요합니다.

6

아토피피부염이 있으면 고기를 먹이지 말자?

아닙니다. 아토피피부염이 있는 아가는 피부의 재생을 도와주기 위해서라도 고기를 잘 먹이는 것이 중요합니다. 한동안 아토피피부염이 있는 경우 음식 제한을 많이 하기도 했지만, 이제는 먹어서 나빠지는 음식 외에는 제한을 하지 않고 똑같이 먹이는 것이 권장됩니다. 물론 먹어서 나빠지는 음식은 제한합니다.

7

우유가 몸에 나쁘다?

우유가 몸에 나쁘다는 이야기는 20년 동안 계속 나오는 레퍼토리입니다. 천만의 말씀입니다. 도리어 우유는 건강에 좋은 필수 식품군으로 강조되는 음식입니다. 중요한 것은 우유에는 포화지방이 많이 들어 있어서 **돌부터 두 돌까지는 생우유나 2% 저지방 우유**, 두 돌부터는 1% 저지방 우유나 무지방 우유로 먹는 것이 좋습니다. 하루에 400~500cc 먹이세요.

8

김치는 꼭 먹여야 한다?

김치 만들어 보셨나요? 배추 절일 때 소금 엄청 넣습니다. 이유식 때 음식은 가능하면 간도 하지 않는 것이 좋습니다. 넣더라도 아주 소량만 넣습니다. 아무리 김치가 우리나라 전통음식이라고 해도 소금이 너무 많이 들어간 음식이라서 두 돌 이전의 아이들에게 먹이는 데는 적합하지 않은 음식이니 피하는 것이 좋습니다.

9

과일은 아무리 많이 먹어도 문제없다?

과일은 몸에 좋은 비타민과 무기질이 많아서 이유식 때 먹이기 좋습니다. 하지만 우리나라 과일은 당도가 너무 높은 것이 많아서 이런 과일은 설탕 많이 들어 있는 음식이나 마찬가지입니다. 과일 먹일 때는 가능하면 당도가 낮은 과일로 먹이는 것이 좋고 너무 많이 먹어서 과일의 당으로 배를 불리는 일은 없어야 합니다.

10

사카린과 MSG

사카린은 한동안 발암물질이란 오명을 뒤집어썼지만 이제는 건강에 나쁘지 않은 음식으로 분류되고 있습니다. 특히 몸무게가 많이 나가는 아이는 먹는 칼로리를 줄이기 위해 설탕 대신 사카린을 사용할 수 있습니다. MSG 역시 건강에 나쁘지 않다는 것이 밝혀졌지만 그 강렬한 맛 때문에 이유식 첨가는 피하는 것이 좋습니다.

초기 이유식, 무엇을 어떻게 먹일 것인가?

이때가 바로 이유식을 시작하기에 딱 좋은 때

만 6개월 180일에는 이유식을 시작하는 것이 좋습니다. 하지만 나이가 되었다고 무조건 이유식을 먹일 수 있는 것은 아닙니다. 아가가 이유식을 먹을 준비가 되어 있는 것이 중요합니다. 이유식 시작 시기를 가늠하는 데 월령보다 더 중요한 것은 아가가 보내는 이유식 먹을 준비가 되었다는 신체적 사인입니다. 이유식 시작과 관련해서 조금이라도 의문점이 있다면 소아과 의사와 상의하세요. 일반적으로 아가가 이유식 먹을 준비가 되었을 때는 다음과 같은 행동을 보입니다.

아기가 이유식 시작할 준비가 되었는지 아는 법

• 숟가락이나 음식을 혀로 밀어내지 않을 때

생후 4개월 이전의 아가들은 입에 액체가 아닌 다른 것이 들어오면 혀로 밀어내는 반사적인 행동을 합니다. 그러다 생후 4개월을 전후해서 이런 반사적인 행동이 사라지게 됩니다. 아가 입에 숟가락이나 음식을 넣어보세요. 혀로 밀어내지 않는다면 이유식을 먹을 준비가 되어 있다는 신호입니다.

6개월 이유식 기본

• 어른이 먹는 것에 관심을 보일 때

생후 4개월 무렵이 되면 아가는 엄마, 아빠의 식탁에 관심을 갖습니다. 밥상의 그릇을 만지려 손을 뻗고 어른이 먹는 것을 보고 입을 오물거리면서 먹고 싶어 하거나 침을 흘리는 것 역시 이유식 먹을 준비가 되어 있다는 신호로 받아들여도 좋습니다.

• 머리와 목을 잘 가눌 수 있을 때

이유식은 액체 음식이 아니기 때문에 앉혀놓고 먹여야 합니다. 엄마가 손으로 등을 받쳐주거나 의자에 기대어 앉을 수 있으려면 아가가 머리와 목을 가눌 수 있을 만큼 근육이 발달되어야 합니다. 그리고 이 정도 근육이 발달되어야 아가가 음식을 거부할 때 고개를 돌릴 수도 있습니다.

• 미숙아의 경우, 발달이 어느 정도 되었을 때

이유식을 먹기 위해서는 음식을 삼키는 데 사용하는 입과 목, 그리고 혀의 근육 등 여러 가지 근육이 발달되어야 합니다. 따라서 이유식을 시작할 때가 되었는데 미숙아로 태어나 성장 발달이 더딘 아가는 소아과 의사와 상담한 후 이유식을 시작하는 것이 안전합니다.

이유식을 생후 4개월 전에 시작하면 안 되는 이유

• 소화시키기 어렵습니다

생후 4개월 미만의 아가는 아직 위장이 미숙하여 모유나 분유 이외의 다른 음식물은 소화시키기 어렵습니다. 따라서 이유식을 주어도 제대로 소화시킬 수 없어 구토나 설사 등의 트러블이 생기게 됩니다. 이렇게 트러블이 반복되면 아가는 이유식을 싫어하게 되고, 결국에는 이유식이 원만하게 진행되지 않습니다. 그래서 너무 서두르지 말라는 것을 거듭 강조하는 것입니다. 이제는 만 6개월에 시작하는 것을 권장합니다.

• 알레르기를 일으키기 쉽습니다

만 4개월 전에 이유식을 시작하면 알레르기가 생길 확률이 높습니다. 특히 아가 장벽의 기능이 미숙해 음식물의 단백질이 그대로 통과하여 알레르기를 일으키기 쉽습니다. 시작은 쌀죽부터 하는 것이 일반적입니다. 물론 쌀이 알레르기를 전혀 일으키지 않는 안전식품이라는 말은 아닙니다. 다만 쌀은 다른 식품에 비해 알레르기를 일으킬 확률이 현저하게 낮습니다. 음식물의 단백질 성분이 알레르기에 문제가 된다니까 그렇다면 '모유의 단백질은?'이라는 의문이 생길 수 있는데, 모유의 단백질은 우리 몸의 구성 성분과 같아 알레르기를 일으키지 않습니다.

• 신장에 부담을 줍니다

아가의 장기가 미숙한 상태에서 여러 가지 음식을 먹으면 체내에 쌓이는 노폐물도 다양해지게 마련입니다. 이런 노폐물을 아가의 미숙한 신장이 제대로 처리하지 못하면 아가 몸에 부담을 주고 신장이 나빠지게 됩니다.

이유식이 너무 늦는 것도 곤란합니다

이유식은 생후 6개월에 시작하는 것이 권장됩니다. 만약 만 6개월이 되었는데 이유식을 시작하지 않으면 나중에는 시작하기가 점점 더 힘들어집니다. 덩어리가 있는 음식은 다 뱉어버리고 심지어는 분유 이외의 음식을 먹기만 하면 구역질을 하거나 토해버리기도 합니다. 이유식이 더 늦어지면 숟가락이나 컵의 사용이 쉽지 않고 성장 발달 또한 조금씩 늦어질 수도 있습니다. 그리고 이유식을 늦게 시작한 아가들은 음료 등의 액체음식만 좋아하게 되어 비만이 되기 쉽습니다. 다만 아가의 컨디션이 좋지 않은 경우에는 때가 되었더라도 조금 연기하는 것이 좋습니다. 예를 들어 장염이 있거나 감기가 심한 경우, 변의 상태가 좋지 않은 경우, 이사 등으로 인해 아가의 주변 환경이 어수선한 경우 등을 들 수 있습니다. 무슨 일이라도 시작이 중요한 것처럼 이유식도 엄마와 아가가 모두 편안한 상태에서 시작해야 원만하게 진행할 수 있습니다. 단, 미숙아의 경우는 시작 시기를 소아과 의사와 상의하십시오.

• 이유식을 너무 늦게 시작했을 때는

8개월처럼 남보다 이유식이 왕창 늦었을 경우 완전히 멀건 죽부터 시작하지 않아도 좋습니다. 그렇다고 몇 개월 동안 이유식을 열심히 먹었던 아가와 똑같이 먹일 수는 없습니다. 아가가 적당히 먹을 수 있는 음식에서 시작해서 한 달이나 한 달 반 정도에 다른 아이들을 따라갈 계획을 세우고 이유식을 빨리 진행하는 것이 좋습니다. 알레르기가 있는 아가가 아니라면 음식의 첨가는 3일 정도에 한 가지씩 해서 이상반응 유무를 확인하는 것이 좋습니다. 5가지 식품군을 빨리 확보하기 위해서 쌀죽에 고기와 채소를 3일 간격으로 바로 첨가하십시오.

• 느긋하게, 그러나 제대로 알고 이유식을 시작합시다

간혹 이유식을 시작할 때 아가를 들들 볶는 엄마들도 있습니다. 심지어 정성 들여 만든 이유식을 아가가 먹지 않으면 속상해서 안절부절못하는 엄마도 있습니다. 하지만 아가에게 식사는 즐거운 것이어야 합니다. 느긋하게 아가가 먹는 이유식을 지켜봐 주십시오. 한두 번 해서 잘 안 된다고 실망하지 마시고, 꾸준히 노력해보시길 바랍니다. 온 가족이 모여 웃으면서 즐겁게 먹는 것이 가장 중요합니다.

초기 이유식 진행의 핵심!

이유식을 할 때 기본인 음식은 쌀죽, 고기 그리고 채소입니다. 이 세 가지를 빨리 확보하는 것이 중요합니다. 그 다음에 과일을 먹입니다. 여기에 모유나 분유를 합하면 5가지 식품군이 확보되는 것입니다. 이유식을 처음 시작할 때 권장되는 음식은 우리나라나 미국이나 다같이 쌀입니다. 우리나라에서는 쌀죽을 만들어 먹이라고 권장합니다. 처음에는 보통 10배죽으로 시작하지만 잘 먹으면 더 진하게 줘도 됩니다. 저는 과일보다 채소를 먼저 먹이기를 권장합니다. 이파리 채소부터 시작해서 노란 채소를 섞어주시면 됩니다. 단 시금치와 당근, 배추는 6개월이 되었다면 시작하십시오.

처음에는 쌀죽부터 시작하세요

이유식은 쌀죽부터 시작하는 것이 일반적입니다. 처음에는 쌀 1에 물이 10의 비율로 들어간 10배죽이나 7배죽으로 시작해 잘 먹으면 5배죽으로 넘어가도 됩니다. 쌀 대신 밥을 이용해서 이유식을 만들어도 좋습니다. 초기부터 **잡곡을 50%까지 섞어주는 것이 좋습니다.** 쌀죽을 처음 이유식으로 먹이는 이유는, 쌀에는 알레르기를 유발하기 쉬운 단백 성분인 글루텐(gluten)이 없고 맛도 담백해서 아가가 쉽게 먹을 수 있으며 조리하기도 쉽기 때문입니다. 또 나중에 다른 채소와 고기를 첨가해서 죽을 만들기도 쉽고, 어른이 되어서 주식으로 먹는 음식도 쌀로 만든 밥이므로, 쌀죽으로 이유식을 시작하는 것이 여러 가지 면에서 좋습니다. 하지만 아주 간혹 쌀죽에도 알레르기를 일으키는 아가가 있는데, 쌀죽 먹고 발진 돋거나 설사하거나 토하면 바로 중단하고 소아과 의사와 상의해야 합니다. 우리나라에서는 쌀죽을 먼저 먹이고, 그 다음에 바로 고기를 첨가하고, 이파리 채소와 노란 채소를 순서대로 첨가하시면 됩니다. **쌀죽을 시작할 때 오트밀 같은 잡곡은 특별하게 간격을 두지 않고 첨가할 수도 있습니다.**

> **라이스 시리얼(rice cereal)**
> 미국에서는 이유식을 시작할 때 철분이 보강된 라이스 시리얼로 이유식을 만들어 먹입니다. 그런데 나중에 밥을 먹는 우리나라의 경우 라이스 시리얼로 시작하면 나중에 죽 먹고 진밥 먹는 진행이 좀 곤란해질 수 있기 때문에 권장하고 싶지 않습니다.

쌀죽에 익숙해지면 채소를 섞어 주세요

저는 과일보다 채소를 먼저 먹이는 것을 권장합니다. 단맛이 나는 과일을 채소보다 먼저 먹이면 심심한 맛의 채소를 잘 먹지 않으려 할 수도 있기 때문입니다. 채소와 고기, 과일을 모두 잘 먹는 시기라도 식사 때는 과일보다는 채소나 고기를 먼저 주는 것이 좋습니다. 처음에 섞어줄 수 있는 채소로는 양배추, 브로콜리, 완두콩, 강낭콩, 고구마, 감자, 호박 같은 채소가 좋습니다. 시금치와 당근, 배추, 비트는 6개월이 되기 전에는 먹이지 마십시오. 이런 채소들에는 생후 6개월 이전의 어린 아가에게 심각한 빈혈을 일으키는 질소화합물 함량이 높기 때문입니다. 하지만 어느 것을 먼저 첨가하는가는 절대적인 원칙은 아니므로 꼭 원한다면 순서를 바꾸어도 됩니다.

초기에는 적어도 2~3일 간격으로 새로운 식품을 첨가하세요

이유식은 쌀죽을 기본으로 한 번에 한 가지씩 새로운 식품을 첨가해야 합니다. 처음에는 소량을 첨가하고 적어도 2~3일 정도 간격은 두고 첨가해야 새로 첨가한 식품이 알레르기 반응을 일으키는지 알 수 있습니다. 하지만 처음 이유식에 새 식품을 첨가할 때는 아가가 적응하기 힘들어할 때는 1주일 정도의 간격으로 첨가하기도 합니다. 단 아가가 알레르기가 있다고 의심되면 새 음식을 첨가할 때마다 1주 간격을 두어서 혹시 새로 시작하는 음식에 알레르기가 있는 것은 아닌가 확인하십시오. 여러 곡식을 섞어 갈아놓은 선식 같은 이유식은 음식 알레르기를 확인할 수 없으므로 곤란합니다. 미숙아나 알레르기 가족력이 있는 경우는 이유식을 좀더 신중하게 해야 하며, 식품 첨가 간격을 좀더 띄우고 소량으로 시작해야 합니다. 참고로 쌀죽에 다른 곡류를 첨가하는 것은 기본적인 채소와 고기, 과일 등을 모두 먹어본 다음에 하는 것이 좋습니다.

철분을 꼭 보충해야 하는가?

1. 만삭에 정상 몸무게로 태어난 모유 수유 아가도 만 4개월부터 철분 보충을 위해서 철분제를 먹일 수도 있습니다. 하지만 모유전문가들은 만 6개월부터 이유식을 시작할 때 철분이 많은 고기를 제대로 첨가한다면 철분제를 먹일 필요 없다는 의견이 일반적입니다. 만 6개월부터는 고형식을 통해 철분 보충을 해야 합니다. 붉은 고기는 철분이 많은 대표적인 음식인데, 미국에서는 철분강화 아기용 시리얼을 먹이기도 합니다. 철분강화 라이스 시리얼의 경우 하루에 30g(1온스) 정도를 비타민 C가 풍부한 과일과 같이 먹이면 철분 보충이 됩니다. 하지만 고기를 먹이는 것이 더 낫습니다.

2. 미숙아는 상태에 따라서 철분 보충이 필요한 경우가 있으므로 아가를 봐주는 소아청소년과 의사와 상의하시기 바랍니다.

과일을 줄 때는 이 점을 주의하세요

과일은 섬유질과 각종 비타민, 그리고 무기질이 풍부하여 아가에게 꼭 필요한 식품입니다. 특히 과일의 독특한 맛과 질감은 아가에게 새로운 경험이 되어 두뇌 자극을 돕습니다. 과일을 처음 줄 때는 생과일을 갈아서 즙 형태로 주는 것보다는 과일을 익힌 다음 으깨거나 갈아서 주는 것이 좋습니다. 처음에 먹일 수 있는 과일에는 사과, 배, 자두 등이 있습니다.

• **과일보다는 채소부터 먼저 주세요.**

곡류나 채소보다 과일을 먼저 먹이면 과일의 단맛에 익숙해져 채소처럼 심심한 맛의 이유식을 잘 먹

소아청소년과 선생님이 들려주는 이유식 이야기

지 않으려고 할 수도 있습니다. 심한 경우에는 엄마 젖이나 분유를 거부하고 과일주스만 먹으려 하기도 합니다. 하지만 첫 이유식으로 시작한 쌀죽이나 채소를 거부하는 아가라면 시간적인 여유를 갖고 과일을 먼저 먹여볼 수는 있습니다. 다른 것을 거부하는 아가도 과일은 비교적 잘 먹기 때문에 이유식의 즐거움을 알려주기 위해 이런 방법을 이용할 수 있습니다.

• 알레르기를 잘 일으키는 과일이 있어요

보통 엄마들이 아가에게 일찍부터 먹여도 좋다고 생각하는 과일인 오렌지나 귤, 토마토, 딸기 등은 알레르기를 일으키기 쉬운 과일입니다. 이런 과일들은 이유식 시기의 언제라도 먹일 수 있지만 먹인 후 이상반응이 생기는가 잘 관찰을 해야 하는 것이 좋습니다.

• 시판 과일주스는 첫돌 전에 주지 마세요

아가나 유아에게 과일주스를 너무 많이 먹이면 비만이나 영양의 불균형 등 건강상 문제를 일으킬 수 있습니다. 사실 첫돌 이전의 아가에게 시판 과일주스를 먹이는 것은 별 도움이 되지 않습니다. 하지만 엄마가 집에서 과일을 통째로 강판에 갈아주는 것은 생후 6개월부터 먹일 수 있습니다.

수프 정도 묽기의 10~7배죽으로 시작합니다

처음 시작은 쌀을 이용해서 질감 있는 10~7배죽을 만들어 먹이면 무난한데 보통 수프 정도의 묽기로 주면 알맞습니다. 그러다 아가가 잘 먹으면 배죽에 연연하지 말고 더 진하게 줘도 됩니다. 6개월에 핑거푸드도 먹일 수 있기 때문에

6개월 이유식 농도

배죽은 꼭 지켜야 하는 철칙은 아닙니다. 초기에는 물을 주로 사용하지만 모유나 분유를 첨가해서 죽을 만들어도 되고 생우유도 조금씩 섞어서 조리해도 됩니다. 생우유 그대로는 돌 전에 주면 안되지만 익히는 조리에는 넣어도 됩니다.

처음 1개월은 하루에 한 번, 오전에 먹이세요

생후 4~5개월에 이유식을 시작하면 한 달간은 하루에 한 번 먹이는 것으로 충분하지만 아가가 더 먹고 싶어하면 2번으로 늘려도 됩니다. 6개월에 시작한 경우는 7개월 되기 전에 2~3회로 늘려도 됩니다. 이유식은 수유 전에 먹이는 것이 좋습니다. 하지만 배가 많이 고파서 처음 먹어보는 이유식을 잘 먹지 못하는 경우라면 모유나 분유를 조금 먹인 후에 작은 술에 쌀죽을 반 정도 담아 먹인 다음 다시 모유나 분유를 먹이는 것도 한 가지 방법입니다. 하지만 그 다음부터 아가가 이유식 먹는 것에 좀 익숙해지면 모유나 분유를 먹이기 직전이나 직후에 이유식을 먹이는 것이 좋습니다. 한 번에 먹는 양이 충분한데도 더 먹고 싶어하면 두 번으로 늘리세요.

숟가락으로 먹이는 것이 원칙입니다

아가에게 이유식을 먹이는 것은 여러 가지 의미가 있습니다. 모유나 분유 이외의 고형 음식 먹는 방법을 익혀 성장에 필요한 영양을 섭취하며 올바른 식습관을 형성하는 등 중요한 훈련의 과정입니다. 그러므로 이유식은 숟가락으로 먹이는 것이 원칙입니다. 이유식을 시작하려면 크지 않고 너무 깊지 않은 이유식용 작은 숟가락을 준비하세요. 플라스틱 숟가락이면 더 좋습니다. 이유식을 먹일 때는 우유병에 담아 주지 말고 꼭 숟가락으로 먹이세요. 그래야 식습관을 바르게 들일 수 있습니다. 이유식 초기에는 너무 크지 않고 깊지 않은 이유식용 숟가락을 사용하는 것이 좋습니다. 음식을 담아 줄 때도 너무 많이 담지 말고 입에 넣어줄 때도 너무 깊숙이 넣어주지 마세요. 그럼 아가가 스스로 먹는 것보다는 들어온 음식을 삼키는 식이 되어버립니다. 아가가 질감을 느끼면서 먹을 수 있도록 벌린 입 안에 숟가락을 살짝 넣어주세요. 그럼 아가가 그 음식을 먹으려고 윗입술로 숟가락과 음식을 입에 넣고 다물게 됩니다. 그럼 숟가락에 든 이유식을 먹을 수 있도록 손잡이를 살짝 들면서 빼면 됩니다. 한 입을 다 먹고 나면 다음 이유식을 주면 됩니다. 숟가락으로 이유식을 먹으면 젖병을 빨 때보다 먹는 시간이 길어져 여유를 가지고 먹다가 배부르면 그만 먹는 것을 배우게 됩니다. 이런 배움은 아가가 올바른 식사습관을 가지는 데 매우 중요하답니다.

1작은술 정도에서 서서히 양을 늘려나갑니다

처음에는 쌀죽을 1작은술 정도의 소량을 하루에 한 번 먹입니다. 2일 먹여 아가가 잘 받아먹는다면 이번에는 2작은술을 먹여보세요. 역시 2일 정도 지켜보아 잘 먹는다면 3작은술, 4작은술에 도전해봅니다. 이렇게 서서히 늘리면 적응이 쉬운데 아가가 잘 먹으면 좀더 빨리 양을 늘려도 좋습니다. 서서히 양을 늘려가다 보면 생후 6개월 정도가 되어서는 쌀죽을 하루에 3~4큰술(45~60cc) 정도 먹을 수 있습니다. 하지만 아가들 중에는 이유식을 잘 먹는 아가도 있어서 6개월인 아가가 많이 먹는 경우 하루에 100cc를 세 번 정도까지 먹을 수도 있습니다. 6개월부터 이유식 먹는 양이 늘면서 모유나 분유를 먹는 양은 점차로 주는 것이 일반적입니다. 만일 이유식을 먹이면서도 모유나 분유의 양을 점진적으로 줄이지 않으면 시간이 지나면서 이유식 먹는 양이 줄 수 있기 때문에 주의하여야 합니다. 그래도 아직은 모유나 분유를 주식으로 먹어야 한다는 것은 잊어서는 안 됩니다. 만 6개월 전까지는 하루에 적어도 600cc의 모유나 분유를 먹어야 합니다. 이유식을 먹이면서부터는 식사 후에 물을 조금씩 먹이는 것이 좋습니다.

일정한 자리에 앉혀서 먹입니다

이유식은 아기 의자에 앉혀서 먹이는 것이 좋습니다. 물론 제대로 앉기 힘든 경우는 엄마가 안고 먹일 수도 있지만 눕혀서 먹이면 안됩니다. 아기가 싫어할까 봐 겁내지 말고 당연하게 앉아서 먹어야 한다고 느끼게 해주세요. 아가를 묶을 수 있는 안전벨트가 있는 의자라면 금상첨화입니다. 의자를 사용하면 여러 가지 장점이 있는데, 가장 큰 장점은 일정한 자리에 앉아 식사를 할 수 있게 해준다는 것입니다. 방바닥에 앉혀서 먹이면 아가가 식사 도중에 이리저리 돌아다닐 수 있고, 잘못하면 나중에 엄마가 아가에게 밥을 먹이기 위해서 따라다녀야 하는 불상사가 생길 수도 있습니다. 식사는 반드시 한곳에 앉아서 하는 것이 좋습니다.

이유식을 처음 먹일 때는 모유나 분유를 활용하면 좋습니다

처음 이유식을 먹일 때는 아가가 이유식 먹는 것을 힘들어할 수 있습니다. 모유나 분유를 먹던 아가들은 난데없이 이유식이 숟가락으로 들어오면 당황하고 짜증을 내기도 합니다. 특히 배는 고픈데 못 먹어 본 것을 먹을 수는 없어서 아가가 힘들어할 수 있습니다. 고형식으로 바꾸어주는 좋은 방법은 처음에 분유나 모유를 조금만 주고 나서, 작은 스푼으로 반 정도 음식을 얹어준 다음, 좀더 많은 모유나 분유를 주고 끝내는 것입니다. 이렇게 하면 아가가 배가 고파 힘들어하는 것을 막을 수 있고, 또 아가로 하여금 숟가락으로 먹는 새로운 경험에 만족감을 갖게 할 수 있으며, 처음 이유식을 시작하기도 좀 쉬워집니다. 그러다가 일단 아가가 이유식을 어느 정도 먹기 시작하면, 허기질 때 우유병을 치우고 먹이는 것이 이유식을 잘 먹일 수 있는 방법입니다. 이유식과 우유병을 같이 둔 상태에서 이유식부터 먹이면 아가가 우유병을 빨 욕심에 거부하기도 하므로, 이유식을 다 먹을 동안은 우유병을 아가 눈에 보이지 않는 곳에 치워두는 것이 좋습니다.

두 돌 전에는 간하지 않는 것이 원칙입니다

엄마가 아가 이유식을 먹어보면 정말 맛이 없다고 느껴질 것입니다. 하지만 두 돌 전에는 이유식에 간하지 않는 것을 원칙으로 합니다. 음식 자체에 소금이 많이 들어 있는 음식은 권장하지 않습니다. 특히 소금이 많이 들어간 음식인

김치나 된장은 가능하면 두세 돌 이전에는 먹이지 않는 것이 좋습니다. 소금의 함량이 높은 치즈는 아가에게 별로 권장하지 않습니다. 아가들에게는 가능하면 자연식품을 이용하고 짜지 않게 식품 그대로의 맛을 살려서 이유식을 주는 것이 원칙입니다. 물론 일부 나라에서는 이유식 중기부터 소량의 간을 하거나 짠맛이 나는 된장 등을 아주 소량 사용하기는 합니다. 그리고 저도 절대로 사용하지 말라고는 하지 않습니다. 만일 지속적으로 아주 소량으로 유지할 수만 있다면 아주 소량을 사용하는 것까지는 말리지 않지만 실제로 간을 하는 부모들을 보면 점점 더 간을 더 많이 할 수밖에 없는 상황에 몰리기 때문에 차라리 간하지 않는 것이 더 낫다고 봅니다.

이유식과 사랑을 같이 먹입니다

이유식을 만들 때도 엄마의 사랑과 정성이 들어가지만, 이유식을 먹일 때 역시 숟가락에 엄마의 사랑을 담아서 아가에게 먹여야 합니다. 먹일 때는 아가의 눈을 보십시오. 그리고 "맘마"라든지 "이거 맛있겠지, 먹어보자" 같은 이야기를 들려주면서 먹이는 것이 좋습니다. 엄마가 즐거운 모습으로 사랑을 담아 먹이면 아가에게도 이유식 먹는 일이 즐거워집니다. 그리고 엄마만 이유식을 주는 것보다는 아빠도 함께 이유식을 주는 것이 좋습니다. 직장에 나가지 않는 휴일에는 아빠가 이유식을 먹여 주세요. 엄마 아빠와 같이 식사를 하면서 식사는 즐겁다는 것을 느끼게 해주십시오.

이유식을 처음 줄 때 주의할 점

처음 이유식을 먹는 아가의 얼굴을 한번 보십시오. 이유식을 숟가락으로 받아 입에 넣고는 얼굴을 찡그리기도 하고, 입을 오물거리기도 하고, 혀로 내밀기도 합니다. 아가가 얼굴을 찌푸리는 의미는 대개 당황스럽다는 뜻입니다. 아가가 입을 벌리고 먹겠다고 하면 계속 먹이십시오. 하지만 아가가 싫어한다고 느껴지면 이유식을 며칠 쉬었다가 다시 시작하십시오. 입에 넣어준 이유식을 처음에는 삼키지 못해서 흘리는 아가도 많습니다. 아가들이 처음 이유식을 먹을 때 어찌할 줄 몰라서 당황하는 것은, 여태까지 우유병으로 먹던 것과 다른 방법으로 음식을 먹기 때문에 일시적으로 발생하는 문제입니다. 처음에 이유식이 들어오면 입을 벌렸다 다물더라도 음식을 목구멍으로 삼키는 양보다는 바깥으로 흘리는 양이 더 많습니다. 하지만 실망하지 마십시오. 시간이 지나면 아가는 음식 삼키는 법을 금방 배우게 되고 좋아집니다. 얼굴을 찌푸린다고 아가가 이유식을 싫어한다는 의미는 아니지만, 분명히 이유식을 싫어하는 아가에게는 무리하지 말고 좀 연기하는 것이 좋습니다. 하지만 잘 받아먹던 아가가 숟가락을 외면하고 고개를 돌리면 일단 배가 부른 것이라 생각하십시오.

• 무리하게 강요하지 마세요

아가들에게 처음 시작하는 이유식은 몹시도 당혹스러운 일입니다. 숟가락을 받아들이는 것도 쉽지 않고 이유식을 삼키는 것도 무척이나 힘듭니다. 처음 이유식을 시작할 때 아가가 잘 안 먹으려 하는데 너무 무리하게 강요해서는 안 됩니다. 먹는 것이 괴로운 일로 아가에게 인식되어서는 곤란하니까요. 또 이유식을 먹일 때 집안이 소란스러워서는 안 됩니다. 먹다가 체할 수도 있습니다. 잘 안 먹는 경우 먼저 분유나 모유를 조금 준 후에 반 스푼 정도의 이유식을 주고 다시 분유나 모유를 주는 것도 한 가지 방법입니다. 그래야 아가가 이유식을 잘 못 먹을 때 배가 고파 힘들어하는 것을 막을 수 있습니다. 하지만 이유식을 익숙하게 먹기 시작하면 분유나 모유를 주기 전에 이유식을 먹이는 것이 더 낫습니다.

이유식을 거부하는 이유

• 처음에는 이유식을 거부하기도 합니다

모든 아가들이 처음부터 이유식에 쉽게 적응하는 것은 아닙니다. 첫날은 멋도 모르고 받아먹던 아가가 갈수록 이유식을 거부하고 입을 꼭 다물며 고개를 돌리기도 합니다. 간혹 이리저리 고개 돌리는 아가의 입에 억지로 숟가락을 넣어 반강제로 이유식을 먹이려 하는 엄마도 있습니다. 이렇게 이유식을 거부하는

초기 이유식의 흔한 실수

- ⊗ 100일부터 이유식을 시작한다   이유식은 만 6개월에 시작하는 것이 기본입니다.
- ⊗ 처음 시작은 과일주스부터   아닙니다. 처음 시작은 쌀죽부터 하는 것이 좋습니다.
- ⊗ 시판 이유식이 더 좋다   천만의 말씀입니다. 이유식은 엄마가 만들어 먹이는 것이 최고입니다.
- ⊗ 이유식은 우유병에 넣어 먹인다   이유식은 숟가락으로 먹여야 합니다.
- ⊗ 고기는 육수로 먹인다   고기는 갈아서 통째로 먹이는 것이 좋습니다. 물론 육수도 조리할 때 사용할 수 있습니다.
- ⊗ 만들어 먹이면 영양실조에 걸린다   조금만 신경을 쓰면 최고의 이유식을 만들어 먹일 수 있습니다.
- ⊗ 부드러운 빵이나 소면을 100일부터 먹인다   밀가루 음식은 너무 일찍 먹이면 안 됩니다. 밀가루는 6개월 부터 7개월 이전에 이유식에 첨가해주는 것이 좋습니다.
- ⊗ 선식은 최고의 이유식이다   소아과 의사는 선식을 이유식으로 권장하지 않습니다.
- ⊗ 사골국이 최고   사골국은 미네랄과 포화지방이 너무 많이 들어 있기 때문에 곤란합니다.

아가에게는 이유식을 먹이기 전에 엄마가 숟가락에 음식을 얹어 먹는 시범을 몇 번 보여주십시오. 그리고 며칠 동안은 양을 줄여서 티스푼 끝에만 이유식을 살짝 얹어서 맛만 보여주십시오. 계속해서 아가가 잘 안 먹으려 하면 1~2주 쉬었다가 다시 시작해도 좋습니다. 쉬었다가 다시 시작했는데도 여전히 아가가 이유식을 거부하면 다시 수일간 쉴 수도 있습니다. 숟가락으로 먹는 이 한 가지를 익히는 데 수주일이 걸리는 경우가 흔합니다. 서두르지 마십시오. 그래도 안 되면 과일을 섞어서 이유식을 처음부터 다시 시작해보십시오. 시지 않은 사과즙 같은 것을 살짝 쌀죽에 섞어서 줘보는 것도 좋습니다. 쌀죽을 거부하던 아가도 과일은 쉽게 먹는 경우가 종종 있습니다. 이유식은 전쟁이 아닙니다. 아가를 무찔러 이길 생각은 버리십시오. 이유식을 할 때는 아가를 잘 달래고 꼬셔서 즐거운 마음으로 식사하는 분위기를 만들어가야 합니다. 이유식을 먹는 것이 엄마에게는 별것 아닌 일 같지만, 아가에게는 태어나서 처음으로 색다른 음식을 먹는 것이어서 쉽지가 않습니다. 특히 새로운 음식은 10~15번 정도는 반복해서 줘야 잘 먹게 되는 경우도 흔하니 은근과 끈기를 가지고 꾸준히 시도하는 것이 중요합니다.

중기 이유식, 무엇을 어떻게 먹일 것인가?

중기 이유식의 원칙은 이렇습니다

이유식 중기는 이유식의 양을 늘리고 음식의 질감을 익히는 시기입니다. 수유량은 이유식이 늘면서 줄게 되지만 아직은 이유식으로 먹는 영양보다는 이유식 먹는 습관을 들이는 것이 더 중요한 시기입니다. 단 철분의 보충은 매우 중요하기 때문에 이유식에 고기를 넣는 것은 매우 중요합니다. 육수만 주지 말고 고기를 갈아서 섞어주는데 철분 많은 붉은고기인 소고기나 돼지고기는 매일 주고 닭고기는 어쩌다 주시면 됩니다. 고개를 가누고 앉을 수 있으면 아가용 의자에 앉혀서 먹이는 것이 좋습니다. 이유식과 간식은 반드시 한자리에 앉아서 먹게 하고 돌아다니면서 먹게 하면 안 됩니다. 7개월 이전에 아주 조그맣게라도 덩어리가 있는 음식을 시작하는 것이 매우 중요합니다. 7개월에는 아가가 혀로 으깰 수 있는 연한 것을 주고, 8개월경에는 손으로 집어 먹을 수 있는 음식을 주어 스스로 먹는 연습을 하게 하십시오. 그러나 아직은 제대로 씹어 먹을 수는 없으니 잇몸으로도 잘 으깨지는 정도의 무른 것을 주어야 합니다.

• 하루에 두 끼 이유식이 무난히 진행된다면

이유식의 양은 서서히 늘려가야 하는데 4개월에 이유식을 시작한 아가라면 6개월경에는 50~80cc 정도를 하루에 두 번 정도 먹이다가 한 번에 먹는 양이 많이 늘어나면 하루 세 번 이유식을 먹여 보십시오. 9 개월경에는 120cc를 세 번 먹을 정도로 늘려야 합니다. 6개월에 이유식을 시작한 아가도 빠르면 7개월에 120cc를 하루에 세 번 먹을 수도 있습니다. 이제 슬슬 컵을 본격적으로 시작할 준비를 해야 합니다. 하루 한 번 컵을 사용하다가 서서히 두 번으로 늘립니다. 분유나 모유를 컵에 담아 먹이는 연습을 해야 합니다. 이유식의 양이 늘면서 수유의 양은 서

이유식 진행은 물 흐르듯이~!

이유식은 보통 초기, 중기, 후기로 나뉘며, 이유식에서 유아식으로 넘어가는 과도기를 완료기라고 합니다. 이처럼 시기를 나누는 기준이 있긴 하지만, '오늘부터 중기 시작!' 또는 '내일부터 후기 시작!'이라고 명확하게 시기를 구별할 수는 없습니다. 물 흐르듯이 자연스럽게 넘어가는 것이 바로 이유식을 원만하게 진행하는 방법이라는 것을 잊지 않도록 하세요.

서히 줄지만 아직은 모유나 분유가 주식이어야 합니다. 이 나이에는 하루에 모유나 분유를 적어도 500~600cc는 먹어야 합니다. 8개월쯤의 아가는 하루에 필요한 총 칼로리의 35% 정도만 이유식으로 얻는다고 생각하면 됩니다.

• 엄마랑 아기랑 함께 식사해요

7~8개월이 되어서 음식을 손으로 집어 먹을 시기가 되면 이제는 엄마랑 아빠랑 같은 시간에 식사를 할 수 있고 그렇게 하는 것이 더 좋습니다. 하지만 먹여줘야 하기 때문에 엄마 식사시간에는 손으로 집어 먹는 음식을 먼저 주고 엄마가 식사한 다음 먹여주세요. 만약 아빠의 출퇴근 시간이 너무 이르거나 늦어서 가족이 모두 모여 아가와 함께 식사할 수 없는 경우라면 엄마가 아가 식사시간에 맞추는 것이 좋습니다. 어쨌든 가족과 함께 식사를 한다는 것은 아가에게 매우 소중한 경험이며, 올바른 식사습관을 알려줄 수 있는 좋은 기회가 됩니다.

• 아기가 배고플 때 먹이는 것이 가장 좋아요

하지만 엄마, 아빠의 식사시간에 맞추기 위해 배도 고프지 않은 아가에게 억지로 숟가락을 들이미는 것은 좋지 않습니다. 또 반대로 식사시간에 맞추기 위해 배가 고파 보채는 아가를 그냥 두는 것도 현명한 일은 아니지요. 이유식을 잘 먹게 하기 위해서는 배가 고플 때 먹게 하고, 또 배가 부르면 그만 먹이는 것이 가장 좋은 방법입니다. 따라서 가능하면 식사시간에 맞추는 것이 좋지만 아가가 너무 배고파한다면 약간의 융통성을 발휘하는 것이 좋습니다. 물론 먹고 싶어할 때마다 시도 때도 없이 주라는 말은 아닙니다.

배고프면 먹게 되지만, 그게 잘 안되는 경우도 있어요

음식의 맛과 질감을 익히는 시기입니다

치아와
이유식 진행

아가는 이유식 음식의 맛과 향과 질감을 느끼고 배우게 됩니다. 7개월에는 음식을 완전히 갈아서 주지 마십시오. 6개월쯤에는 잘 익혀서 대충 갈아주지만 서서히 질감을 느낄 수 있게 해줘야 하며, 늦어도 7개월이 되면 갈지 않고 잘게 썰어서 으깬 음식을 줄 수 있습니다. 8개월쯤 돼서 아가가 잇몸으로나마 씹는 행동을 할 때까지는 푹 익힌 부드러운 음식을 주세요. **치아 나는 것이랑 이유식 진행은 상관이 없다고 생각하시면 됩니다. 치아가 한 개도 없어도 이유식은 다른 아가들과 똑같이 진행할 수 있답니다.** 아가가 일단 씹으려고 하면 그때부터는 질감을 느낄 수 있는 잘게 썬 덩어리를 주십시오. 물론 이 덩어리도 잘 익힌 무른 것이어야 합니다. 하지만 아직은 씹어야 하는 음식을 주어서는 안 됩니다. 게다가 아직은 제대로 힘있게 삼키지 못하기 때문에 끈적거리는 음식을 주어서는 안 됩니다.

보다 다양한 식품을 첨가할 수 있어요

이유식 초기에 아가는 쌀죽에 고기와 한두 종류의 채소를 넣은 죽을 먹었을 겁니다. 이유식 중기에 접어들면 아가는 먹을 수 있는 채소의 종류가 더욱 많아집니다. 그리고 무엇보다 고기를 꼭 주어서 철분을 보충해주어야 하는데 소고기, 닭고기, 돼지고기, 생선도 문제없습니다.

• 고기를 먹이는 것이 정말 중요합니다

생후 6개월이 되면 이유식으로 철분이 많은 음식을 먹여야 합니다. 철분이 많은 붉은 고기와 철분의 흡수를 돕는 푸른 채소를 먹이는 것이 중요한데 모유수유아는 이유식 시기에 우리 몸에서 필요로 하는 철분 양의 90% 이상을 이유식에서 섭취하여야 합니다. 모유에 들어 있는 철분은 흡수는 굉장히 잘 되나 들어 있는 철분의 양이 너무 적습니다. 그렇기 때문에 태어날 때 엄마에게서 받아나온 철분을 다 사용하는 만 6개월이 되면 모유를 아무리 열심히 먹여도 빈혈이 생길 수밖에 없습니다. 고기를 먹이세요 하면 육수만 주는 분도 있으신데 반드시 고기 자체도 같이 줘야 합니다. 아토피피부염이 있는 경우에도 고기는 반드시 먹여야 하는데 한 종류의 고기에 알레르기가 있는 경우에는 먹일 수 있는 다른 종류의 고기를 반드시 확보하는 것이 매우 중요합니다. 채식이 건강에 좋은 어른과는 달리 성장기의 아이들에게는 빈혈을 막아주는 철분 면역성과 성장을 도와주는 아연이 풍부한 고기를 매일 주는 것이 제일 중요한 건강식입니다. 그리고 우리 몸을 만드는 단백질도 성장기의 아이들에게는 식물성 단백질보다 동물성 단백질이 더 중요하므로 매일매일 고기를 먹이는 것이 중요합니다. 물론 단백질 음식으로 두부와 계란도 간혹 주는 것이 좋습니다.

• 채소는 무지개 빛깔로 골고루…

채소는 종류별로 다양한 영양소를 가지고 있는데 쉽게 이야기하면 이파리 채소와 노란 채소를 먹이는 것이 중요하고 가능하면 무지개 빛깔로 다양한 색깔의 채소를 먹이면 다양한 영양소를 가진 채소를 먹일 수 있습니다.

과일도 꼭 먹이세요

과일은 비타민과 각종 미네랄을 풍부하게 함유한 좋은 음식입니다. 다만 가능하면 달지 않은 과일을 먹이는 것이 좋습니다. 과일의 당도 설탕이나 큰 차이 없다고 생각하시면 됩니다. 과즙을 내서 먹이기보다는 부드럽게 익혀서 얇게 썰어 먹이거나 퓌레로 만들어줘도 좋습니다. 과즙망에 넣어서 즙을 먹이는 것은 별로 권장하지 않습니다. 시판 과일주스는 돌 전에 먹이지 않게 2017년에 지침이 바뀌었습니다.

5가지 식품군을 챙기기 시작하세요

이유식 중기부터는 서서히 하루에 5가지 식품군을 골고루 챙기는 데 신경 쓰십시오. 5가지 식품군이라니까 거창해 보이지만 밥, 고기, 채소, 과일에다 모유나 분유를 주면 됩니다. 보통 중기에는 이유식을 두세 번 정도 먹는데, 한 번에 2~3가지 식품군이 들어가게 주면 영양을 고루 섭취하는 데 거의 문제가 없습니다. 쉽게 말해 채소와 고기가 들어간 음식을 매일 주면 됩니다. 그 사이 간식으로 과일 작은 조각을 손에 쥐어 주고, 모유나 분유를 제대로 먹이면 5가지 식품군이 모두 섭취되는 겁니다.

밥, 너무 일찍 먹이지 마세요

소아과 의사들은 돌이 지나서 밥을 먹이라는데, 이런 지침에도 불구하고 밥을 빨리 먹으면 좋다고 생각하는 엄마들이 의외로 많습니다. 생후 7개월 된 아가에게 어른 먹는 밥을 먹이는 엄마도 있습니다. 이런 엄마들에게 아가가 이유식을 잘 먹느냐고 물어보면 십중팔구 잘 먹는다고 대답합니다. 하지만 처음에는 잘 먹는 것 같아 보여도 몇 달이 지나도 한 번에 한두 숟가락 이상은 먹지 않고 나중에는 죽도 밥도 먹지 않는 아가들이 많습니다. 이렇게 밥을 어릴 때부터 먹이면 이유식에 실패하기 쉬우니 피하는 것이 좋습니다. 물론 빠른 아가의 경우 만 9개월쯤 되면 진밥을 잘 먹기도 하고, 양도 충분히 먹고, 덩어리진 고기도 잘 먹기도 합니다. 이때쯤 되면 아가의 상태에 따라서 양과 덩어리 크기를 잘 조절하는 것이 매우 중요합니다. 우리나라 엄마들이 흔히 생각하는 것보다 아가들이 덩어리를 더 잘 먹는다는 점은 염두에 두시기 바랍니다. 너무 일찍 밥알을 주는 것은 피하는 것이 좋지만 늦어도 돌에는 진밥을 먹고 있어야 하기 때문에 덩어리 먹는 연습은 열심히 하여야 합니다.

어른이 먹는 음식을 주면 안 됩니다

어른이 먹는 음식은 아무리 싱겁거나 맵지 않다고 해도 함부로 주지 마십시오. 어른 음식은 아무래도 간이 되어 있으므로 아가가 먹기는 곤란합니다. 아가 때부터 간을 한 음식에 입맛이 길들여지면 커가면서 점점 더 짠 음식만 먹으려 할 수 있으니 간을 한 음식을 먹이는 것은 최대한 미루는 것이 좋습니다. 또 이유식으로 밥을 물에 말아 주고 있다면 오늘부터 중단하세요. 밥을 물에 말아 주면 씹는 연습을 할 수 없습니다. 게다가 침의 효소가 밥을 소화시키는 작용을 제대로 못 하게 하며, 밥을 물에 말아 먹으면 반찬을 제대로 먹지 못합니다. 반찬을 제대로 먹지 못한다는 것은 영양 섭취가 고르지 못하다는 이야기입니다. 덩어리 씹는 연습을 위해서라도 물 말아 주는 것은 피해야 한다는 것을 명심하세요.

> **이유식 중기에 하지 말아야 할 것들!!**
> • 간을 하지 마세요.
> • 국에 밥 말아 주지 마세요.
> • 음식을 계속 갈아서 주면 안 됩니다.
> • 식사 중에 자리를 뜨게 하지 마세요.

밥알을 잘게 으깬 5~7배죽 정도가 좋아요

이유식 초기에는 완전히 갈아서 끓인 10배죽으로 시작해 8배죽 정도까지 먹였습니다. 중기부터는 충분히 부드럽게 퍼진 밥알을 적당히 으깬 상태의 5~7배죽을 먹일 수 있는데 빠르는 3배죽 먹여도 됩니다. 쌀로 만들 때는 5~7배죽인데 밥으로 만들 때는 3배죽 정도가 됩니다. 유치가 한두 개 정도는 났지만 아직은 제대로 씹을 수 없다는 것을 염두에 두고 혀와 입천장을 이용해서 잘 으깰 정도의 무른 것을 주어야 합니다. 그러다 생후 8개월 정도가 되면 잇몸으로 으깰 수 있는 것을 줄 수 있습니다.

초기와 중기에는 이유식과 수유를 붙이는 게 좋습니다

아직은 이유식만으로 식사를 완전히 대체할 수 없으므로 이유식을 먹인 후에 바로 수유를 합니다. 물론 수유 뒤에 이유식을 해도 좋습니다. '이유식을 먹고 2시간 후에 수유를 하고…' 이렇게 식사를 하면 하루 종일 먹기만 해야 할지도 모릅니다. 이유식 후에 바로 수유를 하는 것에 의문을 갖는 엄마도 있겠지만 이렇게 하지 않으면 아가의 먹는 양이 늘지 않고, 또 식사와 식사 사이에 시간 간격을 두는 일도 점점 어려워집니다. 한 번에 먹는 양을 늘리고 하루 세 끼 식사 패턴에 익숙해지는 연습을 위해서라도 이유식의 초기와 중기에 이유식 양이 많지 않은 경우에는 이유식 먹인 후에 바로 수유를 하는 것이 좋습니다. 하지만 한 번에 먹는 이유식 양이 많아져 충분한 양을 먹게 되는 7~9개월 사이에 이유식과 수유를 띄워서 먹이는 것이 좋습니다.

불소치약

이유식은 숟가락으로!

숟가락으로 이유식을 먹이는 것은 꼭 지켜야 할 원칙입니다. 처음에는 엄마가 숟가락으로 먹여줘야겠지만 아가가 손을 이용해 음식을 잘 집어 먹게 되는 생후 8개월쯤 되면 아가에게 숟가락을 쥐여 주도록 하세요. 물론 처음부터 먹는 용도로 숟가락을 사용하는 아가는 거의 없습니다. 숟가락을 장난감처럼 가지고 노는 것이 보통입니다. 처음에는 아가가 손으로 숟가락을 쥘 수 있다는 것에 만족하세요.

• 지저분하게 먹어도 너그럽게 대하세요

숟가락에 음식을 얹어주어도 처음부터 잘 먹는 아가는 없습니다. 숟가락으로 장난을 치면서 음식을 이곳저곳에 흘리는 일은 매우 자연스러운 현상입니다. 아가에게 턱받이를 해주고 음식을 먹는 자리에 비닐 매트 등을 깔아 쉽게 치울 수 있게 한다면 엄마의 스트레스를 조금은 줄일 수 있을 겁니다. 대부분의 엄마들이 흘리는 것을 그냥 보아 넘기지 못하는데, 아가가 흘리는 게 겁난다고 항상 엄마가 먹여주기만 한다면 아가는 스스로 먹는 방법을 배울 수 없습니다. 이 시기에 많이 흘리고 지저분하게 밥을 먹던 아가도 두 돌이 지나면 깔끔하게 먹는 것이 좋다는 것을 알게 됩니다. 가끔 우리 아가는 그게 안 된다고 호소하는 엄마들이 있는데 아가를 한번 믿어보십시오. 엄마가 믿어주면 아가도 숟가락을 사용하는 데 자신감을 얻을 수 있습니다. 물론 조금 늦는 아가도 있기는 합니다. 그렇더라도 아가에게 숟가락을 사용해야 한다는 것을 인식시켜주기 위해서 엄마가 노력해야 합니다. 하지만 아가가 돌 전에 숟가락으로 잘 먹기는 조금 힘들고 그보다는 훨씬 많은 시간이 필요합니다. 숟가락을 제대로 사용해 먹은 아가는 젖병만으로 먹은 아가보다 식사습관이 좋고 편식을 적게 하는 경향이 있습니다. 젖병에 이유식을 넣어 먹이게 되면 아가가 사레 들리기 쉽고 너무 많이 먹어 비만이 되기 쉽습니다. 여기서 제일 중요한 것 하나! 아가가 숟가락으로 잘 먹게 하려면 어른들이 숟가락으로 음식 먹는 것을 매일 봐야 한다는 것입니다. 다시 말하면 가족과 함께 식사를 하는 기회가 많아야 한다는 겁니다. 보지 않은 것을 잘 할 수 있는 아가는 없는 법입니다.

모유나 분유를 컵으로 먹이기 시작하세요

다른 건 이유식 지침에 잘 따르면서도 유난히 컵 사용에 대해서는 외면하는 엄마들이 많습니다. 이유식 중기에 접어들면 엄마 젖이나 분유도 컵으로 먹는 연습을 해야 한다는 것, 기억해두세요. 처음에는 적은 양부터 시작하세요. 분유가 젖병에서만 나오는 것이 아니라 컵으로도 먹을 수 있다는 것을 일찍부터 가르쳐주는 것이 좋습니다. 엄마 젖을 먹이는 경우에도 적은 양을 짜서 컵으로 먹이는 연습을 시키는 것이 좋습니다. 그리고 모유나 분유를 컵으로 먹이는 것과 물을 컵으로 먹이는 것은 아가에게 전혀 다른 것입니다. 컵으로 물을 아무리 잘 먹어도 모유나 분유를 컵으로 먹는 연습을 하지 않은 아가는 돌이 지나서 젖병을 떼고는 우유를 아예 입에도 대지 않으려는 경우가 흔히 있습니다. 이 원칙을 무시하면 아가는 두 돌이 될 때까지도 젖병에 집착하여 홀로서기가 어려울 수도 있습니다. 생후 6개월부터는 컵을 사용하는 것이 좋은데, 처음에는 모유나 분유를 소량만 컵으로 주고 나머지는 엄마 젖을 물리거나 젖병으로 수유를 하면 됩니다.

이유식 먼저
간식은 그 후에

• 작고 가벼운 손잡이 컵이 좋아요

컵을 처음 사용할 때는 빨대가 달리거나 꼭지가 달린 것을 선택하는 경우가 많습니다. 물론 이런 컵들을 일시적으로 사용할 수 있지만, 컵을 사용하는 목적을 달성하려면 손잡이가 달린 보통컵을 사용하는 것이 가장 좋습니다. 빨대나 꼭지가 달린 컵은 젖병이나 다를 것이 없기 때문입니다. 다만 컵 중에서도 크기가 작고 가벼운 플라스틱 소재의 컵을 이용해야 아가가 부담 없이 손에 들 수 있습니다. 돌까지는 손잡이가 양쪽에 달린 가벼운 컵을 이용하는 것이 도움이 됩니다. 그리고 좀더 익숙해지면 손잡이가 한 개 달린 컵으로 줄 수 있어요.

정말 무서운
구역질

끼니 중간에 간식을 주세요

아가들이 하루 세 끼 식사가 가능해지는 시기는 이유식 중기가 진행되는 생후 7~9개월 사이입니다. 아가마다 달라서 이유식의 진행이 빠르고 늦을 수 있는데 빠른 아가는 6개월 중에도 세 끼를 먹을 수 있습니다. 이때쯤에는 이렇게 먹일 수 있도록 이유식의 진도를 나가야 합니다. 아가들은 아직 위가 담을 수 있는 양이 적기 때문에 이렇게 하루 세 끼 이유식을 하고도 그 사이에 배가 고파질 수 있기 때문에 이유식과 이유식 사이에 간식을 먹여야 합니다. 그러나 간식을 너무 많이 먹여서 식사를 적게 먹을 정도가 되면 곤란합니다.

· 간식은 손으로 집어 먹을 수 있는 것으로도 주세요

간식을 줄 때는 손으로 집어 먹을 수 있는 핑거푸드로도 주는 게 좋습니다. 예를 들어 과일, 토스트, 삶은 채소, 아가용 크래커 등을 작게 조각낸 것 정도면 무난합니다. 스스로 선택해서 손으로 집어 먹는 일은 아가의 발달에 매우 중요한 영향을 미칩니다. 손으로 음식을 먹게 하는 것은 아가의 자율성을 길러줄 뿐만 아니라 소근육 발달에도 도움이 되기 때문입니다. 또 손과 뇌의 협응력을 길러 두뇌의 발달을 돕기도 합니다. 물론 손이나 입을 비롯하여 온몸을 음식으로 더럽힐 수도 있지만 그 정도는 너그럽게 보아 넘겨야 합니다. **7~8개월에 핑거푸드를 주기 시작하는데 잘 먹는 아기들은 이유식 처음 시작할 때부터 핑거푸드를 줘도 됩니다.** 손에 쥐여 주더라도 잘하면 손가락으로 집어 먹게 합니다. 숟가락을 아직 능숙하게 쓸 수 없는 아가들은 손으로 집어 먹으면서 스스로 먹는 연습을 하게 됩니다. 두 손가락으로 음식을 집어 먹는 것이 가능한 생후 8~10개월쯤 되면 본격적으로 아가들이 손가락으로 음식을 집어 먹을 수 있기 때문에 집어 먹을 수 있는 음식을 여러 개 식탁에 놓아 주세요.

손으로 집어 먹을 수 있는 음식은 부드럽고 질식의 염려가 없는 것을 주세요!

아직은 입안의 음식을 잘게 부수지 못해 덩어리가 큰 음식을 주면 숨구멍에 걸릴 수도 있으니 아주 작게 잘라 주어야 합니다. 먹일 수 있는 것으로는 감자나 당근, 브로콜리 등 채소를 익혀서 잘게 썬 것, 구운 빵조각, 사과나 배 등의 과일조각, 기름 없는 닭고기나 소고기, 그리고 생선을 부드럽게 익혀서 조각낸 것 등이 있습니다. 이유식 중기의 후반부에 접어들면 구운 식빵이나 아가용 크래커같이 약간 딱딱하긴 하지만 입에 들어가면 잘 녹는 것을 줄 수 있습니다. 이런 음식은 가능하면 아가 스스로 집어 먹을 수 있도록 아가 식탁에 놓아 주는 것이 좋습니다. 씹는 연습을 하는 데 중요하고 근질근질한 잇몸에 자극을 주는 데도 좋으며, 또 무엇보다도 스스로 음식을 먹는 좋은 식사습관을 형성하는 데 도움이 됩니다. 그리고 아직은 씹어서 먹어야 하는 음식이나, 찰떡처럼 입안이나 목안에 달라붙기 쉬운 음식은 질식의 위험이 있으니 주지 마세요.

핑거푸드 구역질과 질식

하임리히법

• 한곳에 앉아서 먹게 하세요

이유식은 반드시 한자리에 앉아서 먹게 가르쳐야 합니다. 물론 간식을 먹게 되면 그때도 식사할 때와 마찬가지로 반드시 정해진 장소에서 격식을 갖추어 먹이는 것이 아가의 버릇들이기에 도움이 됩니다. 아가용 의자에 앉혀서 안전벨트를 채우고 엄마와 마주 앉아서 먹이세요. 간식을 들고 아가 뒤를 따라다니며 수시로 먹이면, 식사 습관이 엉망이 될 뿐만 아니라 충치가 생기기 쉽습니다.

아직은 젖이 아기의 주요 열량원이에요

이유식을 잘 먹이라는 소아과 의사의 권유에 자나깨나 이유식만 생각하다 보면 엄마 젖이나 분유보다 이유식을 더 많이 먹이는 경우가 종종 있습니다. 이것은 곤란합니다. 특히 돌 이전의 아가는 이유식만으로 영양을 보충할 수 없습니다. 이유식과 엄마 젖이나 분유는 영양과 수분 함량이 다릅니다. 그리고 먹이는 목적 또한 다릅니다. 엄마 젖이나 분유는 이유식에 비해 지방의 함유량이 높은데, 이 지방은 아가의 두뇌발달이나 신체발육에 필수적인 것입니다. 특히 생후 6개월 이전의 아가는 하루 필요한 열량의 반 이상을 지방에서 얻습니다. 따라서 이유식을 준다고 해서 엄마 젖이나 분유의 양을 너무 많이 줄여서는 곤란합니다. 모유나 분유는 하루에 적어도 500~600cc 정도는 먹어야 하고, 보통 700~800cc 정도는 먹게 됩니다. 그러나 아가의 몸무게가 많이 나가지 않는 한 하루에 960cc 이상 먹는 것은 바람직하지 않습니다. 생후 8개월이 되어도 하루에 필요한 열량 중 35% 정도만 이유식에서 얻는다는 것 알아두세요.

콩 음료는 수유를 대신할 수 없습니다

콩 음료를 젖과 섞어 먹이거나 젖 대신 먹이는 것, 혹은 간식으로 주는 것은 권장하지 않습니다. 가장 좋은 것은 돌까지 엄마 젖을 먹이면서 고형식으로 이유

> **아기가 집어 먹으려는 행동을 도와주세요!!**
> 아가가 음식을 손으로 집어 먹으려고 할 때 손을 탁 치고 음식을 뺏고 손을 닦아 주고는 숟가락에 이유식을 담아서 아가에게 먹으라고 주는 엄마들이 아주 흔합니다. 하지만 이런 행동은 아가의 입장에서 보면 참으로 황당할 수 있는 행동입니다. 음식을 먹으려는데 먹지 못하게 뺏고는 금방 다시 음식을 먹으라고 입에 넣어 주는 것은 아가들에게는 헷갈릴 수 있는 행동입니다. 7~8개월이 되어 아가가 음식을 집어 먹으려는 행동은 아가가 스스로 먹으려 하는 자발심의 표현입니다. 이렇게 집어 먹는 것은 적극적으로 도와주어야 하고 아가가 집어 먹을 수 있는 음식을 아가 앞에 놓아 주어야 합니다. 이렇게 스스로 음식을 집어 먹는 아가는 나중에도 스스로 음식을 잘 먹게 됩니다.

중기 이유식의 흔한 실수

⊗ 밥을 물에 말아 준다	밥을 물에 말아 주면 나중에 음식을 씹지 않고 삼키는 경우가 많기 때문에 피하는 것이 좋습니다.
⊗ 밥에 국을 찍어 준다	장국이나 어른들이 먹는 국에 이유식을 적셔서 주면 잘 먹습니다. 어른들의 국은 간이 되어 있기 때문입니다. 아가들도 간을 한 것을 더 잘 먹습니다. 하지만 돌 전에는 음식에 간을 해서는 안 되므로 어른 국에 적셔 주어서는 안 됩니다.
⊗ 밥알을 입에 넣어준다	이 시기 아기들은 한 번에 큰 숟가락으로 푹 떠서 두 숟가락 이상 먹는 경우가 별로 없습니다. 9~10개월이 되어도 대부분의 아이가 두 숟가락에서 멈춥니다.
⊗ 김치를 준다	김치는 영양이 풍부한 식품이라며 어릴 때부터 먹는 연습을 해야 한다는 분도 있습니다. 하지만 김치는 짠 음식이므로 돌 전에는 주어서는 안 됩니다.
⊗ 이유식과 수유를 따로 한다	이유식과 수유를 따로 진행하면 하루 종일 먹다가 볼일 다 봅니다. 다만 7~9개월이 되어 한 끼에 충분한 양의 이유식을 먹게 되면 이제 따로 먹일 때가 된 겁니다.
⊗ 한자리에서 먹이지 않는다	이유식은 반드시 한자리에 앉아서 먹게 해야 합니다. 처음에 아기들은 한번 자리를 떠서 엄마의 눈치를 봅니다. 그런데 자리를 떠나도 엄마가 별말 없이 따라와서 주면 이제는 한 곳에서 먹지 않고 놀다가 엄마가 먹여 주기를 기대합니다.

식을 차근차근 진행하는 것입니다. 만약 엄마 젖을 먹일 수 없을 때는 돌까지 분유를 먹이세요. 두유는 두 돌까지는 권장하지 않습니다. 돌이 지나 아가가 젖으로부터 독립을 한 뒤에는 하루에 2컵 정도의 생우유를 컵으로 먹이는 것이 좋습니다.

제대로 만든 인스턴트 이유식이라면 먹일 수도 있습니다

여기서 말하는 인스턴트 이유식은 가루로 된 이유식이 아닙니다. 집에서 만들어 먹는 요리 재료나 이유식 요리를 병조림이나 통조림으로 만든 것을 말합니다. 권장하지는 않지만 이유식을 만들어 먹일 수 없는 경우는 먹일 수도 있습니다. 아가를 위한 인스턴트 음식은 어른 것과는 달리 소금, 설탕, 지방, 조미료가 들어가 있어서는 안 됩니다. 따라서 어른들이 먹는 통조림을 아가에게 먹이는 것은 피해야 합니다. 그리고 병조림 상태의 아가 이유식을 구입할 때는 반드시 유효기간을 확인하세요. 개봉한 뒤 아가의 체온 정도로 중탕을 해서 데워 먹이는 것이 좋습니다.

후기 이유식,
무엇을 어떻게 먹일 것인가?

후기 이유식의 원칙은 이렇습니다

일반적으로 생후 9개월이 되면 아가 몸이 커지고 활동량도 늘기 때문에 이유식을 적극적으로 먹이지 않는다면 엄마 젖이나 분유만으로는 영양을 모두 보충할 수 없습니다. 이제 조금 있으면 돌이 되고 돌이 되면 어른처럼 하루 세 끼 식사가 주식이 되어야 하기 때문에 덩어리 많은 이유식 먹는 연습을 해야 합니다. 생후 9개월부터 이유식 후기가 시작된다고 정해 두었지만, 앞에서도 말했듯이 모든 아가에게 똑같이 적용되는 것은 아닙니다. 똑같은 나이에 시작을 해도 아가가 잘 못 먹으면 이유식 고삐를 늦추기도 하고, 또 반대로 이유식 진행이 원만하고 건강에 문제가 없는 아가라면 조금 앞서 진행할 수도 있습니다. 아가의 특징이나 발달상황에 따라 적당히 조절하는 것이 필요합니다.

• 이유식 양이 늘지만 모유나 분유도 먹여야 해요

만 9개월이 되기 전에 대개의 아가들은 하루에 세 끼의 덩어리 많은 이유식과 두 번의 간식을 먹게 됩니다. 9~11개월의 아가는 대충 하루에 700 kcal를 먹게 되는데, 모유나 분유로 하루에 400 kcal 정도 먹고, 나머지 300 kcal 이상을 이유식과 간식으로 먹게 됩니다. 다시 말하면 모유나 분유를 하루에 600cc 정도 먹고 나머지는 덩어리 많은 이유식에 고기, 채소, 과일 등을 충분히 같이 먹고 있어야 합니다. 우리 엄마들이 흔히 생각하는 것보다는 이유식을 더 많이 먹게 됩니다. 간혹 이유식만 먹고 모유나 분유를 적게 먹는 아가도 있는데 이것은 곤란합니다. 두뇌가 급속히 발달하는 두 돌까지는 모유나 분유에 많이 함유된 지방이 매우 중요한데 이 나이에는 하루에 적어도 500~600cc는 먹어야 합니다. 참고로 최근에 세계보건기구(WHO)가 발표한 자료에 따르면 선진국 모유수유아의 평균적인 열량섭취량은 6~8개월에 615kcal, 9~11개월에 686kcal, 12~23개월에 894kcal입니다. 그 중 모유와 이유식으로 얻는 각각의 열량 섭취량은 6~8개월에 486kcal(모유 694cc에 해당)/130kcal, 9~11개월에 375kcal(모유 536cc에 해당)/310kcal, 12~23개월에 313kcal(모유 447cc에 해당)/580kcal입니다.

• 손으로 집어 먹을 수 있는 간식을 주세요

아가가 9개월쯤 되면 이제 간식은 잇몸으로 으깰 수 있는 것을 주십시오. 아직 잘게 부수지 못하기 때문에 크기가 큰 것을 주면 목구멍에 걸려 위험할 수 있으니 잘게 잘라 주어야 합니다. 손으로 집어 먹을 수 있는 것으로는 익힌 감자, 익힌 채소 조각들, 구운 빵 조각, 푹 익힌 당근이나 브로콜리, 사과·바나나·배·복숭아 등 과일의 작은 조각, 마카로니, 아가용 비스킷, 닭고기 조각 등이 있습니다. 아가가 자기 스스로 음식을 선택해서 손으로 직접 집어 먹으면 두뇌발달에 정말 큰 도움이 된다는 것은 잊지 마십시오.

• 식사 분위기를 익히게 해주세요

이제 이유식을 할 때는 아가의 식사라는 인식하에 나름대로의 격식을 갖추어 주는 것이 좋습니다. 의자나 자리에 앉아서 어른들과 같이 식사 분위기를 익히면서 먹어야 합니다. 그리고 모유나 분유를 컵으로 먹는 연습을 하고 있는 것이 좋습니다. 이 시기에 컵으로 먹이는 연습을 하지 않으면 돌 지나서 우유병을 끊으려 할 때 아예 우유를 거부하는 상황이 생길 수 있습니다. 아이 스스로 음식을 집어 먹으며 먹는 즐거움을 느끼게 해주어야 하며, 잘하지 못하더라도 숟가락을 들고 먹는 연습도 해야 합니다. 식사는 한자리에 앉아서 먹는 것을 가르쳐야 합니다. 자리 떠나 돌아다니는 아가를 쫓아다니며 먹여 주는 일은 없도록 하십시오. 이제는 식사 시간과 간식 시간의 틀을 잡아 주는 것이 좋습니다.

5가지 식품군을 골고루 주세요

이유식을 먹일 때는 밥, 채소, 고기, 과일, 모유나 분유 등 5가지 식품군을 골고루 주는 것이 좋습니다. 여기서 고기란 소고기, 닭고기뿐만 아니라 생선, 계란, 콩 종류까지 포함해서 말하는 것입니다. 알레르기나 건강상 별다른 문제가 없다면 지금껏 조심조심 먹여 왔던 식품을 적극적으로 이용할 수 있습니다. 다시 말해서 식탁에 오르는 대표적인 자연식품은 거의 다 먹일 수 있어, 엄마는 이유식 재료를 선택하는 데 편해집니다. 그렇다고 어른 식탁에 오르는 음식을 그대로 먹일 수 있다는 말은 아닙니다. 음식을 살짝 짓이기거나 좀더 무른 상태로 만들어 주세요. 또 소금이나 설탕, 간장 등은 가능하면 사용하지 말고 사용하더라도 아주 소량만 사용할 수 있습니다. 기름 많은 고기도 먹이지 말아야 합니다. 이 시기에도 이유식은 따로 만들어 주는 것이 원칙입니다. 어른 음식을 주고 싶을 때는 양념이나 조미를 하기 전에 덜어 내어 따로 주어야 합니다.

몸에 좋다고 특정 음식만 먹여서는 안 됩니다

요즘은 건강에 대한 관심들이 높아져서 아가를 더 잘 키우려고 노력하는 분들이 많습니다. 간혹 정확한 지식이 없이 막연히 더 나을 것 같다는 추측으로 한두 가지 음식을 편식하게 하는 엄마들도 있는데, 아가는 음식을 골고루 먹는 것이 가장 중요합니다. 한 가지 예를 들면 요즘 일부 엄마들 가운데 분유 대신 심지어는 이유식 대신에 콩으로 된 대용식을 아가 주식으로 하는 엄마들도 있습니다. 콩 음료는 영양 성분상 분유를 대신할 수 있지만, 아가 성장에 필수적인 단백질이나 미네랄 공급에서 분유나 우유를 대체할 만큼 만족스럽지는 않습니다. 이들 음식들도 적당히 먹일 수는 있어도 무조건 좋다고 많이 먹이면 성장기의 아가에게 좋을 것이 없습니다.

후기에도 모유와 분유를 먹여야 하는 이유

아가의 위는 아직 작고 기능이 약해 어른처럼 한 번에 많이 먹을 수 없습니다. 그 반면 체내 신진대사가 활발하고 몸의 성장 속도가 빠르며 활동량도 많은 편이기 때문에 조금 먹어도 열량이 높은 것을 먹어야 합니다. 모유와 분유는 이처럼 적게 먹고도 많이 먹은 것과 같은 효과를 내기 위한 아가의 먹거리로 손색이 없습니다. 아가에게 가장 좋은 것은 모유이고, 그 다음으로 좋은 것이 모유 성분을 토대로 만든 분유입니다. 모유와 분유에는 적은 양으로도 높은 칼로리를 내며 체내 흡수율이 매우 높은 양질의 지방이 함유되어 있는데, 특히 모유와 분유의 지방은 아가 두뇌발달을 위해서도 반드시 필요합니다. 아가가 먹는 젖에는 몸에 좋은 DHA라는 성분이 들어 있다는 것, 엄마들도 다 아실 겁니다. 특히 모유의 지방은 아가에게 최고 품질의 영양이 됩니다. 반면 분유는 모유와 같은 성분의 지방을 인위적으로 첨가해 흡수율이 모유만큼 높지 않지만, 그래도 모유를 먹지 못하는 아가에게는 분유만큼 비교적 안전하면서 양질의 지방을 섭취할 수 있는 식품은 찾기 어려울 겁니다. 따라서 돌까지는 이유식과 함께 모유나 분유를 챙겨 먹이는 것이 바람직합니다. 참고로 모유는 적어도 돌까지는 먹이는 것이 좋고, 돌이 지나서도 엄마와 아가가 원하면 얼마든지 더 먹여도 좋습니다.

밤에 안 먹고도 잠을 잘 잘 수 있습니다

이 시기의 아가는 밤에 잠자리에 들면 배고파 깨는 일 없이 9~10시간을 내리 자는 게 좋습니다. 그러기 위해서는 만 2개월부터 젖이나 분유를 먹인 후 눕혀서 스스로 잠드는 연습을 시키고, 밤에 깬다고 배고프지 않은 아가에게 바로 젖부터 물리는 것은 피하는 것이 좋습니다. 이렇게 수면 교육을 시키면 빠르면 3~4개월, 늦어도 6개월이 되면 상당수의 아가들은 밤에 깨지 않고 푹 잘 수 있습니다. 6~9개월이 되었는데 밤에 수차례 깨서 젖을 물려야만 잠을 자는 아가 때문에 엄마가 힘들다면 이제는 밤중 수유를 서서히 끊는 것이 좋습니다.

이유식 후기에도 역시 간은 하지 않아요

이유식 때 설탕이나 소금간은 가능하면 피하는 것이 좋습니다. MSG 역시 건강상 문제는 없지만 미각적인 문제 때문에 이유식에 첨가하는 것은 권장하고 싶지 않습니다. 대신 파, 마늘, 양파, 계피 같은 식재료를 사용하여 아가의 구미를 맞추는 것은 중기부터도 가능합니다.

기름은 소량 사용할 수 있습니다

지방은 일반적으로는 따로 첨가하지는 않지만, 필요한 경우 소량을 사용하는 것은 문제가 되지 않습니다. 기름을 사용할 때는 우리 몸에 좋은 지방인 불포화지방이 많은 올리브유나 참기름 같은 것은 좋고 버터 같은 것도 소량을 간혹 사용하는 것은 문제가 되지 않습니다. 하지만 전이지방이 많은 마가린 같은 것은 피하는 것이 좋습니다. 이유식에 이용되는 동물성 식품에 함유되어 있는 지방이나 젖으로 섭취하는 지방만으로도 아가에게 충분하기 때문에 너무 기름진 이유식을 만들어 주면 지방을 과잉 섭취할 염려가 있으니 주의하십시오.

이유식은 3회, 모유는 이유식을 먹은 후에

하루 세 끼 이유식을 먹게 된 아가의 식사는 어른의 식사시간에 맞추는 것이 좋습니다. 그리고 이유식 먹는 시간이 정해지면 되도록 매일 같은 시간에 이유식을 먹을 수 있도록 해주세요. 이처럼 규칙적으로 이유식을 먹는 것도 올바른

기름과 버터
주의사항

이유식과 수유
붙여 먹이면
안 될까요?

식습관을 들이는 데 아주 중요합니다. 식사 3번에 간식 2~3회를 일정하게 먹이는 것이 좋습니다. 시도 때도 없이 조금 조금씩 아가에게 먹이는 것은 식사 습관을 나쁘게 만들 뿐만 아니라 치아를 썩게 하는 지름길입니다.

• 이제는 이유식과 수유를 띄우는 것이 좋습니다

이유식 초기에는 모유와 이유식을 붙여서 먹이는 경우가 흔합니다. 그렇지 않으면 수유 횟수가 많기 때문에 하루 종일 먹다가 볼 일 다 봅니다. 9개월이나 그 전이라도 한 번에 이유식 먹는 양이 많아지고 수유 횟수가 줄면 이제는 이유식과 수유를 따로 먹이는 것이 좋습니다. 하지만 빵 종류를 먹거나 수분이 적은 이유식을 먹는 경우 이유식 먹을 때 수유를 같이 해도 상관은 없습니다. 절대 금지 이런 개념은 아니란 이야기입니다.

• 한 끼에 적어도 120cc의 이유식을 먹어야 합니다

이유식 후기는 중기에 비해서 이유식에 기대하는 영양이 전체 영양의 3분의 1에서 많게는 반까지도 되기 때문에 한 번에 먹는 양도 늘리고 식사 횟수도 어른과 마찬가지로 하루 세 끼를 줍니다. 따라서 이유식 후기에 접어든 아가는 한 끼에 덩어리가 많은 이유식을 적어도 120cc 이상 먹어야 합니다. 잘 먹는 아가는 아가 밥그릇으로 반 공기 이상 먹을 수 있습니다. 하지만 너무 많이 먹이면 젖 먹는 양이 줄어듭니다. 이 시기에는 모유나 분유를 적어도 500~600cc는 먹어야 합니다.

밥은 질게 지어서 주세요

이유식 후기에 접어들면 죽보다는 잇몸으로 씹을 수 있도록 어느 정도 진밥을 주어야 합니다. 하지만 어른이 먹는 밥은 아직 무리입니다. 아직 아가의 씹을 수 있는 능력이 그 정도까지 발달하지 않았기 때문입니다. 어른이 먹는 밥을 후기 초반이나 그 이전에 일찍부터 먹이면 소화불량이 될 수도 있고, 아가의 먹는 양도 늘지 않습니다. 또 밥을 일찍 먹은 아가치고 고기와 채소를 잘 먹는 아가가 드뭅니다. 돌까지는 밥알이 어느 정도 살아 있는 된죽이나 진밥을 따로 만들어 먹이는 것이 바람직합니다. 그래야 씹는 연습을 제대로 해서 나중에 단단한 음식도 잘 먹을 수 있게 되고 먹는 양도 차츰 늘려 갈 수 있습니다.

채소와 고기 등은 부드러운 덩어리로 주세요

식품에 따라서 다르긴 하지만 이제 예전처럼 이유식 재료를 곱게 다지거나 갈아서 사용하지 않아도 됩니다. 아가가 잇몸이나 혀로 으깰 수 있을 정도로 부드럽게 조리한다면 사방 3~7㎜ 정도 크기인 덩어리도 잘 먹을 수 있어요. 섬유질이 질기고 단단한 채소는 푹 익혀서 부드럽게 만들어서 먹이세요. 또 고기 역시 이유식으로 주는 동안은 기름이 없는 살코기를 푹 익혀 잘게 썰어 으깨 주는 것이 좋습니다. 소고기 같은 경우 그래도 너무 질긴 경우 키위나 배, 무처럼 고기를 부드럽게 만드는 식재료를 같이 사용해서 조리하거나 압력 냄비를 사용해서 조리하면 좋습니다.

아가에게 숟가락을 쥐여 주세요

물론 숟가락보다는 손으로 집어 먹는 연습이 우선입니다. 처음에는 손으로 음식을 집어 먹게 하고 그게 좀 되면 숟가락을 쥐여 주십시오. 처음에는 엄마가 숟가락으로 먹여 주지만, 8개월쯤 되면 아가에게 숟가락을 쥐여 주고, 시간이 지나면서 아가 스스로 숟가락을 사용해서 먹게 시도하고 이유식 후기가 되면 이유식할 때마다 숟가락을 사용하게 기회를 주세요. 물론 처음에는 숟가락을 장난감 대신 가지고 놀기도 하는데, 너무 욕심내지 마시고 숟가락을 쥘 수 있다는 사실에 만족하는 것이 좋습니다. 시간이 좀 지나면 숟가락을 어떻게 잡는지 알게 되고 엄마가 사용하는 것을 보면서 숟가락이 입으로 들어가야 한다는 것도 알게 됩니다. 그래도 숟가락을 뒤집어 잡고 입에 넣는 등 숟가락 사용이 서툽니다. 엄마가 옆에서 숟가락을 바로잡는 것을 자꾸 보여 주고, 아가가 제대로 숟가락을 쥐게 되면 숟가락 위에 음식을 얹어 주십시오. 이때 처음부터 아가가 바로 숟가락 위에 얹어 준 음식을 입에 넣을 것이라고 생각한다면 여러분이 순진한 것입니다. 숟가락에 음식을 얹어 주어도 처음부터 잘 먹는 아가는 없습니다. 음식을 흘리기도 하고, 숟가락으로 장난을 치느라 음식을 이곳저곳으로 날려 보내기도 합니다. 아가가 흘리는 모습을 그냥 두고 보지 못하는 엄마들이 많습니다. 하지만 흘리는 것이 겁난다고 항상 엄마가 먹여 준다면 아가는 스스로 먹는 법을 배울 수 없습니다.

• 아가를 믿고 도와주세요

우리 아가는 잘 안 된다고 하소연하는 분도 있는데, 일단 아가를 믿어 보십시오. 엄마가 믿어 주면 아가도 숟가락을 사용하는 데 자신감을 가질 수 있습니다. 물론 아가마다 약간씩 차이가 있어서 좀 늦는 아가도 있지만, 숟가락을 사용해야 한다는 것을 확실하게 인식시켜 주려는 노력은 해야 합니다. 연습이 되면 조만간 아가 스스로 숟가락을 사용해서 먹게 됩니다. 처음에는 아가 혼자 먹을 수 없기 때문에 엄마가 먹여 주기도 해야 합니다. 그리고 돌까지는 아직 아가 혼자서 잘 먹을 수 없기 때문에 아가가 들고 있는 숟가락에 음식을 얹어 주는 것이 좋습니다. 조금만 도와줘도 흘리거나 버리는 음식을 줄일 수 있습니다. 돌이 지나면 아가도 이제 손을 사용하는 것이 어느 정도 익숙해져서 스스로 숟가락을 제법 사용하게 됩니다. 아가가 입까지 숟가락을 잘 가져갈 수 있다고 판단되면, 이제 아가 혼자서 먹을 수 있게 내버려 두십시오. 배고플 때 이런 시도를 하는 것이 더 성공할 확률이 높습니다. 하지만 돌이 지나도 얼마 동안은 밥을 푸거나 반찬을 집기가 힘들기 때문에 숟가락에 음식을 얹어 주는 정도는 도와줄 수 있습니다.

• 어지럽히는 것을 두려워하지 마세요

이유식의 후기에 들면 아가들은 특히 잘 어지럽힙니다. 손으로 먹는 음식을 주면 반은 먹고 반은 흘리는 아가도 있습니다. 컵으로 마실 것을 주면 반은 방바닥에 흘립니다. 이렇게 흘린다고 걱정하실 필요는 없습니다. 어질러 본 아가들이 나중에 혼자서 더 잘 먹고 더 깨끗하게 살아갑니다. 아가가 많이 어지럽 힐 때는 우선 아가가 먹던 것을 치우십시오. 그리고 조금 지난 후에 어지럽히지 말고 먹어야 한다는 것 을 말해 준 후에 다시 주십시오. 음식을 흘리고 어지 럽히던 아가들도 두 돌이 지나면 흘리는 것을 싫어 하고 깔끔을 떠는 경우가 많으므로, 아가가 어지럽 히며 먹는다고 걱정할 필요는 없습니다. 하지만 아 가가 어지럽히는 것이 두려워 아가에게 숟가락을

쥐여 주지 못한다면 앞으로 이유식은 물론 유아식의 진행이 원만하기는 어렵 습니다. 엄마가 언제까지 숟가락을 들고 따라다니며 밥을 먹일 수는 없겠지요. 식사 후에는 가볍게 목욕을 시키면 되고, 청소가 귀찮다면 방바닥에 비닐 커버 나 신문지 같은 것을 미리 깔아 두면 도움이 될 것입니다.

음식을 가지고 노는 아가에겐 단호한 태도를 보여주세요

아가가 음식을 먹어 보겠다고 흘리는 것이야 어쩔 수 없다지만 음식을 가지고 노느라 흘리는 것은 좋은 습관이 아닙니다. 혼자서 의욕적으로 먹어 보겠다고 하다 흘리는 것은, 아가에게 있어 학습의 의미가 있습니다. 물론 아가에게는 음 식이 장난감처럼 보이는 것이 당연합니다. 물렁물렁하고 따뜻한 촉감이 좋을 수도 있고요. 그런 호기심이 식사와 연결된다면 상관없지만 먹지는 않고 자꾸 놀기만 할 때는 우선 아가가 먹던 이유식을 치우세요. 그리고 잠시 지난 후에 어지럽히지 말고 먹어야 한다는 것을 말해 준 뒤 다시 주십시오. 이런 식으로 엄마가 단호하게 대처하면 아가도 결국에는 그 의미를 알아듣게 됩니다.

영양 섭취에 신경 쓰되 집착하진 마세요

생후 9~11개월, 즉 이유식 후기에 접어든 아가가 예전에 비해서 이유식으로 만 족시켜야 할 영양이 늘어난 것은 사실입니다. 하지만 아직 하루 필요한 열량

중 50~60% 정도를 엄마 젖이나 분유로 섭취해야 하는 시기이므로 이유식의 영양 문제를 지나치게 고민하지 않아도 좋습니다.

• 고기를 먹이는 데 신경 쓰십시오

이 시기에 가장 신경을 써야 하는 것은 바로 고기를 먹이는 것입니다. 특히 모유를 먹이고 있는 경우는 6개월부터 고기를 먹이는 것이 중요하며 고기를 잘 먹이지 않는 경우 철분 부족으로 심각한 문제가 생길 수도 있습니다. 고기는 어른과는 달리 성장기의 아가에게는 매우 중요한 음식으로 매일매일 줘야 합니다. 소고기와 닭고기 같은 것이 좋은데 기름기 없는 부위로 주는 것이 좋습니다. 9개월쯤에는 하루에 20g의 고기를 먹는 아가도 고기 좀 더 먹어도 상관없습니다. 간혹 아토피피부염이 있다고 고기를 먹이지 않는 엄마들이 있는데, 아토피피부염이 있어도 고기는 함부로 제한하면 안 됩니다. 도리어 고기를 제대로 먹여야 피부 재생이 잘 되어서 아토피피부염이 좋아지는 데 도움이 됩니다. 특정 고기를 먹어서 문제가 있다면 문제가 없는 종류가 다른 고기를 먹이는 것이 중요합니다. 생선도 예전에는 아토피피부염이 있을 때는 세 돌이 넘어서 시작하는 것을 권장했습니다만, 이제는 먹어서 이상이 없는 경우 이유식 초기, 중기에 시작해도 됩니다.

• 기본 영양은 한 끼 식사에 쌀죽과 두 가지 이상의 식품군을 같이 먹이면 됩니다

이유식 영양에 집착하지 말라는 말이 신경 쓰지 말라는 이야기는 아닙니다. 기본적으로 이유식 후기에는 한 끼 이유식에 세 가지 식품군 이상을 포함해야 합니다. 쉽게 말하면 쌀죽에 두 가지 식품군을 같이 먹이면 됩니다. 보통 색깔이 아주 다른 식품을 이용하는 것이 영양학적으로 유리합니다. 하지만 영양의 불균형을 우려해서 너무 여러 가지 음식을 섞어 먹이려 하는 것은 맛으로 보나 영양으로 보나 바람직하지 않습니다. 또 엄마 역시 매끼 그렇게 챙겨 먹이려다 보면 얼마 못 가서 지치게 될 것이고 이유식 스트레스에 시달릴 것이 분명합니다. 쉽게 생각해서 쌀죽에 고기와 채소 한두 종류를 섞으면 됩니다.

간식도 주의하세요

이 시기에 가장 주의해야 할 것은 달고 짜고 기름진 음식이나 군것질거리들입니다. 간혹 아가 소화를 돕는다고 콜라나 사이다를 주는 경우가 있습니다. 또 어른이 먹던 스낵 종류를 아가 손에 들려 주는 일도 흔히 볼 수 있습니다. 스낵 종류는 지방과 염분, 또 첨가물이 많이 들어가 있다는 것 아시죠. 음료 한 모금, 과자 한 개인데 어떨까 싶은 마음에 주는 것이겠지만, 한번 맛들이면 쉽게 끊을 수 없으므로 주의해야 합니다.

식사 중에는 텔레비전을 끄세요

식사시간에는 텔레비전을 보여 주어서는 안 됩니다. 특히 엄마 아빠가 텔레비전을 보면서 식사하는 습관이 있는 분들이라면 아가와 밥을 먹을 때는 텔레비전을 끄도록 의식적으로 노력하셔야 합니다. 식사란 가족이 같이 하는 것입니다. 텔레비전이라는 이방인이 끼게 되면 아가는 엄마 아빠가 식사하는 모습을 보기보다는 텔레비전에 더 관심을 가지게 됩니다. 그러면 엄마 아빠와 함께 식사를 하는 분위기를 익힐 수도 없고, 올바른 식사습관을 갖기도 힘들어집니다.

완료기 이유식, 무엇을 어떻게 먹일 것인가?

완료기 이유식의 원칙은 이렇습니다

이제 아가는 식탁 위에 놓인 엄마 아빠의 음식을 함께 먹을 수 있습니다. 물론 아직은 아가 음식을 별도로 만들어야 하는 일이 더 많겠지만, 짜거나 맵지 않은 부드러운 음식이라면 엄마 아빠 것을 주어도 상관없다는 것입니다. 이번 기회에 식탁에서 맵고 짜고 기름진 음식 등을 치워 버리는 것은 어떨까요? 아가 음식을 따로 만들지 않아 엄마의 일손을 덜 수 있고, 어른들의 건강도 챙길 수 있을 테니까요. 아직 간에 익숙하지 않은 아가라는 점을 감안해서 간을 하더라도 어른 입에 매우 싱겁다는 느낌이 드는 것을 주고, 어른 음식보다는 좀더 부드럽게, 또 목에 걸리지 않도록 잘게 썰어 주는 것을 잊어서는 안 됩니다.

· 모유를 줄이고 하루 세 끼 식사를 규칙적으로 합니다

돌이 지나면 모유나 분유보다는 하루 세 끼 이유식과 간식이 주식이 됩니다. 식사량이 부쩍 늘어 하루 영양의 70%를 밥과 반찬으로 먹고, 모유나 분유의 영양은 30% 정도 됩니다. 양으로 따지면 하루에 500cc 정도의 모유나 분유를 먹고 나머지는 하루 세 끼 식사와 간식으로 신체 발달과 발육에 필요한 영양을 공급받게 됩니다. 바로 이 시기를 이유식 완료기라고 할 수 있습니다. 이 시기가 되면 엄마 아빠와 마찬가지로 반찬이 골고루 갖춰진 식탁에서 밥을 먹는 것이 정상입니다. 시기적으로는 생후 12개월에서 생후 18개월 정도까지의 시기를 말합니다. 그 이후는 성인식과 거의 다름없는 유아식을 먹게 됩니다. 참고로 돌이 지나서도 모유를 하루에 두 번 먹는 아가라면 굳이 생우유를 따로 챙겨 먹일 필요는 없습니다.

• 아가 스스로 숟가락을 사용할 수 있습니다

돌이 지나면 이제는 손으로 음식을 잘 집어 먹고 숟가락을 스스로 사용할 수 있습니다. 연습을 잘 하면 18개월쯤에는 혼자서 숟가락으로 음식을 잘 먹을 수 있습니다. 스스로 숟가락을 이용해서 음식을 잘 먹으면 엄마 아빠가 밥을 먹을 때 아가가 먹는 음식을 같이 놔줘서 아가 스스로 먹게 합니다. 아직 잘 먹지 못하는 아가라면 식사시간에는 손으로 집어 먹을 수 있는 음식을 주거나 잘 먹지 못하더라도 숟가락으로 혼자서 먹을 음식을 주고 좀 지켜보면서 먹는 것을 도와줍니다. 손으로 집어 먹는 음식으로는 감자나 고구마, 고기를 잘 익혀서 잘게 썰어 줘도 좋고, 구운 식빵이나 바나나 같은 것을 잘게 썰어 줘도 좋습니다.

• 하루에 2~3회 간식을 주세요

아직 위가 충분히 늘어나지 않아 하루 세 끼 식사만으로는 배가 고플 수 있습니다. 아침과 점심 사이, 점심과 저녁 사이에 아가에게 간식을 먹이세요. 아침과 점심 식사 간격은 그다지 길지 않아 아가에 따라 간식이 필요 없는 경우도 있지만, 점심과 저녁 식사 간격은 길기 때문에 간식을 챙겨 먹이는 것이 좋습니다. 간식으로는 가볍게 먹을 수 있는 것을 주세요. 예를 들어 과일도 좋고, 고구마나 감자를 찌거나 구워서 주는 것도 좋습니다. 너무 기름진 것이나 칼로리가 많은 것은 피해서 주십시오. 물론 양도 적게 주어서 간식으로 배를 채우는 일이 없도록 해야 합니다. 밥을 안 먹는 원인이 될 수 있으니까요.

어른이 먹는 음식을 먹을 수 있습니다

생후 12개월이 되면 어른이 먹는 바로 그 음식을 아가도 먹을 수 있습니다. 물론 아가들이 먹을 수 있게 조리 방법에 더 신경을 써야 합니다. 소금 간을 하지 말고 김치처럼 짠 음식도 먹이지 말고 양념은 좀 줄이는 것이 좋습니다. 또 큰 음식은 작게 잘라 주고 딱딱한 것은 좀더 익혀 부드럽게 만들어 주세요. 엄마 아빠 식탁에 오른 음식 중에서 맵거나 짜지 않고 부드럽게 조리된 것, 또 너무 기름지지 않은 것이라면 아가도 먹을 수 있어요. 어른이 먹는 음식을 만드는 중간에 아이들이 먹을 음식을 덜어서 따로 조리해서 먹이면 편합니다.

5가지 식품군을 골고루 주세요

아가들은 음식을 골고루 잘 먹는 것이 매우 중요합니다. 쉽게 이야기하면 밥 종류, 고기 종류, 채소 종류, 과일 종류, 우유 종류를 골고루 잘 먹이면 됩니다. 약간 전문적으로 이야기를 하면, 우선 아가 체내의 각종 대사와 활동에 필요한 에너지원이 되는 주요 식품으로는 밥과 빵, 국, 감자, 고구마와 같은 당질 식품 군과, 생우유, 요구르트, 치즈 같은 양질의 유지방을 함유한 유지류 식품군이 있습니다. 유지류 식품군에는 달걀, 생우유, 치즈처럼 단백질이 풍부한 식품이 많이 포함되어 있는 것이 특징이기도 합니다. 또 아가 몸을 구성하고 성장에 반드시 필요한 소고기, 닭고기, 생선, 달걀, 콩류와 같은 양질의 단백질 식품군 과 채소와 과일처럼 각종 비타민과 무기질을 함유한 식품군을 골고루 섭취해 야 한다는 것을 잊지 마세요. 비타민은 단백질이나 지방, 당질을 소화시키고 흡 수시키는 보조 영양소이기도 하며, 아가에게 중요한 철분의 흡수를 돕는 영양 소이기도 합니다. 무기질 중에서도 철분과 칼슘의 섭취는 중요합니다. 철분과 칼슘은 주로 동물성 식품에서 섭취할 수 있으며, 채소에 함유되어 있는 경우도 있습니다. 하지만 동물성으로 섭취하는 편이 흡수가 잘 되어 조혈 작용을 원활 하게 합니다. 이처럼 모든 영양소를 골고루 섭취해야 영양소끼리 서로 상호 작 용을 하여 체내 흡수율이 높아지고 아가의 성장, 발달이 원활해집니다. 또 어릴 적부터 모든 식품을 골고루 먹는 습관을 들이면 편식하지 않게 되고, 어른이 되어 각종 성인병에 걸릴 확률이 줄어들게 됩니다.

돌이 되기 전에 먹이지 말라던 식품을 먹이되 원칙을 지켜야 합니다

이유식 완료기가 되면 그동안 먹이지 말라던 생우유와 꿀 같은 것을 시작할 수 있습니다. 생우유는 어린이용 제품보다는 어른이 먹는 일반 생우유를 먹이는 것이 더 낫습니다. 멸균우유보다는 저온 살균우유를 먹이는 것이 좋습니다. 생우유 대신 산양우유를 먹이는 것은 권장하지 않습니다. 두유 역시 권장하지 않습니다. 또 생우유를 먹일 수는 있지만 지나치게 많이 먹이지는 않는 것이 아가의 건강과 올바른 식습관을 형성하는 데 도움이 됩니다. 아주 소량이라면 된장, 간장, 소금 등으로 간을 할 수는 있지만 아직은 이유식이라는 점을 감안해 되도록 두 돌까지는 간을 하지 않는 것을 원칙으로 합니다. 설탕의 사용도 억제하도록 합니다. 소금도 그렇지만 설탕도 일단 단맛을 들이면 끊기 어려운 것 중 하나입니다. 과일도 너무 단 과일을 많이 먹는 것은 설탕을 많이 먹는 것과 마찬가지로 곤란합니다. 부디 지금껏 엄마가 노력해 온 것들이 아가의 건강과 좋은 식습관으로 연결될 수 있도록 계속 신경을 써 주십시오.

현미와 잡곡은 꼭 먹여야 합니다

간혹 현미나 잡곡을 아이들에게 먹이면 섬유질 때문에 영양소가 빠져나간다고 생각해서 먹으면 큰일 날 것처럼 생각하는 분들도 있습니다. 심지어는 일곱 살 이전에 현미 잡곡을 시작하지 말라고 잘못 알고 있는 사람들도 있습니다. 그럼 **현미 잡곡을 언제부터 시작할 수 있을까요? 답은 "이유식 초기부터 가능하다"입니다.** 이유식은 처음부터 흰쌀과 오트밀을 반반 섞어서 시작하는 것이 좋습니다. 현미를 사용해도 좋지만 가능하면 잡곡으로 첨가하는 것이 더 좋습니다. 그리고 식품군이 충분히 확보되고 난 후부터는 다른 잡곡도 이유식에 첨가할 수 있습니다. 실제로 외국에서는 현미나 오트밀로 만든 초기 이유식이 상품으로도 만들어져 팔리고 있습니다. 돌이 지나면 70~80% 잡곡을 이유식에 섞어주고 두 돌부터는 50% 이상의 잡곡을 섞어서 밥을 만들어 먹는 것이 건강한 식습관의 가장 중요한 원칙 중 하나입니다. 흰 쌀밥만 먹으면 당뇨병 걸리기 딱 좋습니다. 다만 현미와 잡곡은 충분히 불려서 요리를 하는 것이 소화를 잘 되게 해서 문제를 일으키지 않습니다.

현미 잡곡이 문제를 일으킨다고요? 우리나라 사람들이 옛날부터 먹었던 쌀밥은 요즘처럼 도정이 잘된 흰 쌀밥이 아니고 현미밥이었고, 그나마도 대부분 사람들이 먹던 것은 쌀밥이 아니고 보리밥이나 잡곡밥이었답니다. 어린 아기들에게도 지나치게 많이만 섞지 않는다면 현미 잡곡을 섞어 먹이는 것이 건강에 도움이 됩니다.

작고 부드럽게 만들어 주세요

어른이 먹는 밥을 먹을 수 있으며, 채소도 밥 정도의 굳기라면 충분히 먹을 수 있어요. 포도, 자두, 귤, 딸기, 오렌지처럼 과육이 부드럽고 매끄러운 과일은 길이 1~1.5cm 정도의 크기로 잘라 주는 것이 좋습니다. 이때 귤이나 오렌지는 질긴 속껍질을 벗기고 과육만 주도록 하세요. 사과나 배처럼 과육이 약간 단단한 과일은 작게 조각 내기보다는 두께가 1cm 정도 되게 길쭉하게 잘라 손에 쥐여 주어 아가 스스로 베어 먹게 하는 것이 좋습니다. 잘라서 줄 때는 깍둑썰기처럼 정사각형의 모양보다는 납작하게 썰어 주어야 아가가 먹기 쉽습니다. 또 소고기처럼 익히면 단단해지는 것은 잘게 다져 익혀 주고, 덩어리로 조리된 것은 잘게 찢어 주어야 합니다. 아니면 키위나 배, 무 같은 재료와 같이 요리해서 부드럽게 만들어 주거나 압력냄비를 이용해서 부드럽게 조리해 주세요. 아무리 부드럽게 조리되었다 할지라도 고깃덩어리나 소시지 덩어리 같은 것을 주어서는 안 됩니다. 삼키다가 숨이 막힐 위험이 있기 때문입니다.

식사 예절을 가르치십시오

예전부터 우리나라는 밥상머리 교육을 중요하게 여겼습니다. 저의 어린 시절만 해도 밥 먹는 아이가 돌아다닌다는 것은 상상도 할 수 없었더랬습니다. 식사 예절은 이유식 초기부터 배워야 합니다. 그리고 이제 돌이 되면 확실하게 식사 때 어떻게 해야 한다는 것을 알고 있어야 합니다. 그러기 위해서 이유식 먹을 때도 가능하면 가족과 함께 식탁에서 먹는 것이 좋습니다. 물론 아직도 지저분하게 흘리고, 마음대로 안 되면 소리를 지르거나 음식물을 던지기도 합니다. 하지만 아가는 분위기를 잘 파악할 수 있어, 그런 행동을 했을 때 엄마가 단호한 태도를 보이면 다시 해서는 안 된다는 것을 깨닫게 됩니다. 하지만 반대로 엄마가 입으로는 야단을 치지만 웃으면서 재미있어 하는 반응을 보이면, 아가는 이런 행동을 계속해도 좋다는 의미로 받아들일 겁니다.

아직 소근육 발달이 미숙하여 먹다 흘리는 것은 어쩔 수 없지만 음식으로 장난을 치는 것은 단호하게 버릇을 가르쳐야 합니다. 그렇다고 아가에게 숟가락을 주지 않고 엄마가 처음부터 끝까지 먹여 주어서는 안 됩니다. 스스로 먹는 것이 빠른 아이일수록 나중에 혼자서 잘 먹는다는 사실을 명심하여 지저분하게 먹더라도 너그럽게 봐주세요.

식사 중 자리를 뜨면 식사가 '끝난 것'

식사 도중에 자리를 뜨거나 TV 혹은 비디오를 보는 일은 없어야 합니다. 만일 아가가 어느 정도 식사를 하다 일어서려고 한다면 아가가 먹고 있던 것을 식탁에서 치워, 식사 중 자리에서 일어나는 것은 식사가 끝났음을 의미한다는 것을 명확하게 알려 주어야 합니다. 이때 중간에 배가 고파한다고 밥을 또 먹이거나 과자, 우유를 추가로 주지 말고 간식시간이나 식사시간까지 기다리게 해야 아가가 확실하게 깨달을 수 있습니다. 간식을 줄 때도 식사 적게 먹었다고 더 주는 일은 없어야 합니다. 또 식사는 반드시 일정한 자리에 앉아 먹게 해야 합니다. 특히 아가가 놀이에 너무 집중한 나머지 밥 먹을 생각을 하지 않을 때 놀고 있는 아가의 뒤를 따라다니며 밥을 먹이는 일은 없도록 하세요. 물론 가족 모두 아가의 올바른 식사습관을 위해서 바르게 식사하는 모습을 보여 주는 것도 매우 중요합니다.

식욕이 줄어드는 것은 성장 발달의 한 단계

돌이 지난 아가는 갑자기 식욕이 떨어져 먹는 양이 줄 수 있는데, 이는 정상적인 성장의 과정입니다. 이것은 지금껏 쑥쑥 몸무게를 불리던 아가가 이제는 내실을 다지기 위해 노력하기 때문이죠. 다시 말해서 육체적인 성장보다는 발달에 더 비중을 두기 때문에 생기는 현상입니다. 이 단계를 의학적인 용어로는 캐치-다운 그로스(catch-down growth)라 부르는데, 발달이 급격히 진행됨과 동시에 성장도 같이 진행된다면 아가가 힘들 수 있기 때문에 발달이 충분히 될 때까지 일단 성장이 둔화되는 현상을 말합니다. 대개 돌을 전후해서 이런 현상이 생기는데, 태어날 때 몸무게가 많이 나간 아가들은 이런 현상이 조기에 나타날 수도 있습니다. 심지어 생후 4~6개월에 캐치-다운 그로스 현상이 나타나기도 합니다. 또 반대로 캐치-업 그로스(catch-up growth)라는 현상도 있는데, 이것은 발달에 비해 몸무게가 적게 나가는 미숙아나 질병을 앓았던 아가의 경우 성장 속도가 더 빨라지는 것을 의미합니다.

편식이 생기기도 해요

이제부터 편식이 심해지는 시기입니다. 하지만 아가 편식이 심하다고 해서 끼니 때마다 제대로 먹이려고 아가에게 강요하다가는 도리어 식사에 대한 흥미를 잃어버릴 수 있기 때문에 주의해야 합니다. 아가가 어느 정도 먹다가 놀기 시작하면 식사가 끝났다고 생각하고 식탁을 치워 주세요. 다른 문제가 없다면 아가가 먹는 대로 내버려 두면 대개 며칠이 지나 다른 것을 먹게 됩니다. 긴 시간을 두고 보면 사실 아가는 먹어야 할 것들은 다 먹게 됩니다. 대충 2주간에 걸쳐서 여러 가지 식품을 골고루 먹는다면 걱정할 필요 없습니다. 다만 아가가 안 먹는다고 아예 음식을 조금만 준다거나 우유라도 먹여야겠다고 생각하여 생우유를 많이 먹이는 경우도 있는데, 이것은 곤란합니다. 가장 곤란한 것은 아가가 식사를 거부한다고 해서 간식으로 사탕이나 과일을 주어 배를 채워 주는 경우입니다. 이런 음식을 많이 먹이면 물론 배도 부르고 열량을 충분히 보충할 수는 있겠지만 아가의 성장 발달에 필

지방 섭취는 적당히 하세요

두 돌 이전의 아가는 특별히 지방 섭취를 제한하지 않습니다. 이 시기의 아가는 지방도 두뇌발달과 아가의 몸 성장을 위해서 중요한 영양성분입니다. 우유와 육류, 생선 등으로 필요한 지방은 섭취할 수 있습니다. 우유를 먹고 적당한 고기를 먹는 아가들은 튀긴 음식은 가능한 주지 않도록 합니다. 어릴 때 지방을 너무 많이 먹은 아가는 커서도 지방이 많은 음식을 즐겨 먹게 됩니다. 튀김보다는 기름을 약간만 둘러 구운 음식 정도는 문제가 되지 않습니다.

아기의 떨어진 식욕과 편식을 잘 극복하는 방법

엄마가 온갖 정성을 기울여 만든 이유식을 아기가 거부하면 엄마들은 무척 속상해하더군요. 이럴 때는 먹으라고 강요하고 애원하는 것보다 내버려두어야 아기가 더 잘 먹게 됩니다. 그리고 먹지 않는다고 해서 아기에게 무엇을 먹을지 물어보고 원하는 것을 주는 것은 곤란합니다. 아직은 아기가 음식의 영양적인 면을 잘 모르기 때문에 음식 이름을 가지고 선택을 유도하는 것은 바람직한 방법이 아닙니다. 일단 메뉴의 선택은 엄마가 하세요. 그리고 엄마가 만든 이유식을 먹고 안 먹고는 아기의 결정에 따라주세요. 만약 안 먹겠다고 고개를 저어도 대수롭지 않게 넘기세요. 배고프면 자연스럽게 먹게 될 테니까요. 그래도 아기가 잘 안 먹는 것이 마음에 걸린다면 다음과 같은 방법을 이용해 보십시오.

① 음식 차리는 것을 돕게 하세요

아직 엄마를 도와 식탁에 숟가락을 놓는다거나 잔심부름을 할 수 있는 나이는 아니지만, 나름대로 밥상을 차리는 데 동참했다는 기분이 들게 해주십시오. 또 그날 아기가 먹을 밥그릇이나 숟가락 정도는 아기가 고르게 하는 것이 좋습니다. 음식은 선택할 수 없지만 예쁜 그릇이나 컵, 숟가락을 자기 마음대로 골라 먹을 수 있다면, 그만큼 먹고 싶다는 의욕도 생길 겁니다.

② 음식을 스스로 덜어 먹게 하세요

작은 통에 마실 것을 담아 아기 스스로 컵에 부어 먹게 해주세요. 좀 흘리면 어떻습니까. 흘리면 자기가 닦겠다고 나서는 것이 아이들입니다. 이처럼 스스로 할 수 있는 능력을 길러 주는 것이 중요합니다.

③ 턱받이에 변화를 주세요

아기는 식욕이 떨어지면 별 트집을 다 잡습니다. 턱받이를 하지 않으려고 발버둥을 치기도 하고 숟가락을 던지기도 하지요. 이럴 때는 아기가 좋아하는 그림이 있는 턱받이로 바꿔 준다거나 턱받이 대신 앞치마를 만들어 주세요. 그게 신이 나면 잘 안 먹던 음식을 잘 먹는 경우도 많습니다. 사실 아기는 음식을 맛으로만 먹는 것이 아닙니다. 아기들이 누구보다 분위기를 많이 탄답니다.

④ 새로운 음식은 좋아하는 음식 옆에 슬쩍 두세요

식욕이 없을 때, 아가에게 새로운 음식을 먹이는 것은 쉽지 않습니다. 이럴 때는 평소 아가가 좋아하는 음식 옆에 새로운 음식을 조금만 놓아두세요. 먹다 보면 같이 먹게 되고, 그러다 보면 새로운 음식에 익숙해지게 마련입니다. 특히 아가가 배고파할 때 시도하면 성공할 확률이 높습니다. 또 한두 번 먹여 보고 안 먹는다고 아예 식단에서 빼는 일이 없도록 해야 합니다. 새로운 음식일 때는 적어도 10번 이상 시도해야 제대로 먹는 경우가 많습니다.

⑤ 한 입이라도 먹는 룰을 만드십시오

모든 음식을 다 잘 먹을 수는 없습니다. 하지만 처음부터 부모가 만들어서 차려준 상 위의 음식은 한 입이라도 먹는다는 규칙을 만들어 두면 새로운 음식을 쉽게 먹게 될 수도 있답니다.

⑥ 하루 일과 리듬을 명확하게 하세요

규칙적인 생활을 하면 식욕이 늘어납니다. 특히 일찍 자고 일찍 일어나고 같은 시간에 식사를 하는 것은 밥 잘 먹게 하는 제일 중요한 비법입니다. 그리고 고기 매일 주고 스스로 먹게 하는 것 역시 매우 중요합니다.

소금 간은
언제부터?

소금에 대한 최신
지견? 주의하세요

흰설탕이 무죄?
첨가당도 주의!

요한 영양분이 골고루 들어 있지 않아 건강은 물론 성장에 문제를 일으킬 수 있습니다.

소금이나 설탕은 되도록 삼가세요

돌이 지나면 어른 음식을 대부분 먹을 수 있다는 것이 어른 밥상에 있는 짜고 매운 음식을 먹을 수 있다는 것은 아닙니다. 또 아가가 먹을 이유식을 따로 준비할 때도 두 돌까지는 소금이나 설탕을 첨가하는 것은 삼가는 것이 좋습니다. 유아식이 진행되는 동안에도 짜거나 너무 단 음식은 먹이지 않는 편이 좋습니다. 이렇게 싱겁게 먹는 것이 습관이 되어 어른이 되어서도 싱겁고 담백한 음식을 좋아한다면 건강에도 도움이 될 것입니다. 아기 전용 음식이라도 반드시 성분표를 보시고 당 종류가 첨가된 것은 두 돌 이전에 먹이지 말아야 합니다.

주스, 하루에 ½컵 정도만 주세요

과일주스는 돌부터 먹일 수 있습니다. 먹이더라도 세 살까지는 하루 120cc 정도만 주고 4~6세에는 120~180cc, 7~18세에는 하루 240cc 정도만 먹이세요. 과일주스보다는 과일을 먹이는 것을 권장하고 과즙이 섞인 과즙음료는 권장하지 않습니다. 주스를 많이 먹이면 아가가 제대로 식사를 하지 못하는 경우가 많아 영양의 불균형으로 성장과 두뇌발달에 지장을 초래할 위험이 있습니다. 그리고 과일주스에는 장을 자극하는 성분도 있어 지나치게 많이 먹으면 장에 부담이 되어 설사를 하거나 장기간 설사로 엉덩이가 짓무르기도 합니다. 적당히 먹이는 것이 중요합니다. 간혹 생과즙을 사다 먹이는 엄마들도 있는데, 멸균처리가 되지 않은 생과즙은 감염의 위험성이 있기 때문에 피해야 합니다.

생선을 먹일 때는 이런 점에 주의하세요

• 생선은 일주일에 두 번 정도 조금씩 먹으면 됩니다. 생선을 조리거나 간해서 먹이지 마십시오.

• 참치처럼 아주 큰 생선은 먹이사슬의 꼭대기에 있어 수은 농도가 높을 수 있으므로 아이들에게는 먹이지 않는 게 좋습니다.

• 깨끗한 물에서 잡은 너무 크지 않은 생선을 먹이는 것이 좋습니다.

• 한 번에 권장되는 생선량은 만 1~3세는 30g, 4~7세는 60g, 8~10세는 90g, 11세 이상은 120g인데, 이 양을 1주에 2번을 초과하지 않게 먹는 것을 권장합니다. 아기가 잘 먹는다고 생선 한 토막 다 먹이면 안됩니다.

• 오염된 물에서 자란 물고기나 조개는 가능하면 먹이지 않는 것이 좋습니다. 물고기의 산지를 잘 모를 때는 어른들도 일주일에 170g 이하만 먹는 것이 좋습니다.

• 어른보다 몸무게가 적은 아이들은 어른보다 더 적은 양을 먹어야 합니다.

• 민물고기나 양식한 물고기는 자란 환경이 깨끗하다 확신되지 않는 경우 아이들에게 먹이는 것을 권장하지 않습니다.

• 예전과 달리 알레르기가 있어도 먹었을 때 이상이 없으면 생선 먹이는 것은 특별히 제한하지 않습니다.

• 임산부나 어린아이들이나 나이가 많은 노인과 위산이 적은 사람은 생선이나 굴, 조개를 익히지 않고 날것으로 먹는 것은 권장하지 않습니다. 식중독에 걸리거나 기생충에 감염될 위험이 크기 때문입니다.

• 생선은 쉽게 상하고 여러 가지 균이 자라는 경우가 많기 때문에 상온에서는 2시간 이상 보관하면 안 되고, 32℃가 넘는 온도에서는 1시간 이상 보관하면 안 됩니다. 냉장 보관한 생선은 2일 이내 사용하고, 그 이상 보관해야 할 것들은 구입 후 바로 냉동해야 합니다. 반드시 다른 음식과 분리해서 보관하고 충분히 익혀서 먹는 것이 안전합니다.

우유는 하루에 400~500㏄ 정도 먹이세요

돌이 지난 아가는 모유를 먹거나 모유를 먹지 않는 경우 생우유, 성인병이 고민되는 경우 2% 저지방 우유를 먹입니다. 시중에서 파는 보통 우유를 먹이면 됩니다. 하루에 400~500cc 정도가 적당하며 너무 많이 먹이는 것은 곤란합니다. 많은 엄마들이 우유를 완전식품으로 여기지만, 그건 오해입니다. 우유를 많

요구르트
먹이는 법

유산균
먹여야 할까요?

이 먹는 것도 편식입니다. 식사를 제대로 한다면 하루 400~500cc의 우유만으로도 성장에 필요한 칼슘을 충분히 섭취할 수 있습니다. 여기에서 말하는 우유의 양은 요구르트 등의 유산균 음료를 포함해서입니다. 하지만 특별한 이유 없이 두유를 우유 대신 먹는 것은 권장하지 않습니다. 요구르트는 단것이 들어있지 않은 플레인 요구르트를 먹이는 것이 좋습니다.

이런 음식을 먹이면 정말 곤란합니다

저는 두유나 미숫가루를 아가에게 식사로 먹이는 것은 권장하지 않습니다. 그리고 초콜릿이나 사탕처럼 단것을 먹이는 것 역시 권장하지 않습니다. 단것을 좋아하는 것은 아주 무서운 습관입니다. 요구르트를 먹이는 것은 좋은데, 단것이 첨가되지 않은 요구르트를 먹이는 것이 중요합니다. 돌이 지난 지 얼마 안되는 아가에게 벌써 콜라를 먹이는 분도 있는데, 이런 음식은 아가들에게 결코 권장하고 싶지 않은 음식입니다. 간혹 엄마가 믹스커피를 먹다가 아기가 달란다고 커피를 나누어 먹는 경우도 보는데, 이것은 정말 곤란합니다.

아침밥은 꼭 먹여야 합니다

아가가 하루를 생활하기 위해서 필요로 하는 열량과 영양은 의외로 많습니다. 밤새 아무것도 먹지 않아 허기진 상태에서 아침밥마저 거르고 하루를 시작하면 여러 문제가 생길 수 있습니다. 특히 하루 세 끼 이유식이 주식이 된 아가가 아침을 거르게 되면 성장기에 필요한 영양이 제때에 제대로 보충되지 않아 몸에 무리가 가게 됩니다. 아침부터 에너지를 사용해야 하는데 아침을 먹지 않으면 성장을 위해 저장해 둔 에너지와 영양을 빼서 사용하게 되어 건강에 크게 손해가 될 수 있습니다. 한창 자라는 시기에는 하루 세 끼 식사를 챙겨 먹는 것이 어떤 보약보다도 도움이 된다는 사실, 잊지 마세요.

• 아침 식사를 거르면 뇌 활동에 지장을 줍니다
뇌가 활동하려면 많은 에너지가 필요합니다. 한시도 쉬지 않고 뛰는 심장은 온

몸에 피를 순환시키기 위해 엄청난 에너지를 사용하는데, 별일 하지 않아 보이는 뇌는 심장의 3배에 가까운 에너지를 사용합니다. 밤에 아무것도 먹지 않아 공복감이 생기면 뇌도 배고파서 생리적으로 불안정한 상태가 되는데, 아침밥을 먹으면 비로소 혈당이 올라가 식욕 중추를 안정시켜 생리적으로 우리 몸을 안정시키게 됩니다. 특히 뇌는 활동하는 데 필요한 에너지를 거의 당분에서 얻기 때문에 아침밥을 든든하게 먹어야 뇌도 제대로 활동을 할 수 있답니다. 다시 말하면 아침을 먹지 않으면 머리 사용하는 공부도 지장을 받는다는 말입니다.

• 아침 식사를 거르면 신경질적인 아이가 되기도 합니다

우리 몸의 호르몬 가운데 부신 피질 호르몬은 밥을 먹어야 분비가 잘 됩니다. 그러므로 끼니를 거르면 호르몬 분비가 불규칙해져 인체의 리듬이 불안정해집니다. 그래서 아침을 거르는 아가는 신경질적인 성격이 되기도 합니다.

• 아침 식사는 규칙적인 식생활의 시작이라는 의미가 있습니다

아침 식사는 아가에게 끼니를 때우는 이상의 의미가 있습니다. 아침 식사를 불규칙하게 한다는 것은 바로 하루 식생활 리듬이 불규칙해진다는 것을 의미하기 때문입니다.

엄마 젖, 두 돌까지가 기본입니다

분유와는 달리 엄마 젖은 돌이 지났어도 아가가 원한다면 얼마든지 더 줄 수 있고, 두 돌까지는 먹이는 것이 기본이고 제대로 먹인다면 6~7세까지 먹여도 상관없습니다. 모유를 하루에 두세 번 먹고 있는 경우라면 따로 생우유를 먹일 필요가 없습니다. 그렇다고 젖만 수시로 물리지 말고 낮에 두세 번 충분히 먹

> **저지방 우유, 언제부터 먹여도 되나요?**
>
> 두 돌 전에는 양질의 지방을 충분히 섭취해야 하기 때문에 1% 저지방 우유를 먹이는 것은 권장하지 않습니다. 돌부터 두 돌까지는 생우유, 성인병이 고민되는 경우 2% 저지방 우유, 두 돌부터는 1% 저지방 우유나 무지방 우유로 먹이는 것이 좋습니다. 그런데 몸무게가 잘 늘지 않는 있는 아이라면 충분한 에너지를 먹이기 위해서 만 5세 이전에는 1% 저지방이나 무지방 우유를 먹이는 것은 신중할 필요가 있습니다. 이런 경우에도 견과류나 불포화지방을 충분히 먹일 수 있고, 음식을 충분히 먹일 수 있다면 1% 저지방이나 무지방 우유를 사용해도 됩니다. 그리고 아기가 과체중이거나 과체중이 될 위험성이 있거나 체중의 증가가 출생시에 비해서 너무 빠르거나 가족력상 비만이나 고혈압이나 심장병의 가족력이 있는 경우는 돌부터 두 돌까지 보통의 생우유가 아닌 2% 저지방 우유를 먹이는 것이 좋습니다.

돌 이후, 두돌 전 저지방 우유

우유에 대한 이런저런 고민

이는 걸로 충분합니다. 밤에도 수시로 엄마 젖을 먹으려 해서 엄마가 괴롭다면 이제는 밤중 수유를 끊을 때가 되었다고 생각하시면 됩니다. 모유를 먹이는 것이 아이들 건강에 매우 중요한 것은 사실입니다. 하지만 무엇이든 지나치면 곤란하듯이 모유를 지나치게 많이 먹이게 되면 다른 음식을 잘 안 먹게 되어서 심각한 빈혈이 생기고 두뇌발달에 지장을 초래할 수도 있습니다.

두 돌 지난 아기 먹이는 법

• 두 돌이 지난 보통의 아이라면 우유는 1% 저지방이나 무지방 우유를 먹이십시오. 우유에 포함된 지방은 몸에 좋지 못한 포화지방이 많아서 보통의 우유를 먹으면 심장병, 동맥경화 등의 성인병에 걸리기 쉽습니다. 보통 우유와는 달리 무지방 우유는 몸에 좋습니다. 냉장고 없는 곳에서 멸균우유를 먹이더라도 1% 저지방이나 무지방 멸균우유를 먹이는 것이 중요합니다. 물론 두 돌이 지나서도 우유보다는 모유 먹이는 것이 더 좋다는 것은 잊지 마십시오.

• 흰 쌀밥 먹이지 말고, 현미 잡곡을 50%는 섞어서 먹이십시오. 흰 쌀밥만 먹으면 당뇨병 걸리기 쉽습니다. 미숫가루도 곤란합니다.

• 짠 음식은 가능하면 먹이지 말고 먹이더라도 최소한만 먹여야 합니다. 김치, 된장을 주의하십시오. 짠 음식을 많이 먹으면 고혈압에 걸리기 쉽습니다.

• 고기는 매일 먹는 것이 좋습니다. 단, 기름기 없는 부위로 주세요.

• 생선은 일주일에 두 번 정도 먹이는 것이 좋습니다. 간을 하지 않고 요리하는 것이 중요합니다.

• 먹는 이야기는 아니지만, 하루에 한 시간 이상은 뛰어놀게 하세요. 친구랑 동네 놀이터에서 뛰어놀게 하는 것이 매우매우 중요합니다.

소아청소년과 선생님이 들려주는 이유식 이야기

3

체계적 이유식을 위한
음식 이야기, 영양 이야기

이유식은 한 번에 한 가지 음식을 첨가하는 것이 원칙입니다. 어떤 음식을 어떤 순서로 먹이는 것이 좋은지 철칙은 없지만 일반적으로 권장되는 방법은 알아 두는 것이 좋습니다. 이유식은 쌀죽부터 시작합니다. 그 다음 고기를 넣고 그 다음에 채소를 넣고 그 다음에 과일을 주는, 이런 식이 일반적인 방법입니다. 순서는 바꿔어도 별문제 없지만 식품군을 골고루 먹이는 것은 매우 중요합니다. 늦어도 7개월경에는 밥, 채소, 고기, 과일, 모유나 분유의 5가지 식품군을 골고루 먹이고 있어야 합니다. 계란 흰자, 생선, 새우, 오렌지주스, 딸기, 토마토, 땅콩, 견과류(밤, 호두, 잣) 등은 다른 음식에 비해서 알레르기를 잘 일으키기 때문에 돌 전에 시작하더라도 이상반응을 잘 관찰해야 합니다. 꿀은 보틀리즘이라는 균 때문에 돌 이전에 먹여서는 안 됩니다. 익혀서 먹여도 위험하기는 마찬가지이므로 돌 전에는 절대 꿀을 먹일 생각은 하지 마십시오. 생우유도 돌 전에 먹이는 것은 권장되지 않습니다.

시작은 쌀죽으로 합니다

처음 이유식을 시작할 때는 쌀죽을 먹이는 것이 좋습니다. 쌀은 알레르기를 적게 일으키는 음식입니다. 게다가 맛도 담백하고 소화하기도 쉬워, 쌀이 주식이 아닌 나라에서도 이유식 시작은 쌀로 합니다. 미국에 산다면 철분이 강화된 라

미국보건복지부
통곡물 권장량

이스 시리얼(rice cereal)로 시작해도 좋습니다. 하지만 쌀에는 비소가 많기 때문에 가능하면 이유식 초기부터 잡곡을 50% 정도까지 첨가해 주는 것이 좋습니다. 다른 이상이 없는 경우 밀가루 음식은 만 7개월 되기 전에 이유식에 조금씩 섞어 주는 것이 밀가루 알레르기 발생과 당뇨병을 줄이는 데 도움이 되기 때문에 7개월이 되기 전에 이유식에 조금씩 첨가해 주는 것을 권장합니다. 쌀 이외의 곡식을 섞을 때는 알레르기를 비교적 적게 일으키는 오트밀을 처음부터 쌀죽과 동시에 섞어 줄 수 있는데, 다른 곡식은 먼저 5가지 식품군을 확보한 후에 섞어 주는 것이 좋습니다. 하지만 선식처럼 갈아 주는 것은 안 됩니다. 현미와 오트밀은 이유식 초기부터 먹일 수 있는데, 현미와 오트밀을 포함한 잡곡이 50% 정도 되게 서서히 높여 주는 것이 좋습니다. 한꺼번에 너무 많은 종류의 잡곡을 섞어 주는 것보다는 한두 가지 정도 섞어 주면 무난할 겁니다.

고기는 6개월부터 먹입시다

고기는 철분 보충을 위해서 6개월에는 꼭 먹여야 합니다. 고기는 국물만 먹이는 것이 아닙니다. 국물뿐 아니라 고기 그 자체를 먹여야 합니다. 기름기 없는 부분을 먹여야 하는데, 초기에는 대충 갈아서 먹이고, 7개월쯤 되면 약간의 덩어리가 있는 것이나 완자처럼 만들어 먹이는 것이 좋습니다. 치아가 하나도 없어도 고기를 먹을 수 있습니다. 푹 익혀 부드럽게 해서 주십시오. 미리 갈아져 있는 고기보다는 살코기를 사서 힘줄과 질긴 부분을 다 제거한 후 가는 것이 좋습니다. 고기를 갈아서 익혀 줘도 좋지만, 얇게 썰어서 끓는 물에 익힌 후 잘게 썰어서 갈아 주는 것이 쉽다는 분들이 많습니다. 그리고 익힐 때 우러나온 육수는 이유식을 만들 때 사용하면 됩니다.

이런 식품에 철분이 많아요

철분이 많은 식품으로는 소의 간, 대합, 새우, 소고기, 닭고기, 대두, 오트밀, 강낭콩, 껍질째 구운 감자, 말린 살구, 건포도, 달걀노른자, 자두, 참치, 딸기, 햄, 아스파라거스, 토마토, 브로콜리, 베이컨, 오렌지, 당근, 바나나, 사과 등이 있습니다. 단, 나이에 맞게 먹이세요. 조개는 철분은 많지만 알레르기와 오염의 위험성 때문에 철분 보충을 목적으로 아기 이유식에 넣는 것은 저는 권장하지 않습니다.

철분 1mg을 흡수·공급하는 이유식 식품

		철분 함량 (mg/100g)	흡수율(%)	중량(g)
건조 식품	대두	9.1	9	122
	오트밀	41	11	220
	밀가루	40	10	250
	옥수수가루	20	4	1,250
	쌀	0.5	9	2,200
가공 식품	소고기	26	40	96
	닭고기	12	40	208
	시금치	40	2	1,250
	당근	0.4	10	2,500
	감자	0.3	10	3,333
	배	0.2	10	5,000

출처 : www.wakodo.co.kr

이유식 용으로 꼭 비싼 한우를 사용해야 하는 것은 아닙니다. 호주산 풀 먹고 자란 소도 문제없습니다. 닭고기는 소고기에 비해 부드럽고 소화가 잘 되고 맛도 좋아 아가들이 좋아합니다. 돼지고기도 기름이 없는 부위를 사용하면 됩니다. **이유식 초기에는 하루에 10~20g 정도의 고기를 먹이다가, 후기에 들어가면 하루에 20~30g, 돌 지나서는 하루에 30~40g의 고기를 먹이시면 됩니다.** 잘 먹으면 처음부터 고기 조금 더 먹어도 아무런 문제 없습니다.

고기 먹이기

채소는 이유식 초기부터 먹일 수 있습니다

채소는 이유식 처음부터 첨가할 수 있는데, 초기에 사용하는 채소에는 양배추, 청경채, 비타민, 호박, 완두콩, 고구마, 감자 등이 있습니다. 채소 중에서 시금치, 배추, 당근, 비트는 질산염이라는 질소화합물 때문에 만 6개월 이전에는 사용하지 않는 것이 좋습니다.

• 양배추, 호박, 브로콜리 등이 처음 섞는 채소로 좋습니다

이유식에 처음 섞는 채소로는 양배추 같은 이파리 채소가 좋지만 호박, 브로콜리, 완두콩, 강낭콩, 고구마, 감자 같은 것도 좋습니다. 감자도 처음에 먹는 채소로 적합하지만 고구마와 감자는 채소라기보다는 탄수화물을 보충하는 밥 종류라고 생각하시는 것이 좋습니다. 요즘 엄마들이 즐기는 셀러리나 케일 같은 생소한 채소들이나 순무, 양파 같은 것은 맛이 강해서 아가들이 처음에는 잘 안 먹으려 하는 경우가 많기 때문에 이유식에 처음 첨가하는 채소로는 적합하지 않습니다. 하지만 아가가 잘 먹고 다른 문제 없다면 처음부터 줘도 됩니다.

양배추, 걱정 마세요
양배추에 농약이 많다는 이야기도 있는데 이건 사실과 다릅니다. 오히려 농약이 적은 채소에 속합니다. 바깥부분을 벗겨내고 다른 채소처럼 씻어서 사용하시면 됩니다.

• 시금치, 배추, 당근은 6개월 전에는 사용하지 마세요

아가용으로 만들어진 통조림이 아니면 시금치, 당근, 배추, 비트 같은 것은 만 6개월 전에 사용하는 것은 바람직하지 않습니다. 이런 채소들은 질소 화합물인 질산염 함량이 높은 편인데, 질산염은 6개월 이전의 어린 아가에게 심각한 빈혈을 일으킬 수도 있습니다.

이런 식품에 칼슘이 많아요
뼈를 단단하게 하는 역할을 하는 칼슘은 유제품, 멸치, 짙은 녹색 잎채소, 콩류, 두부, 두유 등에 풍부합니다. 특히 칼슘 하면 우유인데요, 칼슘 함유량도 많지만 흡수도 잘돼 칼슘을 섭취하기에 가장 좋은 식품입니다.

과일은 이유식 초기부터 가능합니다

과일은 아가들에게 필수적인 식품입니다. 과일에는 아가에게 필요한 섬유질과 여러 종류의 비타민이 풍부하게 들어 있습니다. 간혹 과일을 적게 먹여도 영양제를 먹이면 필요한 비타민을 다 섭취할 수 있을 거라고 생각하는 분도 있는데, 그렇지 않습니다. 예를 들면 비타민 C의 경우 수소가 첨가된 아스코르브산과 수소가 제거된 디히드로 아스코르브산의 두 가지 형태가 있는데, 채소와 과일에는 이 두 가지가 균형 있게 들어 있습니다. 하지만 영양제에는 대개 아스코르브산만 들어 있어 영양제로 과일을 대체하기는 힘듭니다. 영양제를 먹이기보다는 음식을 골고루 먹는 것이 가장 중요합니다. 아가가 골고루 먹지 못하고 특히 고기 같은 동물성 음식을 제대로 못 먹을 때는 철분과 아연과 비타민 B_{12}가 함유된 비타민제가 필요할 수도 있습니다.

• 어떤 과일로 언제부터 시작할까?

처음에 시작할 수 있는 과일은 사과·배·바나나·자두·살구 등입니다. 귤이나 오렌지는 다른 과일을 먹고 난 후에 시작하는 것이 좋을 것입니다. 딸기와 토마토는 알레르기를 잘 일으키기 때문에 돌 이전에도 먹일 수 있지만 처음 먹이기 시작할 때는 이상반응을 잘 관찰해야 합니다. 과일을 줄 때 가능하면 당도가 낮은 과일을 주는 것이 좋습니다. 지나치게 높은 과일의 당은 설탕이나 마찬가지라고 생각하시면 됩니다. 그리고 과일이나 채소는 색깔별로 먹이는 것이 중요합니다.

　이유식으로 쌀죽을 먼저 먹이고 채소를 먹인 후 과일을 시작하는 것을 저는 권장합니다만, 그 순서가 바뀌어도 상관은 없습니다. 채소보다 과일을 먼저 먹이면 과일의 단맛에 익숙해진 아가들이 채소를 잘 먹지 않으려 하기 때문에 일단 채소나 고기를 넣은 죽을 잘 먹으면 과일을 넣어 주는 것을 저는 권장합니다. 하지만 첫 이유식으로 시작한 쌀죽이나 채소를 아가가 거부할 때는 시간적인 여유를 가지고 과일을 먹여 볼 수 있습니다. 다른 것은 잘 먹지 않던 아가도 과일은 비교적 쉽게 잘 받아먹는 경우가 많습니다.

• 이유식 중기까지는 씨 빼고 껍질 벗겨 익혀 주세요

과일은 처음에는 강판에 갈거나 익힌 다음 으깨거나 체에 쳐서 주는데, 신맛이 안 나는 잘 익은 것으로 골라야 합니다. 간혹 신맛이 난다고 꿀을 쳐서 주는 엄마들이 있는데 돌 전의 아가에게 꿀을 주어서는 절대 안 됩니다. 7~8개월까지는 과일을 줄 때 부드러워질 때까지 익혀서 주는 것이 좋습니다. 처음에는 완전히 익히고 갈아서 주다가 서서히 부드럽게 익힌 다음 으깨서 주시면 됩니다. 과일을 익히는 데 익숙하지 않겠지만 과일 익히는 것은 별문제가 되지 않습니다. 익힌다고 영양이 다 파괴되는 것은 아닙니다. 익힌 과일도 먹을 만합니다. 단 사과를 익히면 변비를 유발할 수 있기 때문에 변비가 잘 생기는 아가들은 익힌 사과를 줄 때 주의해야 합니다. 나중에 사과 같은 것은 껍질째 먹이는 것이 좋지만, 농약을 친 사과라면 껍질을 벗긴 후에 먹여야 합니다. 포도알을 통째로 먹이는 것은 잘못하면 질식할 위험이 있으므로 네 살은 지나서 먹이십시오. 그 전에는 잘게 잘라서 주시면 됩니다.

• 과일즙을 낼 때는 믹서나 강판을 사용하십시오

간혹 이유식 초기에 녹즙기로 과일즙을 짜주는 엄마들이 있는데, 이것은 곤란합니다. 녹즙기의 찌꺼기는 아가들에게 필요한 섬유질입니다. 적당한 섬유질 섭취는 아가들에게 꼭 필요합니다. 그래서 저는 과일을 통째로 갈아 줄 수 있는 강판이나 믹서기 사용을 권장합니다. 과즙망에 넣어 먹이는 것보다는 퓌레로 만들어 주세요. 그리고 나이가 들면 서서히 과일을 갈지 않고 그대로 먹여야 합니다.

과일주스는 만 12개월은 되어야 먹일 수 있습니다

과일은 이유식 초기부터 먹일 수 있지만 과일주스는 만 12개월 이전에 먹이지 마십시오. 여기서 과일주스란 엄마가 집에서 과일을 통째로 강판에 갈아 주는 것이 아니라, 시중에서 파는 주스를 말하는 것입니다. 과일주스보다는 과일을 먹이는 것이 더 좋은데 먹이더라도 세 살까지는 하루 120cc 정도만 주고 4~6세에는 120~180cc, 7~18세에는 하루 240cc 정도만 먹이세요. 과즙이 섞인 과즙음료는 권장하지 않습니다. 목이 마를 때는 과일주스보다는 그냥 물을 마시는 것이 갈증을 해소하는 데 더 좋습니다.

• 과일주스를 많이 먹이면 이런 문제가 생깁니다

과일주스는 높은 당도 때문에 칼로리가 높아서, 배는 부르지만 영양이 별로 없어 성장기의 아이들에게는 좋은 음식이 아닙니다. 너무 많이 먹으면 키도 안 자랄 수 있고, 두뇌발달에 문제가 생길 수도 있고, 비만의 위험성도 있습니다. 주스로 배를 채우는 경우 다른 음식을 적게 먹어서 영양상 심각한 불균형을 초래할 수 있기 때문에 주의해야 합니다. 특히 주스를 많이 먹고 모유나 분유를 적게 먹으면 유지방 부족으로 두뇌발달에 지장을 초래하는 심각한 문제가 생길 수도 있습니다. 또 주스를 많이 먹이면 변이 묽어지거나 설사 할 위험이 높아지며 비만이나 기저귀발진을 유발할 수도 있습니다. 복통과 설사를 잘 일으키는 과일은 배, 사과, 포도 등인데, 그 중에서도 배가 가장 잘 일으킵니다.

첨가당 유무
꼭 확인하세요

• 과일주스는 100% 무가당으로 사 먹이세요

아가가 12개월이 되어 시판되는 과일주스를 먹일 때는 100% 과일에 무가당을 사용하는 것이 좋습니다. 무가당이라 적혀 있더라도 꼭 내용물을 보고 첨가물이 없다는 것을 확인하도록 하십시오. 간혹 과일주스 대신 과즙음료를 먹이는 엄마들도 있는데, 이것은 곤란합니다. 과즙음료에는 설탕이 많이 들어 있고, 간혹 인공 감미료와 카페인이 들어 있기도 하니까요. 아가용 주스도 첨가당이 들어 있는 것은 먹이지 마세요. 이유식 초기에 혼합 과일주스를 먹이는 것은 곤란하고, 단일 성분으로 된 것을 먹이되, 월령에 맞는 과일을 잘 골라서 먹여야

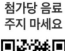

첨가당 음료
주지 마세요

소아청소년과 선생님이 들려주는 이유식 이야기

합니다. 시럽에 담겨 있는 과일은 먹이지 마십시오. 그리고 시판 주스를 먹일 때는 보관에 주의해야 합니다. 처음에는 아가가 먹을 수 있는 양이 적어서 개봉한 것을 한꺼번에 다 먹을 수 없습니다. 따라서 아가에게 먹일 때는 다른 그릇에 붓거나 잘 소독된 숟가락으로 덜어서 사용하고, 남는 것은 반드시 냉장고에 보관하십시오. 침이 들어간 것은 금방 변질되기 때문에 두었다가 먹여서는 안 됩니다. 일단 개봉한 것은 하루이틀 안에 먹이고, 그래도 남는 것은 엄마가 드십시오. 시판 과일의 생즙 중 멸균처리가 되지 않은 것은 아가에게 먹여서는 안 됩니다.

계란은 노른자와 흰자를 같이 시작하세요

계란은 이유식 초기부터 노른자와 흰자를 같이 시작하시면 됩니다. 완전히 익혀서 먹여야 합니다. 예전에는 노른자부터 시작해서 1~2개월 후에 흰자를 먹이라고 했지만 이제는 **이유식 초기부터 노른자와 흰자를 같이 시작하는 것을 권장합니다.** 계란은 알레르기를 잘 일으키는 음식이기 때문에 첨가하기 시작할 때는 이상반응을 주의 깊게 관찰해야 합니다. 계란을 먹일 때는 이유식에 얹어 주어도 좋고, 완전히 익힌 스크램블로 만들어 주어도 좋고, 완전히 익혀서 잘게 다져 주거나 익힌 계란을 으깨서 분유에 섞어 줘도 좋습니다. 처음에는 소량을 주다가 아가가 좋아하면 서서히 양을 늘려 갑니다. 계란을 싫어하는 아가의 경우, 분유나 이유식에 계란을 섞어 주면 이유식을 거부할 수 있기 때문에 억지로 계란을 첨가해서는 곤란합니다.

계란
시작하는 방법

• 돌부터 두 돌까지 아기는 일주일에 2개~2개 반 정도, 완전히 익혀서

계란이 몸에 좋다고 너무 많이 먹는 것은 바람직하지 않습니다. 계란 많이 먹는 것도 편식입니다. 계란 노른자에는 콜레스테롤이 많이 들어 있어 맛이 좋기 때문에 계란 노른자만 찾는 아가도 있습니다. 이제는 계란이 성인병의 주범이란 누명을 벗었지만 그래도 적당히 먹는 것이 좋습니다. 계란을 깨뜨릴 때는 깨끗한 곳에 두들겨 깨뜨려야 합니다. 계란을 줄 때는 반드시 완전히 익혀서 주어야 합니다. 덜 익은 계란은 살모넬라와 같은 식중독을 일으킬 수 있으

선식은 이유식으로 권장하지 않습니다

선식은 이유식으로 적합하지 않다는 의견이 모든 경우에 반드시 적용되는 것은 아닙니다. 재료와 만드는 사람의 정성에 따라서 달라질 수 있으니까요. 다음 내용은 어디까지나 일반적인 이야기입니다.

① 여러 가지 식품을 한꺼번에 섞어서 주면 안 됩니다

이유식은 한 번에 한 가지 식품을 첨가하는 것이 원칙입니다. 그러나 선식은 아기에게 많은 종류의 식품을 한꺼번에 주는 것과 똑같습니다. 여러 가지 식품을 한꺼번에 줄 경우 음식으로 인한 이상반응이 생겼을 때 원인 식품이 무엇인지 알 수가 없습니다. 한 가지를 첨가한 후 2~3일 간격을 두고 다른 것을 첨가해야 하며, 알레르기가 있는 아기는 3일 간격을 두고 이상반응을 확인한 뒤 다른 식품을 첨가하는 것이 안전합니다.

② 고형식이 아니기 때문에 권하지 않습니다

아기들에게는 씹는 연습이 매우 중요합니다. 씹는 행위는 두뇌 발달에 아주 중요한 자극을 줄 뿐만 아니라 침 분비를 촉진해 충치를 조금이나마 줄일 수 있게도 해줍니다. 6개월이 지나서 고형식을 시작하면 아기의 전반적인 발달이 지연될 수도 있습니다. 어릴 때 씹는 연습을 하지 않으면 나중에 커서도 잘 씹지 않는 경향이 있습니다. 그래서 이유식 대신 고형식이라는 말로 바꾸는 것이 더 낫다고 생각합니다.

③ 우유병에 타서 먹이기 때문에 안 됩니다

이유식은 숟가락으로 먹여야 하는데, 선식은 대개 우유병에 타서 먹이기 때문에 아기가 숟가락 사용법을 제때 익히기 힘듭니다. 이런 아기는 나중에 혼자서 식사를 하려 하지 않을 수도 있습니다. 올바른 식습관을 들이기 위해서도 우유병에 이유식을 담아 주는 것은 피해야 합니다.

④ 5가지 식품군이 고루 들어 있지 않습니다

선식을 먹는 아기들은 다른 음식은 잘 먹지 않고 선식만 고집하는 경우가 많습니다. 진료를 하다 보면 선식만 먹은 탓에 채소나 육류를 잘 섭취하지 못해 빈혈이 생긴 아기들을 간혹 보게 됩니다. 특히 선식을 우유병에 넣어 먹이면 돌이 지나도 우유병을 끊지 못하거나, 우유를 너무 많이 먹게 될 수 있습니다. 돌이 지난 아이들은 우유병을 끊고, 우유는 2~3컵 정도만 먹이는 것이 좋습니다.

⑤ 이밖에 다음과 같은 문제가 있습니다

- 섬유질의 과잉 섭취는 좋지 않습니다.
- 알레르기 위험이 증가합니다.
- 세균 오염 문제가 따를 수 있습니다.
- 음식 고유의 맛을 느낄 수 없습니다.
- 견과류의 지방이 산패될 수 있습니다.
- 혈당 지수가 높습니다. 췌장에 심한 부담을 줄 수 있습니다.
- 비만이 될 수도 있습니다.

니 주의해야 합니다. 간혹 완자 같은 것을 계란의 노른자에 찍어서 주는 엄마도 있는데, 이것은 곤란합니다.

• 달걀은 철분 공급용으로서는 효과가 적어

계란은 철분이 비교적 많이 들어 있는 식품입니다. 하지만 계란의 철분은 돌 이전의 아가의 장에서는 잘 흡수되지 않기 때문에 아가에게 철분을 공급할 목적으로 계란을 주는 것은 별로 권장하지 않습니다. 또한 계란 속의 철분은 비타민이 풍부한 채소류와 같이 먹지 않으면 다른 식품의 철분 흡수를 오히려 방해하기도 합니다. 철분 보충용으로는 고기가 가장 좋습니다. 따라서 아가가 태어날 때 엄마에게 받아나온 철분이 거의 소진되는 생후 6개월이 되면 철분이 풍부한 고기를 꼭 이유식으로 주어야 합니다. 특히 모유수유아는 6개월부터 고기를 잘 먹이는 것이 매우 중요합니다.

생선은 이유식 초기부터 가능, 그러나…

생선은 이유식 초기부터 시작할 수 있습니다. 하지만 아가들에게는 고기를 먹이는 것이 매우 중요하기 때문에 생선보다는 고기를 더 신경 써서 주어야 합니다. 만일 모유를 먹이고 있다면 만 6개월에 쌀죽으로 이유식을 시작하고, 고기, 채소, 과일 순으로 한 개씩 첨가해서 먹인 이후에 생선을 첨가해도 좋습니다. 고기는 매일 줘도 좋습니다만, 생선은 너무 많이 먹이지 말고 일주일에 두 번 정도 먹인다고 생각하시면 됩니다. 이유식 초기에는 대구나 도미 같은 흰살생선부터 시작하는 것이 좋고 기름이 많은 등푸른생선인 고등어는 이유식 후기부터 사용하시면 됩니다. 참치처럼 큰 생선은 권장하지 않습니다. 이유식으로 생선을 요리할 때는 간을 하지 마시고 원래 짠 굴비 같은 생선을 아가에게 줘서는 안 됩니다. 가시가 없게 잘 발라서 줘야 한다는 것도 잊어서는 안 됩니다. 완전히 익혀서

치즈 먹일 때 주의할 점

생선회, 5세 미만은 곤란

미국보건복지부 생선 권장량

미역국, 너무 많이 먹이지 마세요!
우리나라는 해조류를 많이 먹는데, 대표적인 음식이 미역과 김입니다. 그런데 이런 음식에는 요오드란 성분이 많이 들어 있어 과잉 섭취를 하면 문제가 될 수 있습니다. 요오드는 어린이 뇌 발달 등에 꼭 필요한 영양소이지만 지나치게 섭취하면 갑상선 기능에 문제를 일으킬 수도 있기 때문입니다. 참고로 어른의 경우 며칠에 미역국 한 그릇이면 이미 충분한 양이라고 봅니다. 아이들에게 미역국을 간혹 먹이는 것은 좋습니다. 특히 출산 후 산후조리 중에도 미역국은 너무 많이 먹지 말고 2~3일에 한 그릇만 먹어도 충분하다고 봅니다.

저지방 우유

생우유, 돌 전에
먹이지 않지만...

먹이는 것이 중요한데 생선회 같은 것은 아이들에게 줘서는 안 됩니다.

예전에는 보통의 아가들도 돌 지나서, 알레르기가 있는 아가의 경우는 만 세 돌 지나서 생선을 먹이라고 권장했지만, 이제는 보통의 아이든 알레르기가 있던 아이든 상관없이 돌 전이라도 생선을 먹여서 특별한 이상이 없으면 먹일 수 있습니다. 이유식으로는 가능하면 원양산 생선으로 주는 것을 권장합니다.

생우유는 돌 지나서, 두 돌부터는 1% 저지방 우유로

• 생우유는 돌이 지나 먹이시고, 소금이 들어 있는 일반적인 치즈는 권장하지 않습니다

생우유를 돌 전에 먹이면 알레르기가 생기기 쉽고 장에서 출혈을 일으키기 쉬워서 빈혈이 생길 수도 있기 때문에 돌 전에는 생우유를 먹이지 않도록 주의하십시오. 또한 우유는 철분 함량이 적기 때문에 많이 먹게 되면 다른 음식의 섭취를 방해해서 빈혈을 잘 일으킬 수 있으므로 돌이 지난 후에 하루에 400~500㏄ 정도의 생우유, 성인병이 고민되는 경우 2% 저지방 우유를 먹이는 것이 좋습니다. 어린이 우유나 멸균 우유 말고 보통의 우유로 먹이십시오. 두 돌부터는 비만이 아닌 보통의 아이들에게도 1% 저지방이나 무지방 우유를 먹이는 것이 권장됩니다. 두유는 권장하지 않습니다. 우리나라에서 파는 대부분의 치즈는 소금이 너무 많이 들어 있기 때문에 두세 돌 이전의 아이들이 먹기에는 적합하지 않다고 생각합니다. 어린이용이라고 판매되고 있는 치즈라도 소금이 첨가된 것은 권장하지 않습니다.

일반적으로 권장하는 우유의 양

우유를 먹는 것이 건강에 좋다는 것은 과학적으로 밝혀진 내용입니다. 우유를 먹으면 뼈가 튼튼해진다는 것은 다 아시지만, 놀랍게도 우유를 먹으면 심장병도 적게 걸리고 2형 당뇨병도 적게 걸리고 심지어는 고혈압도 적게 걸립니다. 놀랍죠! 단, 두 돌부터는 1% 저지방 우유나 무지방 우유를 먹이는 것이 좋습니다. 적당히 먹는 우유의 양은, 돌~두 돌에서는 400~500㏄ 정도입니다.

간혹 우유를 먹지 않는다고 우유 대신에 치즈를 먹인다는 분도 있습니다. 그런데 치즈를 먹는 것보다는 우유를 먹는 것이 더 좋습니다. 우유에는 치즈보다 비타민A, 비타민 D, 그리고 포타슘이 많고, 몸에 나쁜 소금, 콜레스테롤이 적습니다. 게다가 저지방 우유나 무지방 우유를 먹게 되면 포화지방 또한 줄일 수 있어서 건강에 더 좋습니다.

* 물 하루 권장량

	만 6~12개월	만 1~2세	만 2~5세
물	120~240㏄	240~960㏄	240~1200㏄

• 요구르트는 플레인 요구르트로 먹이십시오

요구르트는 생후 6개월부터 먹일 수 있지만, 단것이나 다른 것이 들어 있는 것을 먹이면 안 되므로 만들어 먹이는 것을 권장합니다(집에서 요구르트 만드는 방법은 41쪽 참조). 하지만 우유 알레르기가 있는 아가는 우유 알레르기가 좋아지기 전에는 요구르트도 곤란합니다. 참고로 분유에 알레르기가 있거나 유당불내성이 있는 아가는 우유나 치즈나 요구르트, 탈지 우유를 먹이지 말아야 합니다. 저는 단것이든 요구르트를 아가에게 주는 것은 권장하지 않습니다. 간혹 분유 대신 요구르트만 먹으려는 아가도 있는데, 이것은 곤란합니다. 이런 경우 차라리 일시적으로 요구르트를 끊는 것이 좋습니다. 만일 엄마가 집에서 직접 요구르트를 만들어 먹일 수 있다면 상관없습니다. 요구르트는 플레인 요구르트가 좋지만 첨가물이 들어 있는 플레인 요구르트도 있으므로 첨가물을 잘 확인하십시오. 참고로 8~9개월부터는 젤라틴이나 푸딩도 줄 수 있습니다.

밀가루 음식은
7개월 되기 전에 시작하자

다른 이상이 없는 경우 밀가루 음식은 만 7개월 되기 전에 이유식에 조금씩 섞어 주는 것이 밀가루 알레르기 발생과 당뇨병을 줄이는 데 도움이 된다는 견해가 있어 7개월 되기 이전에 이유식에 조금씩 첨가해 주는 것을 권장합니다. 하지만 우리나라에서는 쌀을 먼저 사용한 후에 사용하는 것이 좋습니다. 참고로 마카로니, 파스타, 스파게티 등은 잘 익혀서 부드럽게 해주면 9~12개월에 먹일 수 있습니다.

두부도 이유식 초기부터 먹입니다

두부는 단백질이 풍부한 음식으로 이유식 초기부터 먹일 수 있습니다. 맛이 단백하므로 초기부터 줄 수 있으며 아가들이 쉽게 적응하는 음식 중에 하나입니

밀가루 음식은
7개월 전에

다. 알레르기 있는 아가들은 돌 전에 먹이더라도 이상반응에 주의하십시오.

소금 이외의 양념들은 써도 되나요?

파, 마늘 같은 향신료는 중기부터 사용해도 좋고 참기름, 올리브유, 버터 같은 기름 종류는 7~8개월 중기부터 필요한 경우 소량 사용할 수 있습니다. 돌이 되기 전까지는 가능하면 간을 하지 않는 것이 좋습니다. 만일 간을 하게 되더라도 아주 소량만 사용하여야 합니다.

돌 지나서 먹이기를 권장하는 음식들

• 생우유와 꿀

보통 아기들의 경우 예전에는 돌 지나서 먹이라고 권장했던 생선, 딸기, 토마토, 견과류 등은 먹어서 이상이 없다면 돌 전에 먹일 수 있습니다. 꿀은 보툴리눔이라는 균 때문에 돌 전에는 절대 먹이면 안 됩니다. 돌 전 아기에게는 꿀을 끓는 물에 타서 먹여도 안전하지 않습니다. 펄펄 끓는 물에 꿀을 넣고 1시간을 끓여서 먹여도 안전하지 않습니다.

• 알레르기가 있어도 시작할 수 있습니다

두 돌까지 피할 음식과 음료

예전에는 알레르기를 예방한다는 목적으로 많은 음식들의 시작 연령을 늦췄습니다. 하지만 최근의 연구에 따르면 특정 음식을 두 돌, 세 돌까지 연기하는 것이 알레르기를 예방하는 데 별 소용이 없다는 것이 밝혀지면서, 꿀과 생우유를 제외한 다른 음식들은 먹어서 이상이 없는 경우에는 돌 전에 시작하는 것을 금지하지 않고 있습니다.

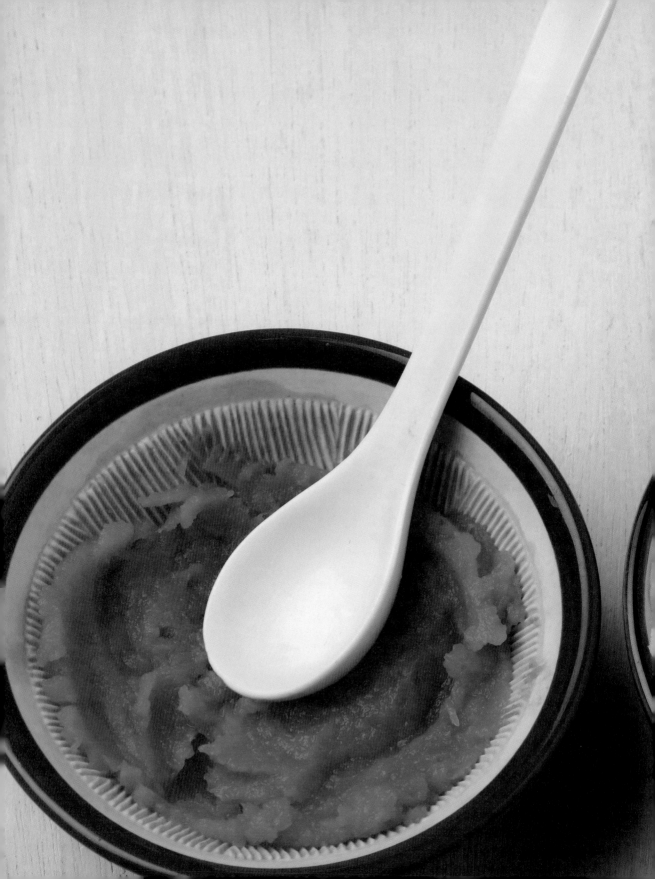

PART 8

아픈 아기 이유식

알레르기가 있다고,
설사를 한다고,
아기 음식 함부로 제한하지 마세요.
자칫 아기의 성장과 두뇌발달에
나쁜 영향을 미칠 수 있어요!

1

음식 알레르기와 이유식

음식이 아기에게 맞지 않는 경우도 있습니다

이유식을 먹이다 보면 특정한 음식을 먹을 때마다 문제가 생기는 경우가 있습니다. 이런 경우 가장 주의해야 할 것이 음식물 알레르기입니다. 이유식은 한번도 먹어 보지 않은 음식을 처음으로 시작하는 경우가 많아서 그 음식이 아가에게 맞는지 아닌지를 먹여 보기 전에는 전혀 알 수가 없습니다. 그렇기 때문에 처음 먹는 음식의 경우 알레르기가 있는가 없는가 자세히 살펴보는 것이 중요합니다.

이유식으로
식품알레르기
예방하기

음식 알레르기는 어떻게 알 수 있나요?

간단합니다. 먹어서 피부에 발진이나 두드러기가 생기거나 토하거나 설사를 하는 등의 문제가 생기면 일단 그 음식에 알레르기가 있다고 생각하시면 됩니다. 그 외에도 다양한 증상이 생기기도 하는데 눈물, 콧물이 나오기도 하고, 가려워 눈을 비비기도 합니다. 눈 주위가 붓기도 하고 입이나 입술이 부을 수도 있습니다. 심한 경우에는 입안과 목구멍까지 부어 목소리가 쉬고 숨이 막히기도 합니다. 또 마치 체한 것처럼 토하고 설사하기도 하며 심한 경우 피가 섞여 나오기도 합니다. 천식이나 감기에 걸린 것처럼 기침을 하거나 재채기를 쉴 새

마스트 식품
알레르기 검사

어린이집·유치원
식품알레르기
대처하기

없이 하며, 숨이 찬 것처럼 쌕쌕거리며 호흡을 하기도 합니다. 알레르기 때문에 생기는 이런 증상은 열이 없다는 것이 또 하나의 특징입니다. 이 경우는 일단 사진을 찍어 두고 소아청소년과 의사의 진료를 받으러 가시면 됩니다.

잘 모를 경우 피검사를 해서 추가적인 진단을 붙일 수도 있지만 음식 알레르기의 가장 중요한 진단은 먹어서 알레르기 반응이 있는 것을 보는 것입니다.

심각한 알레르기도 생기니 주의하세요

음식을 먹은 후 두드러기가 온몸에 쫙 퍼져 생기거나 얼굴이 땡땡하게 붓는 경우도 있는데, 이럴 때는 굉장히 조심해야 합니다. 잘못하면 쇼크에 빠져 위험할 수도 있습니다. 간혹 기도에 부종이 생겨 숨 쉬기 힘들어 쌕쌕거리거나 기침을 하기도 하는데, 이런 경우 역시 응급조치가 필요하므로 바로 의사의 진료를 받거나 119에 연락해야 합니다.

그러나 음식 알레르기가 있던 아기들도 돌이 지나면 알레르기가 없어져서 먹일 수 있는 경우도 있습니다. 다만 이렇게 심각한 알레르기 반응을 보인 아기들은 절대 부모가 임의로 알레르기를 일으킨 음식을 다시 먹여서는 안 됩니다. 이런 경우 음식을 다시 시작할 때는 반드시 소아청소년과 의사의 진찰을 받고 응급조치가 가능한 곳에서 의사의 지시에 따라서 먹여봐야 합니다. 잘못하면 정말 위험한 경우도 발생할 수 있답니다.

음식 알레르기는 초기에 확인하는 것이 중요합니다

심한 음식 알레르기는 부모들도 조금만 신경 쓰면 알 수가 있습니다. 하지만 심하지 않은 알레르기의 경우 시간이 지나면 무엇이 원인인지 알 수가 없게 되는 경우도 있습니다. 그렇기 때문에 처음 음식을 먹을 때 이상반응이 있는가 확인하는 것이 무엇보다도 중요합니다.

음식 알레르기로 판단되면 어떻게 해야 하죠?

부모가 음식 알레르기라는 것을 명확하게 판단할 수 있다면 그 음식은 우선 중지하고 한두 달 후 아가가 다른 이상이 없고 상태가 좋은 때에 다시 그 음식을 소량을 먹여보아서 다시 문제가 생긴다면 그 음식은 적어도 돌까지는 중단하는 것이 좋습니다. 다만 일단 음식 알레르기가 의심되면 이것이 정말 그 음식 때문인가를 확인하기 위해서 소아청소년과 의사의 진료를 받고 확인하는 것이 중요합니다. 음식 알레르기인 경우도 음식마다 다르지만 돌이 지나면 알레르기가 없어지는 경우도 있으므로 다시 음식을 먹이는 것에 대해서 소아청소년과 의사와 상의를 하여야 합니다.

만일 음식에 대한 알레르기가 의심되는데 잘 모르겠거나 쌀이나 소고기처럼 아가가 반드시 먹어야 할 음식이라면 일단 그 음식을 중단한 후 지금 생긴 이상이 정말 음식물 알레르기에 의한 것인가 소아청소년과 의사의 진료를 받고 확인한 후 정말 음식 알레르기라면 대체 식품으로 이유식을 하는 것에 대해서 상의하여야 합니다.

이유식을 중단하지 마세요

새로 시작한 음식에 알레르기가 있어서 이상반응이 생겼다고 이유식을 중단해서는 안 됩니다. 먹어서 이상이 있는 바로 그 음식만 중단하고 여태 먹어서 문제가 없던 음식은 그대로 먹어도 좋습니다.

부모가 새우를 먹으면 두드러기가 난다고 아기도 먹이지 말아야 할까요?

아닙니다. 부모나 형제가 특정 음식에 알레르기가 있는 경우 아가도 그 음식에 반드시 알레르기가 있는 것은 아닙니다. 대부분의 경우는 문제가 없습니다. 일단 아가에게 그 음식을 먹여보고 이상이 없다면 부모가 알레르기가 있어도 신경 쓰지 말고 먹이시면 됩니다.

부모가
알레르기 있어도
음식 제한은 곤란

예방적 음식 제한은 권장하지 않습니다

식구 중에 알레르기가 있는 사람들이 있는 경우 다른 이상이 없는 아이에게 알레르기를 미리 예방할 목적으로 음식을 제한하는 것은 이제는 별로 권장되지 않습니다. 그리고 알레르기가 있는 엄마가 임신했을 경우에도 태어날 아기의 알레르기를 예방하기 위해서 특별히 음식을 제한할 필요는 없습니다. 하지만 어떤 음식이든 먹어서 이상반응이 있는 경우에는 제한하여야 합니다.

음식 알레르기를 줄이기 위해서
이유식을 늦게 시작할까요?

예전에는 알레르기를 줄이기 위해서 이유식을 늦게 시작하라고 했습니다. 그런데 실제로는 이유식을 늦게 시작하면 도리어 알레르기가 증가될 수 있다는 것이 밝혀지면서 이제는 알레르기를 줄이기 위해서 이유식을 늦게 시작하거나 특정 음식을 늦게 먹이는 것은 권장하지 않습니다. 6개월이 이유식 시작의 적기이고 대부분의 음식은 이유식 초기부터 시작하는 데 문제가 없습니다.

음식을 함부로 제한하면 안 됩니다

아기들의 몸과 마음이 자라는 시기라 제대로 된 영양을 섭취하는 것이 무엇보다도 중요합니다. 음식 알레르기가 있으면 알레르기 있는 그 음식만 제한하면 됩니다. 알레르기 같은 문제가 있더라도 식품군은 제대로 챙겨서 먹이는 것이 중요합니다. 최근 엄마들 중에는 알레르기가 있는 아가에게 고기 종류를 전혀 먹이지 않는 엄마도 있는데, 이것은 곤란합니다. 흔히 닭고기와 돼지고기가 알레르기의 주요한 원인으로 지목되지만 실제로 이 음식들이 알레르기를 일으키는 경우는 그리 많지 않습니다. 먹어서 문제가 생기는 음식은 피하는 것이 좋고, 피할 음식이 많은 경우 식품군 내에서 다른 음식으로 대체를 해주어야 합니다.

음식 알레르기
의심될 때
대처 방법

음식 알레르기가 잘 생기는 식품이 있습니다

우유, 달걀, 대두, 밀, 생선, 땅콩, 견과류, 메밀 등은 알레르기를 잘 일으키는 식품으로 전체 음식 알레르기의 90% 이상을 차지합니다. 이런 음식을 먹일 경우 이상반응이 생기지 않는가 잘 관찰하는 것이 좋습니다.

검사상 음식물 알레르기 수치가 높다는데…

음식 알레르기를 진단하는 방법은 특정 음식을 먹으면 알레르기 반응이 생기는 경우 의심하는데 그 음식을 중단하면 증상이 호전됩니다. 시간이 지나서 아이의 상태가 멀쩡하게 되었을 때 다시 그 특정 음식을 먹었을 때 저번 같은 알레르기 반응이 재발하면 음식 알레르기를 의심하게 됩니다. 음식 알레르기가 잘 낫지 않고 심한 경우 피부반응검사와 혈액검사로도 알레르기를 진단하는 데 도움이 되는 결과를 얻을 수 있습니다. 하지만 이런 검사는 우유, 계란, 땅콩, 생선에 대해서는 일정 수치 이상 높은 수치가 나올 경우 알레르기일 가능성이 높습니다. 하지만 수치가 어느 정도 높더라도 먹어서 멀쩡한 음식은 의사의 처방 없이는 함부로 제한하실 필요는 없습니다.

먹어서 입 주위가 발갛게 되는데…

음식을 먹었을 때 입 주위에 음식이 묻으면 약간 붉게 변하는 경우도 있습니다. 이런 경우도 다른 이상이 없고 피부만 조금 붉어지는 경우라면 먹어도 상관이 없는 경우가 많으므로 소아청소년과 의사와 계속 먹이는 것에 대해서 상의를 하시는 것이 좋습니다.

메밀을 주의하세요

알레르기 가족력이 있거나 아가가 알레르기성 질환을 앓는 경우, 메밀은 적어도 두 돌 이후에 먹는 것이 좋습니다. 음식물 알레르기를 잘 일으키는 식품도 나라마다 조금씩 다른데, 예를 들어 미국에서는 땅콩 알레르기가 흔하고, 유럽에서는 셀러리 알레르기가 흔합니다. 우리나라와 일본은 다른 지역에 비해 메밀 알레르기가 꽤 흔한 것으로 알려져 있습니다. 메밀 알레르기는 주로 즉시형으로 나타나며 그 반응이 격렬한 경우도 가끔 있습니다. 그리고 다른 음식물 알레르기와 달리 어릴 때 메밀 알레르기 반응을 보이면 어른이 되어서도 다시 알레르기 증상이 유발되는 경우가 많습니다. 메밀 자체는 양질의 비타민과 아미노산이 많은 좋은 음식이지만, 알레르기 반응률이 높은 만큼 주의해서 먹여야 합니다.

땅콩 알레르기
주의하세요

알레르기 검사
양성 나오면?

음식 알레르기는 영원하다?

아닙니다. 어릴 때 알레르기가 있었다고 평생 그 음식을 먹지 못하는 것은 아닙니다. 알레르기가 있던 음식은 확실하게 제한을 해서 일정 기간이 지난 후 소아청소년과 의사와 상의해서 다시 시도해 보는 시기를 정할 수 있습니다. 제대로 제한을 한다면 우유와 계란은 비교적 알레르기가 잘 없어지는 식품입니다. 우유는 3세가 되면 80% 정도 다시 먹일 수 있고 계란은 5세가 되면 80% 정도 다시 먹일 수 있습니다. 땅콩 알레르기는 평생 가는 경우도 많은데 20% 정도에서만 알레르기가 없어집니다.

전에 잘 먹던 음식이
갑자기 알레르기를 일으킬 수 있나요?

그럼요. 전에 아무런 문제가 없던 음식이 어느 날 알레르기를 일으키기도 합니다. 생선과 조개 종류를 멀쩡하게 잘 먹다가 청소년기가 되어서 갑자기 알레르기가 생기기도 하고 복숭아 역시 초등학교를 지나면서 알레르기가 생기는 경우도 있고 심지어 어른이 되어서 갑자기 알레르기가 생기는 경우도 있답니다.

같은 식품군의 음식도 주의해야 합니다

교차반응성이라는 말이 있습니다. 한 가지 음식에 알레르기가 있으면 같은 식품군에 속하는 그 음식과 유사한 음식에도 알레르기가 있는 것을 말합니다. 견과류에 알레르기가 있으면 다른 견과류에도 알레르기가 있을 수 있고, 해물에 알레르기가 있으면 다른 해산물에도 알레르기가 있을 수 있다는 말입니다. 동물성 음식에는 음식물 알레르기의 교차반응성이 흔하지 않습니다. 쉽게 이야기해서 계란을 먹으면 알레르기가 생기는 사람도 대개의 경우에 닭고기는 아무런 문제 없이 먹을 수 있는 경우가 많고, 우유를 먹으면 알레르기가 생기는 아이도 소고기는 대부분 별문제 없이 먹을 수 있다는 말입니다. 한 가지 알아두실 것은 땅콩은 견과류가 아니라 콩과 식물입니다. 많은 사람들이 땅콩을 호두나 밤, 잣과 같은 견과류라고 생각하는데, 실제로 땅콩은 견과류가 아닌 완두콩처럼 콩과 식물입니다. 그렇기 때문에 땅콩에 알레르기가 있어도 호두나 밤 같은 견과류에는 알레르기가 없을 수 있습니다.

알레르기가 아니어도 일시적인 반응이 올 수 있습니다

아가들은 알레르기가 없어도 특정한 음식에 의해서 일시적으로 반응이 생길 수 있습니다. 이런 반응은 그 음식에 들어 있는 산이나 당에 의해서 생길 수 있습니다. 예를 들면 토마토나 오렌지를 먹으면 그 속에 함유된 산성(natural acids) 때문에 입 주위에 발진이 생길 수 있습니다. 너무 단 과일주스나 음료수를 마시면 당분이 장에서 설사를 일으킬 수 있습니다. 또한 과일주스를 많이 먹게 되면 식욕을 떨어뜨리고 설사와 복통을 일으킬 수도 있습니다. 과일주스 중에서도 배주스가 제일 아가에게 부담스럽고 그 다음이 사과와 포도주스 순서입니다.

알레르기와 비슷한 증상을 일으키는 식품도 있습니다

음식 중에는 음식 그 자체가 알레르기와 비슷한 반응을 일으키는 것이 있습니다. 대표적인 것이 딸기와 토마토, 가지 같은 음식인데, 이들 음식에는 히스타민이라는 것이 많아서 많이 먹게 되면 알레르기가 생겼을 때와 비슷한 증상이 나타나기도 합니다. 또 고등어, 치즈, 초콜릿 같은 음식에도 이와 유사한 성분이 많아서 과잉 섭취 시에 문제가 생길 수도 있습니다. 특히 생선은 썩을 때 다량의 알레르기 유발 물질이 나와서 상한 생선을 먹을 경우 식중독 증상인 복통과 설사에 동반해서 알레르기 증상이 같이 나타나기도 합니다. 세상이 좋아져 상한 생선을 먹는 경우가 거의 없는데도 두드러기만 보면 식중독이라고 말하는 사람도 있는데, 요즘은 두드러기가 식중독 때문에 생기는 경우는 거의 없다고 보시면 됩니다.

아토피피부염과 이유식

아토피피부염과
이유식

아토피피부염이 있으면 이유식은 언제 시작하나?

아토피피부염이 있어도 이유식은 다른 아가들과 마찬가지로 시작하면 됩니다. 모유수유를 하든 분유수유를 하든 만 6개월에 이유식을 시작하시면 됩니다. 아토피피부염이 있어도 이유식 시작과 진행이 별 차이가 없다는 것이 최근에 바뀐 이유식 지침입니다.

특별한 음식을 제한해야 하는가?

아닙니다. 먹어서 나빠지지 않은 음식은 제한하지 않은 것이 중요합니다. 하지만 먹어서 아토피피부염이 나빠진다고 추측되는 경우는 그 음식을 계속 먹일 것인가에 대해서 소아청소년과 의사와 상의를 하여야 합니다. 간혹 음식에 의해서 나빠지는 것이 아닌데도 부모의 걱정 때문에 온갖 음식을 다 제한하는 경우를 보는데 이것은 바람직하지 않습니다. 제한할 음식은 먹어서 아토피피부염이 나빠지는 음식입니다.

이유식 진행은 마찬가지로 합니다

예전에는 아토피피부염이 있는 경우 딸기, 토마토는 돌 전에 먹이지 말고 새

우, 생선, 조개는 두 돌 전에 먹이지 말고 견과류는 세 돌 전에는 먹이지 말라고
한 적도 있습니다. 그런데 이제는 그런 주의사항은 없어져 돌 전에라도 먹이는
것을 권장합니다. 다만 이런 음식들은 알레르기를 잘 일으킬 수 있으며, 처음
시작할 때 알레르기 반응을 일으키지 않는가만 잘 확인하시면 됩니다.

고기, 함부로 제한하지 마세요

아토피피부염이 있으면 무조건 고기는 다 피하라는 말들이 인터넷에 있는데
이것은 큰일 날 수 있는 이야기입니다. 모든 음식을 다 피하면 음식이 원인인
경우인 30% 정도는 좋아질 수 있지만 음식만의 단독 원인이 아닌 복합적인 원
인인 경우는 별로 좋아지지도 않을 뿐 아니라, 아토피피부염이 좀 좋아지는 대
가로 엄청난 손해를 볼 수 있답니다. 어린아이들은 제대로 먹어야 두뇌가 발달
하고 키가 클 수 있는데 고기 등 음식을 많이 제한하면 제대로 자랄 수 없어 평
생 고생할 수도 있습니다. 더구나 아토피피부염의 경우 피부가 제대로 재생이
되어야 빨리 좋아질 수 있는데 고기처럼 피부 재생에 정말 중요한 음식을 제한
하면 당장은 아토피피부염이 좋아지는 것처럼 보여도 잘못하면 장기적으로 피
부가 엄청나게 나빠져 더 심각하게 고생할 수도 있어 고기 안 먹이면 큰 문제
가 생길 수 있습니다. 만일 소고기가 아토피피부염을 심하게 한다면 돼지고기
먹여 보십시오. 이것도 문제라면 닭고기라도 먹이십시오. 이 모든 고기에 다 알
레르기가 있는 경우는 참 드뭅니다.

아토피피부염이 나빠지는데 음식이 원인인가요?

많은 부모들이 아토피피부염 하면 먹는 음식 때문이라고 생각하는 것을 보는
데 실제로 음식이 연관이 되는 경우는 20~30% 정도입니다. 먹어서 나빠지는
특정한 음식이 있는가 확인할 수 있으면 그 음식을 제외하면 좋아질 수도 있습
니다. 아토피피부염이 심한 경우 어떤 음식이 원인인가를 알아보기 위해서는
음식일지를 적는 것이 좋습니다. 사람마다 다 달라서 이 아이는 조금만 먹어도
심각한 아토피피부염을 일으키는 음식을 다른 아이는 퍼먹어도 아무런 상관이

없는 경우가 많습니다. 그러나 먹여 봤을 때 문제가 생기면 그게 원인인 것은 확실합니다. 즉시성 반응(immediate type food reaction)이 나타나는 경우는 음식을 먹고 바로 증상이 나타나기 때문에 원인이 되는 음식을 쉽게 알 수 있지만, 서서히 나타나는 지연성 반응(delayed type food reaction)의 경우는 그 전에 한 식사나 그 전날 한 식사가 원인일 수도 있습니다. 그렇기 때문에 이유식을 시작할 때 음식에 대한 알레르기 반응을 정확히 아는 것이 필요하면, 한 번에 한 가지 음식을 첨가하고, 다른 음식을 첨가할 때는 수일간의 간격을 두어야 합니다. 음식일지를 적는 것이 제일 확실한 방법입니다. 수일부터 수주간 먹은 모든 음식·음료와 그 재료, 아토피피부염의 정도와 수면 시간 등을 기록해 두면 나중에 의사에게 진료받을 때도 도움이 됩니다.

특정 음식을 먹는다고 아토피피부염이 호전되지는 않습니다

- **앵초 오일, 어유(fish oil), 지치 오일(borage oil)** : 저는 이런 거 별로 권장하지 않습니다. 소아청소년과에서 치료하지 않고 대신 이런 것을 먹이는 건 곤란합니다.
- **염소우유** : 아토피피부염이 있는 아기에게 치료 목적으로 모유나 분유 대신 흔히 산양유라고 부르는 염소우유를 먹이는 것은 권장하지 않습니다.
- **두유와 콩분유** : 아토피피부염이 있다고 특별한 이유 없이 모유나 분유 대신 이런 것을 먹이는 것은 권장하지 않습니다. 두유는 두 돌까지는 먹이라고 권장할 만한 음식이 아닙니다.
- **선식과 생식** : 아토피피부염이 있는 경우 권장하지 않습니다. 알레르기를 증가시킬 위험이 있습니다.
- **유산균** : 최근 들어 알레르기를 줄이고 건강을 증진시킨다며 유산균을 엄청나게 먹이고 있습니다. 그러나 유산균의 실제 효과는 항생제 치료 후 설사처럼 극히 일부에서만 입증되었을 뿐 아토피피부염이나 알레르기를 줄이는 효과는 아직 제대로 입증되지 않았고, 아토피피부염에 치료나 연고 대신 유산균을 먹이라고 권장하는 소아과 의사는 본 적이 없습니다.

3

감기 걸린 아기를 위한 이유식

아가에게 가장 흔한 질병으로 감기를 꼽을 수 있습니다. 툭하면 열이 나고 콜록콜록 기침을 하는 아가를 보면 안 그래도 마음이 아픈데, 입맛이 없어 잘 먹지도 않으니 더욱 걱정입니다. 보통 감기는 생후 6개월 이전에는 잘 걸리지 않고 6개월 이후에 잘 걸립니다. 엄마에게 받아 나온 면역성이 6개월 때부터 떨어지기 시작해서 그런 것인데, 이때부터 만 두 살 때까지가 감기에 가장 잘 걸리는 시기입니다. 한참 이유식을 시작해서 적응해 가고 있는데 아가가 감기에 걸리면 입맛이 떨어지고 잘 먹으려 하지 않아 이유식을 중단하는 경우가 많습니다. 그러나 감기에 걸려도 이유식은 계속 하는 것이 좋습니다.

소화가 잘 되는 음식을 주세요

아파도 일단 먹을 것은 제대로 주십시오. 준 것을 얼마나 먹는가는 아가의 상태에 달려 있으며 아가가 먹는 만큼 충분히 주면 됩니다. 너무 묽게 주거나 이런저런 것을 다 빼고 주어서는 안 됩니다. 감기에 걸렸다고 특별히 피해야 하는 음식은 없습니다. 심하게 아픈 급성기 때는 먹지 않던 아가가 시간이 지나 회복기에 들어가면서는 먹는 양이 늘게 됩니다. 이때는 아파서 먹지 못한 것까지 더 먹게 됩니다. 아가가 병에 걸리면 소화력이 많이 떨어지므로 소화되기 쉬운 식품을 이용해서 이유식을 만들어 주되, 너무 많은 식품을 섞어 주지는 마십시오. 물기가 많은 죽은 수분을 보충하는 데도 좋습니다.

수분 공급에 신경 쓰고 억지로 먹이지는 마십시오

어른과 마찬가지로 아가도 감기에 걸리면 입맛을 잃게 됩니다. 더욱이 열이 나는 감기라면 식욕은 더 떨어지고, 열이 가라앉은 후에도 한동안은 잘 먹으려 하지 않을 것입니다. 이렇게 아가가 아플 때는 억지로 이것저것 먹이려 하지 마십시오. 감기에 걸려 입맛을 잃은 아가라면 수분만 충분히 섭취하면 별 문제는 없습니다. 잘 먹어야 병이 낫는다는 생각에 억지로 먹이면 토하는 일이 잦아지거나 심하면 체할 수도 있어, 감기가 나은 후에도 이유식에 대해 거부감을 가질 수 있습니다.

충분히 휴식을 취할 수 있게 해주세요

감기에 걸리면 대부분의 엄마들은 약에만 의존하는 경향이 있습니다. 그래서 약을 먹고 일시적으로 열이 내리는 등 감기 증상이 사라지면 아가가 나았다고 생각하여 평소 생활과 다름없이 아가를 놀게 하는 경우가 많습니다. 하지만 감기는 하루 아침에 낫는 병이 아닙니다. 감기를 빨리 낫게 하려면 우선 충분히 안정을 취하게 해야 합니다. 아가 주변에 흥미를 끄는 장난감을 치우고 TV나 비디오를 켜놓지 않는 등 주변을 정리해 주세요. 아가는 아파서 기운이 없어도 자기가 하고 싶은 것을 하려고 합니다. 억지로 놀지 못하게 하는 것보다는 아가 눈앞에 보이는 흥밋거리를 미리 치워 두는 편이 훨씬 쉬울 듯합니다.

특별히 피할 음식은 없습니다

간혹 감기 걸리면 우유 먹이지 말라, 사과 먹이지 말라는 식의 말을 듣기도 하는데 의학적인 근거는 없는 이야기입니다. 특별히 피할 이유도 없구요.

4

설사하는 아기를 위한 이유식

예전에는 설사를 하면 굶기거나 멀건 흰 쌀죽만 주어야 한다고 배웠더랬습니다. 하지만 설사를 할 때 먹이는 법은 최근에 많이 바뀌었습니다. 이제는 설사를 하더라도 급성기만 아니면 대개는 먹이면서 치료합니다. 그것도 원래 먹던 음식을 거의 다 먹입니다. 하지만 아직도 이유식을 잘 먹던 아가가 설사를 하는데 묽은 쌀죽만 먹여야 하는 줄 아는 엄마들이 많습니다. 심지어는 일주일씩 묽은 쌀죽만 주는 엄마도 있습니다. 하지만 이렇게 묽은 쌀죽을 계속 먹이는 방법은 장이 나빠지는 것을 막지도 못할 뿐 아니라 잘못하면 성장기 아가들에게 영양부족을 초래할 수 있기 때문에 이제는 아주 특별한 경우가 아니라면 권장되지 않는 방법입니다. 설사를 하더라도 급성기가 지나면 대개는 원래 먹던 음식을 다시 먹이는 것이 중요합니다.

설사하는 아기
이유식

수분을 공급해 주고, 굶기지 마십시오

질병으로 인한 설사이거나, 흔하게 싸는 묽은 변이더라도 심할 경우에는 몸 안의 수분이 많이 빠져나가 탈수증에 걸리기 쉽습니다. 설사를 할 때는 수분을 공급해 줄 수 있는 음식을 먹이는 것이 중요합니다. 설사가 심한 경우 급성기에는 전해질 용액을 먹이지만, 설사가 지속되더라도 늦어도 8시간 이내에 원래 먹던 음식을 먹이는 것이 중요합니다. 특히 소고기 같은 것은 급성기가 지나면 바로 주는 것이 설사를 줄이는 데 매우 중요합니다. 그리고 설사를 한다고 아가를 굶기는 경우가 있는데, 오래 굶기면 아가의 건강 상태가 나빠져 오히려 치료에 방해가 됩니다. 빠르면 그날부터 설사를 하더라도 소아과 의사와 상의를 해서 원래 먹던 음식으로 바로 돌아갈 수 있습니다. 단, 좀 무르게 하고, 차지 않게 하고, 너무 단 음식은 피하는 것이 좋습니다. 과일주스 같은 것은 당도가 높기 때문에 설사를 할 때는 피하는 것이 좋습니다. 과일도 피하는 것이 좋지만, 급성기가 아니라면 바나나나 익힌 사과는 조금 주어도 좋습니다. 사과는 꼭 그냥 먹이지 말고 익혀서 먹여야 합니다. 사과를 익히지 않고 먹이면 설사를 더 일으킬 수 있기 때문에 주의해야 합니다. 모유는 설사를 할 때도 계속 먹이는 것이 일반적입니다.

설사 중에도 골고루 먹이는 것이 중요합니다

설사 중에도 골고루 먹이는 것이 중요한데 조금 부드럽게 조리를 해주면 됩니다. 특히 고기를 먹던 아가라면 고기도 빨리 다시 먹이는 것이 설사 회복에 도움이 됩니다. 고깃국은 설사를 줄이는 데도 아주 좋은 음식입니다. 설사를 오래 하면 더 잘 먹어야 합니다. 싸는 것 이상으로 먹인다고 생각하시면 됩니다. 그리고 식품군도 잘 생각해서 빠지는 식품군이 있으면 안 됩니다. 하지만 회복이 될 때까지는 기름기가 많거나 찬 음식은 피하는 것이 좋고 당도가 높은 과일 같은 것도 곤란하다는 것은 잊어서는 안 됩니다. 그리고 설사를 한다고 모유를 끊을 필요는 없습니다. 설사를 한다고 설사용 분유를 꼭 먹을 필요도 없습니다. 설사 분유는 꼭 필요한 경우 의사의 처방에 따라 사용하는 것이 좋습니다.

변비 있는 아기
이유식

변비 있는 아기를 위한 이유식

며칠씩 변을 보지 않아 엄마의 애를 태우는 아기가 적지 않습니다. 모유를 먹는 아기는 웬만해서는 변비가 생기지 않지만, 분유를 먹는 경우 변비에 걸리는 아기가 종종 있습니다. 하지만 엄마 혼자 판단으로 관장 등의 처치를 하는 것은 금물입니다. 이유식이나 평소 생활 방법에 변화를 주고, 심할 때는 반드시 소아과 의사에게 보이고 지시에 따라야 합니다.

이유식을 시작하면 변비가 생기기도 해요

이유식을 처음 시작하면 아가의 장은 새로운 음식을 어떻게 처리할까 고민하게 되는데, 그 고민이 길어져 며칠씩 장 속에 음식을 그냥 두기도 합니다. 그래서 마치 변비처럼 며칠간 변을 보지 못하고 힘들어하기도 하는데, 대개 며칠이 지나면 멀쩡하게 변을 잘 보게 됩니다. 또 먹은 음식이 변비를 유발하기도 하는데 잘 익지 않은 바나나나 익힌 사과 같은 것이 그러한 음식입니다. 잘 익은 바나나는 상관없습니다. 요구르트나 유제품도 변비를 유발할 수 있습니다. 당근이나 단호박처럼 노란 채소도 변비를 유발하는 경우가 있습니다. 특히 당근은 익혀서 먹으면 변비가 더 잘 생길 수 있습니다. 따라서 변비에 채소를 먹이라고 해서 변비 있는 아가의 이유식에 당근을 첨가하는 것은 곤란합니다.

378
삐뽀삐뽀 119 이유식

바나나는 잘 익은 것을 주고 사과는 생것을 주세요

변비가 있는 아가에게 잘 익지 않은 바나나를 주는 것은 좋지 않습니다. 잘 익은 바나나는 줘도 좋습니다. 사과의 경우 생것을 그냥 먹이면 변비 치료 효과가 있지만, 익혀서 먹게 되면 변비를 일으킬 수 있습니다.

섬유질이 많은 채소와 과일이 도움이 됩니다

아가 변비를 부드럽게 해소하기 위해서는 섬유질이 많은 채소와 과일로 이유식을 만들어 주는 것이 좋습니다. 변비 예방과 해소에 도움이 되는 과일과 채소로는 '자두, 살구, 배, 복숭아, 콩, 완두, 시금치, 건포도, 브로콜리, 양배추, 고구마'가 있습니다. 물론 충분히 수분을 섭취하는 것도 필요합니다. 또 과일은 즙을 내서 먹이면 효과가 없으므로 강판에 갈거나 혹은 잘게 잘라 과육을 먹을 수 있도록 만들어 주어야 합니다. 반면 변비에 피해야 할 식품도 있습니다. 우유, 아이스크림, 요구르트, 치즈, 삶은 당근, 감, 잘 익지 않은 바나나, 익힌 사과, 노란 호박, 흰 쌀밥 등은 피하는 편이 좋습니다. 참고로 해조류(미역, 파래)에도 섬유질이 많아 변비 해소에 도움이 됩니다. 단 해조류는 요오드 성분이 많으므로 아이들 변비치료를 목적으로 많이 먹이는 것은 권장하지 않습니다.

과일은 지나치지 않게 적당히 먹이십시오

과일은 아가의 변과 연관이 있는 경우가 많습니다. 지나치게 과일을 많이 먹이면 소화를 잘 시키지 못해 방귀를 잘 뀌거나 자주 변을 보거나 묽은 변을 보기도 합니다. 심한 경우는 만성 설사나 복통으로 고생하기도 합니다. 복통과 설사를 잘 일으키는 과일은 배, 사과, 포도 등이며, 특히 배는 설사를 일으키기 쉽습니다. 자두나 살구 또한 섬유질이 많고 변을 묽게 하는 성분이 들어 있어 아가 변이 묽을 때는 몇 개월간 먹이지 않는 것이 좋습니다. 변이 많이 묽을 때는 과즙의 양을 많이 늘리지 않도록 합니다.

6

입안이 헌 아기를 위한 이유식

아기가 이유 없이 보채고 평소보다 침을 유난히 많이 흘린다면 입안을 한번 들여다보십시오. 어딘가 헐거나 염증이 생긴 경우 약간이라도 뜨겁거나 자극적인 음식이 들어가면 아플 수 있습니다. 충분한 휴식과 담백하고 영양이 풍부한 이유식으로 아픈 아기를 달래주십시오.

처방받은 약, 충분한 휴식, 영양 섭취가 중요합니다

아기들은 아무거나 잘 빨고 잘 만지기 때문에 바이러스나 세균에 쉽게 감염됩니다. 따라서 평소에 아기 손을 자주 씻기고 이를 자주 닦아주면 아기 입 속 질병을 어느 정도 예방할 수 있습니다. 특히 아구창이나 수족구병, 헤르페스 구내염은 갓난아기들이 잘 걸리는 입 속 질병입니다. 잘 먹지 않고 유난히 침을 많이 흘리는 아기는 입안을 검사해 보고, 입안에 물집이 잡혔거나 헐었거나 하얗게 백태가 끼었다면 소아과 의사에게 진찰을 받고 지시에 따르는 것이 좋습니다. 아구창이나 수족구병, 헤르페스 구내염 등 아기 입 속에 생기는 질병은 치료도 필요하지만 대개 특효약은 없습니다. 대부분 시간이 지나면 좋아지므로 소아과에서 처방한 약을 먹이면서 이유식을 잘 챙겨 먹이고 충분히 휴식을 취할 수 있도록 배려하면 많이 아파하지 않고 치료할 수 있습니다.

찬물을 자주 먹이십시오

특히 입안이 헌 정도나 염증이 심하면 이유식뿐만 아니라 젖도 잘 빨지 못하여 탈수 증상을 일으킬 수도 있으니 아기가 입안이 아파서 잘 먹지 못할 때는 찬 물을 자주 먹이세요. 또 젖을 빨지 못하는 경우는 스푼으로 떠서 먹이는 방법 을 이용해 보세요. 대개의 입병은 일주일 정도 지나면 호전되고 합병증도 드물 기 때문에 잘 먹을 수만 있으면 너무 걱정하지 않아도 됩니다.

이유식은 부드러운 것을 주세요

수분은 충분하게, 맛은 담백하게, 자극이 없는 것을 먹입니다. 또 부드러워 삼 키기 좋은 상태로 주고, 너무 뜨겁지 않게 체온 정도로 식혀서 주는 것이 좋습 니다. 만약 많이 아파할 때는 찬 주스나 수프를 먹여 보세요. 찬 것을 먹이면 입 안의 통증을 더는 데 도움이 됩니다. 돌이 지난 아가 중에서 설사를 하지 않는 다면 찬 아이스크림을 주는 것도 효과가 있습니다. 물론 통증을 진정시킬 정도 로 적은 양만 먹입니다.

영양에 신경 쓰세요

아프면 식욕이 떨어질 뿐만 아니라 식욕이 있어도 입안이 아파서 잘 먹지 못 하므로 적은 양을 먹어도 영양이 충분할 만한 영양가 높은 이유식을 먹이세요. 이때 이유식은 아가의 입안을 자극하지 않고 꿀꺽 삼킬 수 있는 유동식이 좋습 니다. 우유나 요구르트, 달걀, 두부, 감자, 고구마, 단호박 등을 이용해 부드럽고 매끄러운 이유식을 만들어 주세요. 과일은 바나나처럼 신맛이 없고 부드러운 것이라면 먹일 수 있습니다.

세계보건기구 어린이 성장 기준 – 체중, 신장 백분위수(2006년)

● 여기에 쓰인 도표는 2006년 4월 27일 세계보건기구(WHO)에서 발표한 「2006년 세계보건기구 영유아 성장 기준」에서 인용했음을 밝힙니다. 이제는 대한소아과학회에서도 이 표를 우리나라 아이들에게 사용하는 것을 권장하고 있습니다. 다른 표 말고 이 표를 이용하시면 됩니다.

● 세계보건기구의 영유아 성장 기준은 1997년부터 2003년까지, 전 세계 6개 대륙을 망라하는 지역(브라질, 가나, 인도, 노르웨이, 오만, 미국)에서 건강한 8,440명의 모유 수유 아기를 대상으로 엄격한 기준에 따라 신체 측정 및 관련 자료를 수집하고 과학적인 분석 작업을 거쳐 얻은 결과입니다. 이번에 1차로 발표된 연령별 체중, 신장 지수 등은 모유 수유를 하고, 어머니가 담배를 피우지 않고, 아기에게 반복되는 감염성 설사와 같은 질병이 없이 영아 성장에 기본적으로 요구되는 조건이 충족된다면, 인종이나 민족에 상관없이 전 세계 영유아기 그에 따라 성장해야만 하는 기준으로서 제시되었다는 점에서 매우 큰 의미를 갖고 있습니다.

● 도표와 그래프에 쓰인 나이는 모두 만 나이입니다. 예를 들어 1개월은 태어난 날로부터 30일째 되는 날이고, 돌은 생후 12개월로 365일째 되는 날을 말합니다.

● 백분위수(퍼센타일)란 100명 가운데 어느 위치에 있는지를 나타내는 수치입니다. 즉, 신장에서 백분위수가 1인 아이는 100명 가운데 신장이 가장 작다는 뜻이고, 백분위수가 100인 아이는 100명 가운데 신장이 가장 크다는 뜻입니다. 백분위수가 50이라면 그 또래의 평균치가 되겠지요. 백분위수가 3 이하이거나 97 이상인 아이는 평균치에서 상당히 벗어나 있는 것입니다.

성장 퍼센타일

● 0~24개월 남자아이와 여자아이의 체중과 신장 백분위수는 남아와 여아의 체중과 신장의 표준치를 나타낸 도표입니다. 여러분의 아기가 같은 성별, 같은 나이 아이들에 비해 키가 어느 정도 크고 작은지, 몸무게가 어느 정도 많고 적은지 등을 알 수 있습니다. 예를 들어 생후 8개월 된 남자아이의 체중이 8kg이라면 이 아기의 체중 백분위수는 25입니다. 이 말은 8개월 된 남자아이 100명 가운데 25번째로 몸무게가 적게 나간다는 뜻으로, 이 아기는 몸무게가 평균보다 약간 적게 나가는 것입니다.

과체중과 체중 증가

세계보건기구 어린이 성장 기준 : 0~13주(0~3개월) **남아**의 체중 및 신장 백분위수

(저는 이 표를 사용해서 아이들의 성장을 판정하는 것을 권고하고 있습니다)

		1	3	5	15	25	50	75	85	95	97	99
0주	체중(kg) 신장(cm)	2.3 45.5	2.5 46.3	2.6 46.8	2.9 47.9	3.0 48.6	**3.3** **49.9**	3.7 51.2	3.9 51.8	4.2 53.0	4.3 53.4	4.6 54.3
1주	체중(kg) 신장(cm)	2.4 46.7	2.6 47.5	2.7 48.0	3.0 49.1	3.2 49.8	**3.5** **51.1**	3.8 52.4	4.0 53.1	4.4 54.2	4.5 54.7	4.8 55.5
2주	체중(kg) 신장(cm)	2.7 47.9	2.8 48.8	3.0 49.2	3.2 50.4	3.4 51.1	**3.8** **52.3**	4.1 53.6	4.3 54.3	4.7 55.5	4.9 55.9	5.1 56.8
3주	체중(kg) 신장(cm)	2.9 48.9	3.1 49.8	3.2 50.2	3.5 51.4	3.7 52.1	**4.1** **53.4**	4.5 54.7	4.7 55.4	5.1 56.6	5.2 57.0	5.5 57.9
4주	체중(kg) 신장(cm)	3.2 49.9	3.4 50.7	3.5 51.2	3.8 52.4	4.0 53.1	**4.4** **54.4**	4.8 55.7	5.0 56.4	5.4 57.6	5.6 58.0	5.9 58.9
5주	체중(kg) 신장(cm)	3.4 50.8	3.6 51.7	3.7 52.1	4.1 53.3	4.3 54.0	**4.7** **55.3**	5.1 56.7	5.3 57.4	5.8 58.6	5.9 59.0	6.3 59.9
6주	체중(kg) 신장(cm)	3.6 51.7	3.8 52.5	4.0 53.0	4.3 54.2	4.5 54.9	**4.9** **56.2**	5.4 57.6	5.6 58.3	6.1 59.5	6.3 59.9	6.6 60.8
7주	체중(kg) 신장(cm)	3.8 52.5	4.1 53.4	4.2 53.8	4.5 55.0	4.8 55.7	**5.2** **57.1**	5.6 58.4	5.9 59.1	6.4 60.3	6.5 60.8	6.9 61.7
8주	체중(kg) 신장(cm)	4.0 53.3	4.3 54.1	4.4 54.6	4.7 55.8	5.0 56.5	**5.4** **57.9**	5.9 59.2	6.2 60.0	6.6 61.2	6.8 61.6	7.2 62.5
9주	체중(kg) 신장(cm)	4.2 54.0	4.4 54.9	4.6 55.4	4.9 56.6	5.2 57.3	**5.6** **58.7**	6.1 60.0	6.4 60.7	6.9 61.9	7.1 62.4	7.4 63.3
10주	체중(kg) 신장(cm)	4.4 54.7	4.6 55.6	4.8 56.1	5.1 57.3	5.4 58.0	**5.8** **59.4**	6.3 60.7	6.6 61.5	7.1 62.7	7.3 63.2	7.7 64.1
11주	체중(kg) 신장(cm)	4.5 55.4	4.8 56.3	4.9 56.8	5.3 58.0	5.6 58.7	**6.0** **60.1**	6.5 61.5	6.8 62.2	7.3 63.4	7.5 63.9	7.9 64.8
12주	체중(kg) 신장(cm)	4.7 56.0	4.9 56.9	5.1 57.4	5.5 58.7	5.7 59.4	**6.2** **60.8**	6.7 62.1	7.0 62.9	7.5 64.1	7.7 64.6	8.1 65.5
13주	체중(kg) 신장(cm)	4.8 56.6	5.1 57.6	5.2 58.0	5.6 59.3	5.9 60.0	**6.4** **61.4**	6.9 62.8	7.2 63.5	7.7 64.8	7.9 65.2	8.3 66.2

세계보건기구 어린이 성장 기준 : 0~12개월 **남아**의 체중 및 신장 백분위수

		1	3	5	15	25	50	75	85	95	97	99
0개월	체중(kg) 신장(cm)	2.3 45.5	2.5 46.3	2.6 46.8	2.9 47.9	3.0 48.6	**3.3** **49.9**	3.7 51.2	3.9 51.8	4.2 53.0	4.3 53.4	4.6 54.3
1개월	체중(kg) 신장(cm)	3.2 50.2	3.4 51.1	3.6 51.5	3.9 52.7	4.1 53.4	**4.5** **54.7**	4.9 56.0	5.1 56.7	5.5 57.9	5.7 58.4	6.0 59.3
2개월	체중(kg) 신장(cm)	4.1 53.8	4.4 54.7	4.5 55.1	4.9 56.4	5.1 57.1	**5.6** **58.4**	6.0 59.8	6.3 60.5	6.8 61.7	7.0 62.2	7.4 63.1
3개월	체중(kg) 신장(cm)	4.8 56.7	5.1 57.6	5.2 58.1	5.6 59.3	5.9 60.1	**6.4** **61.4**	6.9 62.8	7.2 63.5	7.7 64.8	7.9 65.3	8.3 66.2
4개월	체중(kg) 신장(cm)	5.4 59.0	5.6 60.0	5.8 60.5	6.2 61.7	6.5 62.5	**7.0** **63.9**	7.6 65.3	7.9 66.0	8.4 67.3	8.6 67.8	9.1 68.7
5개월	체중(kg) 신장(cm)	5.8 61.0	6.1 61.9	6.2 62.4	6.7 63.7	7.0 64.5	**7.5** **65.9**	8.1 67.3	8.4 68.1	9.0 69.4	9.2 69.9	9.7 70.8
6개월	체중(kg) 신장(cm)	6.1 62.6	6.4 63.6	6.6 64.1	7.1 65.4	7.4 66.2	**7.9** **67.6**	8.5 69.1	8.9 69.8	9.5 71.1	9.7 71.6	10.2 72.6
7개월	체중(kg) 신장(cm)	6.4 64.1	6.7 65.1	6.9 65.6	7.4 66.9	7.7 67.7	**8.3** **69.2**	8.9 70.6	9.3 71.4	9.9 72.7	10.2 73.2	10.7 74.2
8개월	체중(kg) 신장(cm)	6.7 65.5	7.0 66.5	7.2 67.0	7.7 68.3	8.0 69.1	**8.6** **70.6**	9.3 72.1	9.6 72.9	10.3 74.2	10.5 74.7	11.1 75.7
9개월	체중(kg) 신장(cm)	6.9 66.8	7.2 67.7	7.4 68.3	7.9 69.6	8.3 70.5	**8.9** **72.0**	9.6 73.5	10.0 74.3	10.6 75.7	10.9 76.2	11.4 77.2
10개월	체중(kg) 신장(cm)	7.1 68.0	7.5 69.0	7.7 69.5	8.2 70.9	8.5 71.7	**9.2** **73.3**	9.9 74.8	10.3 75.6	10.9 77.0	11.2 77.6	11.8 78.6
11개월	체중(kg) 신장(cm)	7.3 69.1	7.7 70.2	7.9 70.7	8.4 72.1	8.7 73.0	**9.4** **74.5**	10.1 76.1	10.5 77.0	11.2 78.4	11.5 78.9	12.1 80.0
12개월	체중(kg) 신장(cm)	7.5 70.2	7.8 71.3	8.1 71.8	8.6 73.3	9.0 74.1	**9.6** **75.7**	10.4 77.4	10.8 78.2	11.5 79.7	11.8 80.2	12.4 81.3

세계보건기구 어린이 성장 기준 : 13~24개월 **남아**의 체중 및 신장 백분위수

		1	3	5	15	25	50	75	85	95	97	99
13개월	체중(kg)	7.6	8.0	8.2	8.8	9.2	**9.9**	10.6	11.1	11.8	12.1	12.7
	신장(cm)	71.3	72.4	72.9	74.4	75.3	**76.9**	78.6	79.4	80.9	81.5	82.6
14개월	체중(kg)	7.8	8.2	8.4	9.0	9.4	**10.1**	10.9	11.3	12.1	12.4	13.0
	신장(cm)	72.3	73.4	74.0	75.5	76.4	**78.0**	79.7	80.6	82.1	82.7	83.8
15개월	체중(kg)	8.0	8.4	8.6	9.2	9.6	**10.3**	11.1	11.6	12.3	12.7	13.3
	신장(cm)	73.3	74.4	75.0	76.5	77.4	**79.1**	80.9	81.8	83.3	83.9	85.0
16개월	체중(kg)	8.1	8.5	8.8	9.4	9.8	**10.5**	11.3	11.8	12.6	12.9	13.6
	신장(cm)	74.2	75.4	76.0	77.5	78.5	**80.2**	82.0	82.9	84.5	85.1	86.2
17개월	체중(kg)	8.3	8.7	8.9	9.6	10.0	**10.7**	11.6	12.0	12.9	13.2	13.9
	신장(cm)	75.1	76.3	76.9	78.5	79.5	**81.2**	83.0	84.0	85.6	86.2	87.4
18개월	체중(kg)	8.4	8.9	9.1	9.7	10.1	**10.9**	11.8	12.3	13.1	13.5	14.2
	신장(cm)	76.0	77.2	77.8	79.5	80.4	**82.3**	84.1	85.1	86.7	87.3	88.5
19개월	체중(kg)	8.6	9.0	9.3	9.9	10.3	**11.1**	12.0	12.5	13.4	13.7	14.4
	신장(cm)	76.8	78.1	78.7	80.4	81.4	**83.2**	85.1	86.1	87.8	88.4	89.7
20개월	체중(kg)	8.7	9.2	9.4	10.1	10.5	**11.3**	12.2	12.7	13.6	14.0	14.7
	신장(cm)	77.7	78.9	79.6	81.3	82.3	**84.2**	86.1	87.1	88.8	89.5	90.7
21개월	체중(kg)	8.9	9.3	9.6	10.3	10.7	**11.5**	12.5	13.0	13.9	14.3	15.0
	신장(cm)	78.4	79.7	80.4	82.2	83.2	**85.1**	87.1	88.1	89.9	90.5	91.8
22개월	체중(kg)	9.0	9.5	9.8	10.5	10.9	**11.8**	12.7	13.2	14.2	14.5	15.3
	신장(cm)	79.2	80.5	81.2	83.0	84.1	**86.0**	88.0	89.1	90.9	91.6	92.9
23개월	체중(kg)	9.2	9.7	9.9	10.6	11.1	**12.0**	12.9	13.4	14.4	14.8	15.6
	신장(cm)	80.0	81.3	82.0	83.8	84.9	**86.9**	89.0	90.0	91.9	92.6	93.9
24개월	체중(kg)	9.3	9.8	10.1	10.8	11.3	**12.2**	13.1	13.7	14.7	15.1	15.9
	신장(cm)	80.7	82.1	82.8	84.6	85.8	**87.8**	89.9	91.0	92.8	93.6	94.9

세계보건기구 어린이 성장 기준 : 0~13주(0~3개월) **여아**의 체중 및 신장 백분위수

		1	3	5	15	25	50	75	85	95	97	99
0주	체중(kg) 신장(cm)	2.3 44.8	2.4 45.6	2.5 46.1	2.8 47.2	2.9 47.9	**3.2** **49.1**	3.6 50.4	3.7 51.1	4.0 52.2	4.2 52.7	4.4 53.5
1주	체중(kg) 신장(cm)	2.3 45.9	2.5 46.8	2.6 47.2	2.9 48.4	3.0 49.1	**3.3** **50.3**	3.7 51.6	3.9 52.3	4.2 53.4	4.4 53.9	4.6 54.7
2주	체중(kg) 신장(cm)	2.5 47.1	2.7 47.9	2.8 48.4	3.1 49.5	3.2 50.2	**3.6** **51.5**	3.9 52.8	4.1 53.5	4.5 54.6	4.6 55.1	4.9 55.9
3주	체중(kg) 신장(cm)	2.7 48.0	2.9 48.8	3.0 49.3	3.3 50.5	3.5 51.2	**3.8** **52.5**	4.2 53.8	4.4 54.5	4.8 55.6	5.0 56.1	5.3 56.9
4주	체중(kg) 신장(cm)	2.9 48.9	3.1 49.7	3.3 50.2	3.5 51.4	3.7 52.1	**4.1** **53.4**	4.5 54.7	4.7 55.4	5.1 56.6	5.3 57.0	5.6 57.9
5주	체중(kg) 신장(cm)	3.1 49.7	3.3 50.5	3.5 51.0	3.8 52.2	4.0 52.9	**4.3** **54.2**	4.8 55.6	5.0 56.3	5.4 57.5	5.6 57.9	5.9 58.8
6주	체중(kg) 신장(cm)	3.3 50.4	3.5 51.3	3.7 51.8	4.0 53.0	4.2 53.7	**4.6** **55.1**	5.0 56.4	5.3 57.1	5.7 58.3	5.9 58.8	6.2 59.7
7주	체중(kg) 신장(cm)	3.5 51.2	3.7 52.1	3.8 52.5	4.2 53.8	4.4 54.5	**4.8** **55.8**	5.2 57.2	5.5 57.9	5.9 59.1	6.1 59.6	6.5 60.5
8주	체중(kg) 신장(cm)	3.7 51.9	3.9 52.8	4.0 53.2	4.4 54.5	4.6 55.2	**5.0** **56.6**	5.5 57.9	5.7 58.7	6.2 59.9	6.4 60.4	6.7 61.3
9주	체중(kg) 신장(cm)	3.8 52.5	4.1 53.4	4.2 53.9	4.5 55.2	4.7 55.9	**5.2** **57.3**	5.7 58.7	5.9 59.4	6.4 60.6	6.6 61.1	7.0 62.0
10주	체중(kg) 신장(cm)	4.0 53.2	4.2 54.1	4.3 54.6	4.7 55.8	4.9 56.6	**5.4** **57.9**	5.8 59.3	6.1 60.1	6.6 61.3	6.8 61.8	7.2 62.7
11주	체중(kg) 신장(cm)	4.1 53.8	4.3 54.7	4.5 55.2	4.8 56.4	5.1 57.2	**5.5** **58.6**	6.0 60.0	6.3 60.7	6.8 62.0	7.0 62.5	7.4 63.4
12주	체중(kg) 신장(cm)	4.2 54.3	4.5 55.3	4.6 55.8	5.0 57.0	5.2 57.8	**5.7** **59.2**	6.2 60.6	6.5 61.4	7.0 62.6	7.2 63.1	7.6 64.1
13주	체중(kg) 신장(cm)	4.3 54.9	4.6 55.8	4.7 56.3	5.1 57.6	5.4 58.4	**5.8** **59.8**	6.4 61.2	6.7 62.0	7.2 63.2	7.4 63.7	7.8 64.7

삐뽀삐뽀 119 이유식

세계보건기구 어린이 성장 기준 : 0~12개월 **여아**의 체중 및 신장 백분위수

		1	3	5	15	25	50	75	85	95	97	99
0개월	체중(kg) 신장(cm)	2.3 44.8	2.4 45.6	2.5 46.1	2.8 47.2	2.9 47.9	**3.2** **49.1**	3.6 50.4	3.7 51.1	4.0 52.2	4.2 52.7	4.4 53.5
1개월	체중(kg) 신장(cm)	3.0 49.1	3.2 50.0	3.3 50.5	3.6 51.7	3.8 52.4	**4.2** **53.7**	4.6 55.0	4.8 55.7	5.2 56.9	5.4 57.4	5.7 58.2
2개월	체중(kg) 신장(cm)	3.8 52.3	4.0 53.2	4.1 53.7	4.5 55.0	4.7 55.7	**5.1** **57.1**	5.6 58.4	5.9 59.2	6.3 60.4	6.5 60.9	6.9 61.8
3개월	체중(kg) 신장(cm)	4.4 54.9	4.6 55.8	4.7 56.3	5.1 57.6	5.4 58.4	**5.8** **59.8**	6.4 61.2	6.7 62.0	7.2 63.3	7.4 63.8	7.8 64.7
4개월	체중(kg) 신장(cm)	4.8 57.1	5.1 58.0	5.2 58.5	5.6 59.8	5.9 60.6	**6.4** **62.1**	7.0 63.5	7.3 64.3	7.9 65.7	8.1 66.2	8.6 67.1
5개월	체중(kg) 신장(cm)	5.2 58.9	5.5 59.9	5.6 60.4	6.1 61.7	6.4 62.5	**6.9** **64.0**	7.5 65.5	7.8 66.3	8.4 67.7	8.7 68.2	9.2 69.2
6개월	체중(kg) 신장(cm)	5.5 60.5	5.8 61.5	6.0 62.0	6.4 63.4	6.7 64.2	**7.3** **65.7**	7.9 67.3	8.3 68.1	8.9 69.5	9.2 70.0	9.7 71.0
7개월	체중(kg) 신장(cm)	5.8 61.9	6.1 62.9	6.3 63.5	6.7 64.9	7.0 65.7	**7.6** **67.3**	8.3 68.8	8.7 69.7	9.4 71.1	9.6 71.6	10.2 72.7
8개월	체중(kg) 신장(cm)	6.0 63.2	6.3 64.3	6.5 64.9	7.0 66.3	7.3 67.2	**7.9** **68.7**	8.6 70.3	9.0 71.2	9.7 72.6	10.0 73.2	10.6 74.3
9개월	체중(kg) 신장(cm)	6.2 64.5	6.6 65.6	6.8 66.2	7.3 67.6	7.6 68.5	**8.2** **70.1**	8.9 71.8	9.3 72.6	10.1 74.1	10.4 74.7	11.0 75.8
10개월	체중(kg) 신장(cm)	6.4 65.7	6.8 66.8	7.0 67.4	7.5 68.9	7.8 69.8	**8.5** **71.5**	9.2 73.1	9.6 74.0	10.4 75.5	10.7 76.1	11.3 77.2
11개월	체중(kg) 신장(cm)	6.6 66.9	7.0 68.0	7.2 68.6	7.7 70.2	8.0 71.1	**8.7** **72.8**	9.5 74.5	9.9 75.4	10.7 76.9	11.0 77.5	11.7 78.6
12개월	체중(kg) 신장(cm)	6.8 68.0	7.1 69.2	7.3 69.8	7.9 71.3	8.2 72.3	**8.9** **74.0**	9.7 75.8	10.2 76.7	11.0 78.3	11.3 78.9	12.0 80.0

세계보건기구 어린이 성장 기준 : 13~24개월 **여아**의 체중 및 신장 백분위수

		1	3	5	15	25	50	75	85	95	97	99
13개월	체중(kg)	6.9	7.3	7.5	8.1	8.4	**9.2**	10.0	10.4	11.3	11.6	12.3
	신장(cm)	69.1	70.3	709	72.5	73.4	**75.2**	77.0	77.9	79.5	80.2	81.3
14개월	체중(kg)	7.1	7.5	7.7	8.3	8.6	**9.4**	10.2	10.7	11.5	11.9	12.6
	신장(cm)	70.1	71.3	72.0	73.6	74.6	**76.4**	78.2	79.2	80.8	81.4	82.6
15개월	체중(kg)	7.3	7.7	7.9	8.5	8.8	**9.6**	10.4	10.9	11.8	12.2	12.9
	신장(cm)	71.1	72.4	73.0	74.7	75.7	**77.5**	79.4	80.3	82.0	82.7	83.9
16개월	체중(kg)	7.4	7.8	8.1	8.7	9.0	**9.8**	10.7	11.2	12.1	12.5	13.2
	신장(cm)	72.1	73.3	74.0	75.7	76.7	**78.6**	80.5	81.5	83.2	83.9	85.1
17개월	체중(kg)	7.6	8.0	8.2	8.8	9.2	**10.0**	10.9	11.4	12.3	12.7	13.5
	신장(cm)	73.0	74.3	75.0	76.7	77.7	**79.7**	81.6	82.6	84.4	85.0	86.3
18개월	체중(kg)	7.8	8.2	8.4	9.0	9.4	**10.2**	11.1	11.6	12.6	13.0	13.8
	신장(cm)	74.0	75.2	75.9	77.7	78.7	**80.7**	82.7	83.7	85.5	86.2	87.5
19개월	체중(kg)	7.9	8.3	8.6	9.2	9.6	**10.4**	11.4	11.9	12.9	13.3	14.1
	신장(cm)	74.8	76.2	76.9	78.7	79.7	**81.7**	83.7	84.8	86.6	87.3	88.6
20개월	체중(kg)	8.1	8.5	8.7	9.4	9.8	**10.6**	11.6	12.1	13.1	13.5	14.4
	신장(cm)	75.7	77.0	77.7	79.6	80.7	**82.7**	84.7	85.8	87.7	88.4	89.7
21개월	체중(kg)	8.2	8.7	8.9	9.6	10.0	**10.9**	11.8	12.4	13.4	13.8	14.6
	신장(cm)	76.5	77.9	78.6	80.5	81.6	**83.7**	85.7	86.8	88.7	89.4	90.8
22개월	체중(kg)	8.4	8.8	9.1	9.8	10.2	**11.1**	12.0	12.6	13.6	14.1	14.9
	신장(cm)	77.3	78.7	79.5	81.4	82.5	**84.6**	86.7	87.8	89.7	90.5	91.9
23개월	체중(kg)	8.5	9.0	9.2	9.9	10.4	**11.3**	12.3	12.8	13.9	14.3	15.2
	신장(cm)	78.1	79.6	80.3	82.2	83.4	**85.5**	87.7	88.8	90.7	91.5	92.9
24개월	체중(kg)	8.7	9.2	9.4	10.1	10.6	**11.5**	12.5	13.1	14.2	14.6	15.5
	신장(cm)	78.9	80.3	81.1	83.1	84.2	**86.4**	88.6	89.8	91.7	92.5	93.9

찾아보기

레시피 찾아보기

사항 찾아보기

삐뽀삐뽀119
이유식

개정판 1쇄 — 2017년 12월 1일
개정판 34쇄 — 2024년 11월 20일
(초판 1쇄 — 2005년 12월 20일)

지은이 — 하정훈, 정유미

펴낸이 / 하정훈
펴낸곳 / (주) 유니책방·신고번호 제25100-2016-000021호
주소 / 서울시 동작구 사당로 230-1, 3층
전화 / 02-587-8277 팩스 / 02-587-8278 E-mail / yoonibook@naver.com
동영상 및 사진 촬영 — 하정훈
편집(동영상 편집) — 주승일
도움 주신 분들 — 박채령, 박성숙, 오은경(요리), 박홍순(사진), 박효신(디자인)

Copyright ⓒ 2005, 2017 by 하정훈
All rights reserved. Published by Yoonibook Publishers Co.
Photo Copyright ⓒ 하정훈
ISBN 979-11-957955-2-9
이 도서의 국립중앙도서관 출판예정도서목록(CIP)은 서지정보유통지원시스템 홈페이지(http://seoji.nl.go.kr)와
국가자료공동목록시스템(http://www.nl.go.kr/kolisnet)에서 이용하실 수 있습니다.(CIP제어번호: CIP2017028282)